《中医治未病》编委会

主　编：王海鹰　杨晓黎　牛彦红
编　委：田永山　王　岩　朱兴仁　康　东　李荣唐
钱　军　李巧玲　张国英　王福正　张俊瑕
阎　霞　王　丽　李　玲　黄玉梅　闫　莉
师宗军

中医治未病

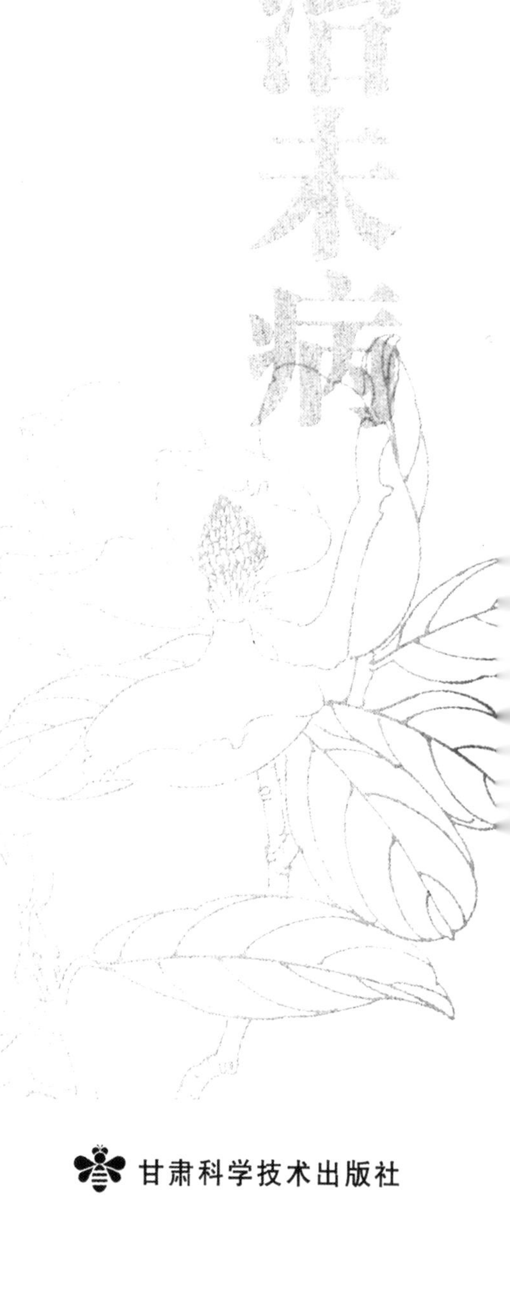

ZHONGYI ZHI WEIBING

中医治未病

CHANGJIAN BINGZHENG JIATING LIAOFA

常见病证家庭疗法

唐代医学家孙思邈认为：『上医医未病之病，中医医欲病之病，下医医已病之病。』
『治未病』是祖国传统医学中十分重要的内容，形成了『未病先防』、『既病防变』、『瘥后防复』等深刻的理论体系和丰富的实践内容。
『治未病』的理念重在指导人们做到防患于未然。
『消未起之祸，治未病之疾，医之于无事之前，不追于既逝之后』，这既是医学认识的理想境界，也是衡量医学水平的重要标志。

甘肃科学技术出版社

图书在版编目（CIP）数据

中医治未病：常见病证家庭疗法／王海鹰，杨晓黎，牛彦红主编. -- 兰州：甘肃科学技术出版社，2011.11
ISBN 978-7-5424-1521-9

Ⅰ.①中… Ⅱ.①王… ②杨… ③牛… Ⅲ.①常见病－中医治疗法 Ⅳ.①R242

中国版本图书馆CIP数据核字(2011)第220652号

责任编辑 毕 伟 （0931-8773230）
封面设计 黄 伟
出版发行 甘肃科学技术出版社（兰州市读者大道568号 0931-8773237）
印 刷 三河市华东印刷有限公司
开 本 710mm×1020mm 1/16
印 张 13
字 数 240千
插 页 1
版 次 2012年8月第1版 2021年8月第2次印刷
印 数 1~1000
书 号 ISBN 978-7-5424-1521-9
定 价 78.00元

前 言

党的十七大报告重申和确定了坚持预防为主、坚持中西医并重的卫生工作方针，提出了大力扶持中医药和民族医药事业发展的要求，明确了人人享有基本医疗卫生服务的宏伟目标，做出了进一步提高全民健康水平的战略部署，为21世纪中国医疗卫生工作的全面发展指明了前进方向。

如何才能有效地提高人们身心健康水平，成为现代医学追求的终极目标。对疾病早防早治，帮助人们守住健康、增进健康、回归健康，达到“善治者治未病”的最高境界，不啻与中医学传统精神相吻合。由此，受甘肃科技出版社之约，在甘肃省卫生厅的关心和支持下，我们组织编写了《中医治未病》系列读物，以飨读者。

以“治未病”为核心理念的中医经典理论和辨证方法，是中华民族独特的健康文化。《素问·四气调神大论》提出：“是故圣人不治已病治未病，不治已乱治未乱，此之谓也。夫病已成而后药之，乱已成而后治之，譬犹渴而穿井，斗而铸锥，不亦晚乎。”生动地指出了“治未病”的重要意义。通过各种方法颐养生命、增强体质、预防疾病，进而达到延年益寿。故养生保健、生气通天、四气调神等观点成为《内经》篇首之作。

中医学作为我国传统医学，千百年来，为中华民族的繁衍昌盛做出了卓越贡献，也为世界人类做出了巨大贡献，是我国宝贵的文化遗产。今天，中医学仍然是一门重要的医学，而且正逐渐被世界各国人民所认识、所喜爱。

千金易得，健康难求！健康长寿是人类的不断追求和迫切愿望，古往今来，在保持健康、抗御疾病的道路上，人类一直进行着艰苦不倦的探索。在生活水平不断提高、物质文化不断丰富的今天，环境问题、安全问题以及竞争和压力等等难以回避，人类疾病谱不断发生变化，各种疑难杂症此消彼长，严重危害着人们的身心健康。人人都希望拥有一个健康的心理和强健的体魄，却又苦于找寻不到一个简单而有效的途径。人们曾一度把希望寄托于现代科学技术的飞速进步，然而，科技的进步并没有像人们所期待的那样，可以解决所有面临的健康问题。故而“求人不如求己”、“久病则成医”，学习和掌握一些必要的中医药知识，则为开启健康之门获取了一把金钥匙。

《中医治未病》以发展的眼光认识中医，用理性的态度传承中医，内容广泛、编排科学、体例严谨，使你在相信西方医学严谨的科学依据之同时，明了中医之奇妙和博大。将中医修身、养性、延年之“法门”揉入日常生活和各种健身计划之中，使其蕴涵的辩证思想和整体观渗透于生活细枝末节，则是大家对“生活化中医师”的期待。即使你是一个身体健康、无须看医的人，一样可以在平常生活中尝试到简单有趣而又实用有效的中医学。

本书编写时，参考了已公开出版的各种期刊、专业书籍，以及有关疾病治疗和健康保健方面的大量资料，同时还借鉴了一些临床疗法和经验，籍此出版之机表示由衷的致意，并对在编写工作中给予大力支持和帮助的各级领导和朋友们表示诚挚的感谢！

由于水平有限，难免纰漏，敬请广大读者不吝赐教。借此机会，也祝愿喜欢本书的朋友，坚持走预防保健之路，共同享受健康和快乐的人生。

序

对于每个人来说，健康是根本，也是实现自身价值和社会价值的基石，拥有健康就拥有希望、拥有未来、拥有幸福，失去健康则失去了一切。对于整个社会而言，人类健康则是推动全社会走向繁荣发展的前提。因此，健康是人类的第一需求，也是文明进步的重要标志和伟大资本！

世界卫生组织（WHO）在宪章中对健康下了这样的定义：健康不仅是没有疾病和虚弱，而是身体、心理和社会适应处于完全的完满状态。

现代医学将健康状态分为三种：一是健康未病态，二是欲病未病态，三是已病未传态。统计表明，人群中真正的健康者（第一状态）和患病者（第二状态）所占比例不足1/3，有2/3以上的人群处于健康和患病之间的过渡状态，即“亚健康”状态。我国目前亚健康人群约有7亿，知识分子、企业管理者、机关干部有70%以上处于亚健康，中年人群中亚健康的比例接近50%，亚健康状态多发生在35～45岁之间的脑力劳动者。亚健康往往是人体自我感觉有异常，却无实验室检查异常，以现代医学方法诊断非常困难，也缺乏明确的治疗方法。

（一）

当今，医学发展的趋势已由“以治病为目的的对高科技的无限追求”，转向“预防疾病与损伤，维持和提高健康水平”。这一重大转变，至少有3个显著特点：一是由治病的医学转向保健的医学，二是由关注人的疾病转向关注人的健康，三是在重视科技作用的同时，更加重视人文关怀。随着医学目的和医学模式的转变，以及人们对健康提出的更高要求，“治未病”理念与实践被提到前所未有的高度，显示出广阔的发展前景。

“治未病”思想源自《黄帝内经》。历代医家对于“治未病”的思想和内容进行了继承和发扬，在他们的著作中不乏“治未病”的理论和应用，可见古人对于“治未病”思想之重视。

“治未病”的理念重在指导人们做到防患于未然。“消未起之祸，治未病之疾，医之于无事之前，不追于既逝之后。”这既是医学认识的理想境界，也是衡量医学水平的重要标志。“治未病”是中医的特色和优势，是中医健康文化的核心理念。“治未病”是一个既古老而又前沿的命题，体现了中医学先进和超前的医学思想，在古往今来的中医药防治疾病实践中，始终焕发着活力和光辉。

医圣张仲景秉《黄帝内经》、《难经》之旨，在临床医学实践中贯彻“治未病”思想，他在《金匮要略·脏腑经络先后病脉篇》中云：“见肝之病，知肝传脾，当先实脾”，这是运用五行生克规律得出的治病防变的措施，是“治未病”思想既病防变的具体体现。

唐代医家孙思邈提出了“上医医未病之病，中医医欲病之病，下医医已病之病”，将疾病分为“未病”、“欲病”、“已病”三个层次。在《备急千金要方》中提出用针刺预防中风的具体方法：“惟风宜防尔，针耳前动脉及风府神良”。

元代朱丹溪指出：“与其求疗于有疾之后，不若摄养于无疾之先。盖疾成而后药者，徒劳而已。是故已病而不治，所以为医家之法，未病而先治，所以明摄生之理。夫如是，则思患而预防之者，何患之有哉？”揭示了预防与养生的重要性。

明代杨继洲《针灸大成》中也有艾灸预防中风的详细记载，如：“但未中风时，一两月前，或三四月前，不时足胫发酸发重，良久方解，此将中风之候也，便宜急灸三里、绝骨四处，各三壮……如春交夏时，夏交秋时，俱宜灸，常令二足灸疮妙。”

清代温病学家叶天士根据温病的发展规律和温邪易伤津耗液的特点，提出对于肾水素虚的患者应防病邪乘虚深入下焦，损及肾阴，在治疗上主张在甘寒养胃同时加入咸寒滋肾之品，以“先安未受邪之地”，是既病防变法则的典范。

经过历代医家2000多年来的不断充实和完善，“治未病”逐步形成了具有深刻内涵的理论体系。这一体系，把握了预防保健的三个主要层次，也可以说是“治未病”的三种境界，即“未病先防”、“既病防变”和“瘥后防复”。“未病先防”着眼于未雨绸缪，保身长全，是“治未病”的第一要义；“既病防变”着力于料在机先，阻截传变，防止疾病进一步发展；“瘥后防复”立足于扶助正气，强身健体，防止疾病复发。其核心，落实到一个“防”字上，充分体现了“预防为主”的思想。结合中医学对疾病发生、发展的认识，特别强调要达到“防”的目的，就应当保养身体，培育正气，提高机体的抗邪能力。“正气存内，邪不可干”、“精神内守，病安从来”等，正是这些思想的典型表达。

（二）

进入21世纪以来，国家中医药管理局举办了“治未病”健康基石为主题的系列活动和“治未病”工程，提出了中医特色的防保服务体系。

开展“治未病”工作，具有重要的现实意义。它是落实国家“人口与健康”战略，使疾病防治重心前移的重要举措，也是摆在中西医工作者面前的共同任务。

开展"治未病"工作,防患于未然,使人们不生病、少生病或延缓疾病,不仅可以减轻医疗卫生负担,而且可以站在时代发展的前沿引导和激发需求,可以直接或间接地提高社会生产力,促进经济社会发展,为构建和谐社会做贡献。

开展"治未病"工作,能够满足人民群众日益增长的保健需求,维护和促进健康,提高人们的生活质量和生命质量。

开展"治未病"工作,对中医药自身发展来说,既是继承中医药学术、彰显中医药特色的重要体现,也是拓展中医药服务领域的重要途径,更是弘扬和传播中医药文化的重要载体。

随着"治未病"工作的深入开展,必将使中医药的服务对象由以病人为主拓展到病人、亚健康人和健康人,服务范围由医疗为主拓展到医疗、预防、保健、养生、康复等各方面,中医药的活力将进一步增强。我们必须抓住机遇,乘势而上,积极开展"治未病"工作,努力构建中医特色预防保健服务体系。

(三)

中医中药对亚健康各种临床症状的治疗有着独特的优势和特点,针对不同个体采用不同的诊疗方案辨证施治,通过个性化用药治疗及调养,使个体达到平衡状态。

调摄精神。中医强调"形神合一",重视精神情志因素在疾病发生、发展、预后等方面所起的作用。精神情志活动与人体的生理、病理变化有密切的关系。突然、强烈的精神刺激,或反复、持续的精神刺激,可使人体气机逆乱,容易导致气血阴阳的失调而发病。中医有"百病皆生于气"、"怒则气上,喜则气缓,悲则气消,恐则气下,惊则气乱,思则气结"的说法,情志刺激可致正气内虚,招致外邪致病;在疾病过程中,情志波动又能使疾病恶化。现代医学证实心身失调常源于负性情绪的刺激,如长期的高度紧张、心理压力、抑郁、低沉、悲哀等的持续作用。心理刺激导致的心理改变主要是情绪异常,首先产生焦虑、愤怒、抑郁等,之后出现交感神经、植物神经、内分泌、免疫等一系列变化。而心情舒畅,精神愉快,则人体气机调畅,气血和平,对预防疾病的发生和发展有着积极的意义。

《素问·上古天真论》说:"恬淡虚无,真气从之,精神内守,病安从来。"《素问·生气通天论》也指出:"清静则内腠闭拒,虽有大风苛毒,弗之能害。"即指思想上安定清净,使真气和顺,精神内守,无从得病。所以,调摄精神,可以增强正气抗邪能力,预防疾病。因此,我们应该强化修养,树立正确的疾病观,这样不但可防止内在致病的七情刺激,同时避免七情损伤人体正气,使正气存内邪不可干。

加强锻炼。强调需要通过体育锻炼来增强体质,恰当的锻炼可使机体的气血周流,关节滑利,耳聪目明,情志畅达,对于抵御病邪的入侵具有重要意义。汉代医家华佗根据“流水不腐,户枢不蠹”的理论,创造了“五禽戏”健身运动,即模仿虎、鹿、熊、猿、鸟五种动物的动作来锻炼身体,促使血脉流通,关节流利,气机调畅,以增强体质,防治疾病。后世发展的太极拳、八段锦、易筋经等多种健身方法,不仅能增强体质,提高健康水平,预防疾病的发生,而且还对多种慢性病的防治有一定的作用。运动可以活动一身肌肉、筋骨、关节,能疏经活络、振奋阳气、畅行气血、增强体质,适量的运动是预防和消除疲劳的重要手段,同时运动还可以使人心情舒畅,长期运动可促进新陈代谢,增强体质,是预防亚健康的有效方法。

生活起居应有规律。《素问·上古天真论》说:“其知道者,法于阴阳,和于术数,饮食有节,起居有常,不妄作劳,故能形与神俱,而尽终其天年,度百岁乃去。”意思是说,要保持身体健康,精神充沛,益寿延年,就应该懂得自然变化规律,适应自然环境的变化,对饮食、起居、劳逸等有适当的节制和安排。不要“以酒为浆,以妄为常,醉以入房,以欲截其精,以耗散其真,不知持满,不时御神,务快其心,逆于生乐,起居无节。”

节制饮食。《周礼·天官》记载有“食医”专门研究饮食养生,古代很多文献记载为食治,宜食,忌食。孙思邈说“凡欲治病,先以食疗,既食疗不愈,后乃药尔”。在讲究保健与健康生活的今天,食疗的意义显得比以往任何时候都更加重要。食疗安全、经济、简便易行、无创伤痛苦、无毒副作用,是亚健康状态的重要疗法。

顺应四时节气变化,天地人合一。《素问·四气调神大论》说“四时阴阳者,万物之根本也。”“阴阳四时者,万物之终始也,死生之本也。逆之则灾害生,从之则苛疾不起,是谓得道。”充分体现了天地人相应的整体观念。强调个体必须适应自然气候变化,才能够避免疾病发生,而且引申到起居的规律性,要白天活动,夜晚休息,不能日夜颠倒,作息紊乱。

药物预防。亚健康病机以心脾两虚或肝郁气滞为主,亦有脾虚湿盛、肝郁脾虚、肝肾不足、痰湿内生、湿热内蕴、阴虚火旺、气血亏虚、脾肾阳虚等证型。治疗上关键在于理气健脾、疏肝解郁,以及养心安神、健脾和胃、滋阴补肾等为主。中医药调治亚健康的优势在于根据个体的不同情况辨证施治,综合调理。

针灸推拿。运用针刺、艾灸、推拿手法作用于相应的穴位以调整阴阳,疏通经络,运行气血,从而调整脏腑功能,沟通内外上下,使人体恢复阴平阳秘、脏腑功能活动协调的状态。通过各种手法刺激人体的皮肤、肌肉、关节、神经、血管以及淋巴等处,促进局部的血液循环,改善新陈代谢,从而促进肌体的自然抗病能力，调节阴阳，增强脏腑功能，消除疲劳。经常接受推拿按摩治疗，能够增强心肌功能，加速血液运行，使代谢旺盛；促进血氧和营养物质的吸收，使心脏得到充分的营养，预防冠心病及肌肉僵直、手足麻木、痉挛和疼痛等症状；调节神经功能，改善大脑皮质兴奋和抑制过程等。按摩还可以促进炎症的吸收，缓解肌肉的痉挛和疼痛。而亚健康状态中的肩背疼痛、肌肉关节疼痛等症状，运用推拿手法可起到直接的疏通经络而达到缓急止痛的目的。

中国医学至今已有几千年的历史，当前正处在如何继承和发展的关键时期。我们需要做的就是肩负起责任来，通过不断挖掘整理，取其精华，去其糟粕，正本清源，使之获得新的生命，弘扬中医药文化。当人民群众掌握了中医药文化的精粹，这一优秀的中华文化遗产，就可以在维护大众健康、增进社会福祉方面发挥重要的作用，重新获得价值。

（四）

甘肃是中华民族的发祥地之一，是“中华医学之祖”岐伯、针灸鼻祖皇甫谧的故里，敦煌医学、武威汉简蜚声中外。近年来，甘肃省按照科学发展观要求，进一步解放思想、创新思路，在加快中医药发展方面做了一些积极探索与实践。

将中医药作为全省4个重点卫生工作之一来抓，在全省卫生行业掀起了“中医学经典，西医学中医”的活动，加大实施力度，积极造就“名医、名科、名院”，确定在省中医院创办600张床位的全省中医骨伤科医学中心，在中医学院附属医院创办600张床位的全省针灸中心。充分发挥中医药、民族医药“简、便、验、廉”的特点，将中医、民族医诊疗服务项目列入城镇居民医保和新农合报销范围。在全省各级中医医院落实了医疗质量月分析制度，院长、科主任行政查房和主任医师、副主任医师查房制度，建立了药剂师定期查房制度，积极推动健康咨询和预约就诊服务。在县级以上中医医院设立了公共卫生科，为中医“治未病”、开展预防保健搭建平台，进一步满足广大城乡人民群众对中医药服务的需求。此外，还紧密结合国家医疗卫生体制改革和新型医疗保障体系的建立，充分发挥中医药在为基层老百姓解决“看病难、看病贵”方面的突出优势，加大县乡中医药工作的开展力度。

张掖市人民医院是甘肃省“三级甲等”综合医院。长期以来，在历届市委、市政府的关心和支持下，始终坚持中西医并重方针，把中医药发展纳入整体发展规划中。该院本着“西医诊断、中医辩证，以中为主、西医为辅、中西医兼顾”的原则，以中西医结合领域最有优势的传统疗法和康复医学作为学科发展方向，将祖国传统医学与现代医学有机结合、灵活应用，取得了明显成就。先后开展了中药熏蒸、中药足浴、颈腰椎牵引、针灸按摩、理疗火罐、高频热疗、电针治疗、临终关怀等业务。不仅在心衰、呼衰、肾衰、脑梗塞、脑出血等急危重病人的抢救，而且运用针灸、推拿、牵引、热疗等理疗手段对中风后遗症、截瘫、腰椎间盘突出、肩周炎等多种疾病进行康复，以及在治疗常见病、多发病、老年性疾病和各种皮肤病方面，取得了很好的疗效，积累了丰富的经验，得到了患者的好评。该院中西医结合科2007年被卫生部、国家中医药管理局确定为首批全国综合性医院中医示范单位，2008年被省卫生厅评审确定为省级中西医结合重点专科。

这次由张掖市人民医院组织有关人员，历时一年多编写的《中医治未病》，分门别类，内容全面，实用方便，贴近读者，充分体现出作为公立医院的社会责任意识和健康普及意识，以及身体力行为积极推动传统中医药发展和为患者服务所做的努力。时值本书完稿，相信对广大读者，尤其是"亚健康"人群来讲实为一件幸事，值得祝贺。期待《中医治未病》的出版，相信会对全省中医药的发展和普及起到积极作用。

是为序。

甘肃省卫生厅党组书记、厅长 刘维忠

2011年8月

目　录

第一章　认识中医

第二章　中医内科病证及疗法

第三章 中医外科病证及疗法

第四章 中医儿科妇科病证及疗法

第五章 中医男性科病证及疗法

第六章 中医皮肤科病证及疗法

第一章　认识中医

第一节　中医概述

一、中医的概念

中医(Traditional Chinese Medicine)指中国传统医学,是研究人体生理、病理,以及疾病的诊断和防治等的一门学科。它承载着中国古代人民同疾病作斗争的经验和理论知识，是在古代朴素的唯物论和自发的辩证法思想指导下,通过长期医疗实践逐步形成并发展成的医学理论体系。在研究方法上,以整体观为主导思想,以脏腑经络的生理、病理为基础,以辨证论治为诊疗依据,具有朴素的系统论、分形论和信息论内容。

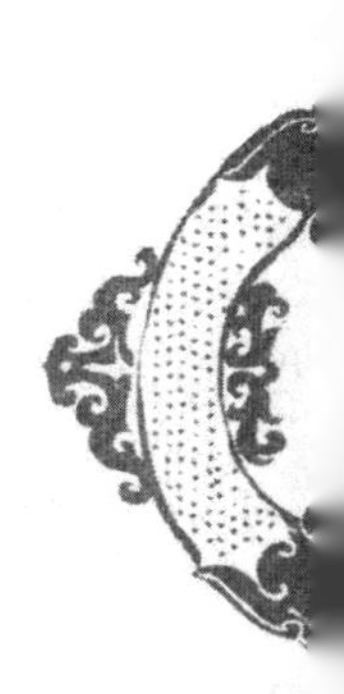

中医学以阴阳五行作为理论基础,将人体看成是气、形、神的统一体,通过望、闻、问、切四诊合参的方法,探求病因、病性、病位,分析病机及人体内五脏六腑、经络关节、气血津液的变化,判断邪正消长,进而得出病名,归纳出证型,以辨证论治原则,制定“汗、吐、下、和、温、清、补、消”等治法,使用中药、针灸、推拿、按摩、拔罐、气功、食疗等多种治疗手段,使人体达到阴阳调和而康复。中医治疗的积极面在于希望可以协助恢复人体的阴阳平衡,而且在希望当必须使用药物来减缓疾病的恶化时,还能兼顾生命与生活的品质。此外,中医学的最终目标并不仅止于治病,更进一步帮助人类达到如同在《黄帝内经》中所提出的四种典范人物,即真人、至人、圣人、贤人的境界。

二、中医的特点

中医学认为人体是一个脏腑经络为核心的有机整体，各脏腑组织之间是互相联系、互相影响、互相促进的;人体与自然界是密切相关的,是对立统一的整体。

(一)朴素的整体观

1.人体是有机的整体。人体的各个部分是有机联系的,这种联系是以五脏为中心,通过经络的沟通和联系,将人体各脏腑、孔窍以及皮毛、筋肉、骨骼等组织紧密地连接成一个统一的整体。如心合小肠，主血脉，开窍于舌；肺合大肠，主气，开窍于鼻；脾合胃，主肌肉、四肢，开窍于口；肝合胆，主筋，开窍于目；肾合膀胱，主骨，开窍于耳等。这种整体性，表现在生理、病理以及诊断治疗等方面，临床上就是根据这种联系和影响来指导辨证论治。

2.人和自然的关系。《素问·四气调神大论》认为"夫四时阴阳者，万物之根本也"。人生活在大自然中，昼夜阴阳的消长，一年四季的气候变化，不同地域的地理环境、居住条件、生活习惯等，都直接影响人的生理活动。在一般情况下，人能适应自然界有规律的变化。《灵枢·五癃津液别篇》说："天暑衣厚则腠理开，故汗出……天寒则腠理闭，气湿不行，水下留于膀胱，则为溺与气"，所以《灵枢·邪客篇》说："人与天地相应"。一旦气候环境条件的变化，超过人体的适应能力，或者由于人体的调节机能失常，不能对外界变化做出适应的反应时，就会发生疾病。

（二）辨证论治

运用望、闻、问、切的诊断方法，收集病人的症状、体征以及病史有关情况，进行分析、综合，辨明病理变化的性质和部位，判断为何种性质的"证候"，这个过程就是"辩证"。"论治"，就是在辨证基础上，根据正邪情况而确立的治疗法则。因此辨证是治疗的前提和依据，论治是治疗疾病的手段和方法，亦为辨证的目的，又是对辨证正确与否的检验。

"证"与"症"的概念不同。"症"是症状，如头痛、恶寒、咳嗽、胸痛等；"证"是证候，是疾病发展过程中某一阶段的各种症状的概括，包括病变部位、原因和性质，以及致病因素与抗病能力相互斗争的情况等，它深刻、全面、正确地反映了疾病的本质。

辨证论治不同于"对症治疗"，以及现代医学所说的"辨病治疗"。疾病的不同阶段可出现不同的证候，不同的疾病，也可在其发展过程中出现同样的症候。因此同一疾病的不同证候，则治疗方法有异，如水肿（肾炎）患者，初期发热、恶寒、水肿、小便不利等为"风水证"，治宜宣肺发汗，利水退肿；后期见腰酸、肢冷、畏寒、面白、水肿等为"肾阳虚衰证"，治当温肾扶阳。不同的疾病只要证候相同，便可以采用相同的治法，如脱肛、胃下垂、子宫脱垂等病，均属中气下陷所致，皆可用益气升阳的方法治疗，这就是中医学常说的"同病异治"、"异病同治"。

以上两个特点是中医学所独有的。随着中医学的不断发展，其内容也将会不断地完善和提高，在防治疾病的实践中发挥出更大的作用。

第二节　中医发展史

一、古代中医史

中医产生于原始社会，春秋战国时期中医理论已经基本形成，出现了解剖和医学分科，已经采用“四诊”，治疗法有砭石、针刺、汤药、艾灸、导引、布气、祝由等。西汉时期，开始用阴阳五行解释人体生理，出现了“医工”、金针、铜钥匙等。东汉出现了著名医学家张仲景，他已经对“八纲”(阴阳、表里、虚实、寒热)有所认识，总结了“八法”。华佗则以精通外科手术和麻醉名闻天下，还创立了健身体操“五禽戏”。唐代孙思邈总结前人的理论并总结经验，收集5000多个药方，并采用辨证治疗，因医德最高，被人尊为“药王”。唐朝以后，中国医学理论和著作大量外传到高丽、日本、中亚、西亚等地。两宋时期，宋政府设立翰林医学院，医学分科接近完备，并且统一了中国针灸由于传抄引起的穴位紊乱，出版《图经》。金元以后，中医开始没落。明清以后，出现了温病派时方派，逐步取代了经方派中医。在明朝后期成书的李时珍的《本草纲目》，标志着中药药理学崛起。同一时期，蒙医、藏医受到中医的影响。在朝鲜，东医学也得到了很大的发展，例如许浚撰写了《东医宝鉴》。

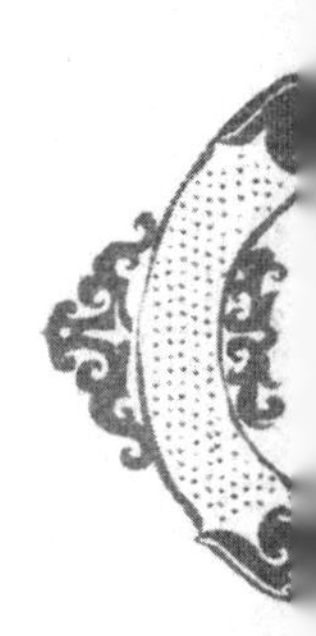

自清朝末年，中国受西方列强侵略，国运衰弱。同时现代医学(西医)大量涌入，严重冲击了中医发展。中国出现许多人士主张医学现代化，中医学受到巨大挑战。人们开始对西方医学体系的思维模式加以重视，中医学陷入存与废的争论之中。同属中国医学体系的日本汉方医学、韩国的韩医学亦是如此。2003年“非典”以来，经方中医开始有复苏迹象。

20世纪六七十年代，中医作为“古为今用”的医学实例得到政策上的支持而得以发展。现代，中医在中国仍然是治疗疾病的常用手段之一。

在国际上，针灸引起医学界极大兴趣，世界卫生组织(WHO)认为，针灸已被证实在减轻手术后疼痛、怀孕期反胃、化疗所产生的反胃和呕吐、牙齿疼痛方面是有效的且其副作用非常低。WHO认为，很多针灸和一些草药的有效性得到了科学双盲研究的较强支持。WHO在2002年5月26日发表“2002－2005年传统医药研究全球策略”，邀请全球180余国将替代医学纳入该国的医疗政策。

二、现代中医史

1996年，医学界对中医气的本质、经络实质、阴阳、五行、藏象和中医哲学观等都有了新的创造性的认识和解说。如邓宇等发现的：气是“信息－能量－

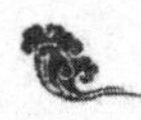

物质”的统一体；分形分维的经络解剖结构；数理阴阳；中医分形集：分形阴阳集－阴阳集的分形分维数；五行分形集－五行集的分维数；分形藏象五系统－暨心系统、肝系统、脾系统、肺系统、肾系统；中医三个哲学观－新提出的第三哲学观：相似观－分形论等。

第三节　中医理论基础

一、中医学理论体系形成的基础

战国至秦汉时期，是中医学理论体系的形成时期。这一时期问世的《黄帝内经》、《难经》、《伤寒杂病论》、《神农本草经》等医学典籍，标志着中医学理论体系的确立，即理、法、方、药体系的基本形成。

二、中医学理论体系的内涵和层次结构

中医学在数千年的历史中，逐渐形成了独特的医学理论体系，标志着中医学作为一门学科的诞生。

中医学理论体系是包括理、法、方、药在内的一个整体，主要阐明中医学的基本理论、基本规律和基本方法。它是以整体观念为主导思想，以气、阴阳、五行诸学说为论理方法，以脏腑、经络、精气血津液为生理病理基础，以辨证论治为诊治特点的独特的医学理论体系。

三、中医学理论体系的主要内容

1.藏象、经络、形体官窍、精神气血津液、体质学说，为有关人体正常形态生理的理论。

2.病因、病机学说，为有关疾病发生发展变化的理论。

3.治疗原则与方法，药学、组方理论及诊法、辨证理论，为认识与处理疾病的理论与方法体系。

4.养生、保健、康复理论与方法，为有关预防与延寿的理论与方法体系。

制约和指导以上各种理论的是在古代哲学精气、阴阳、五行诸学说影响下建立的整体观、恒动观与辩证观，它们是中医学理论体系结构中的最高层次，表达了中医学的特色。

当然，随着中医学的现代化进程，中医学自身的基本理论将在继承的基础上不断得到创新和发展，古代哲学范畴的精气、阴阳、五行诸学说对中医学的影响将不断被淡化，中医学理论体系的内容将不断得到更新，并纳入现代自然科学、社会科学和思维科学的研究领域，中医学的新的假说、新的理论和方法学体系将被提出和建立，中医学理论体系也将在此基础上得到逐步完善和重新构建。

第四节　中医诊断方法

一、望诊

观察病人形体、面色、舌体、舌苔，根据形色变化确定病位、病性，称为望诊。观其形体，可知五脏盛衰。《素问·脉要精微论》云：“头者，精明之府，头倾视深，精神将夺矣！背者，胸中之府，背曲肩随，府将坏矣！腰者，肾之府，转摇不能，肾将惫矣！膝者，筋之府，屈伸不能，行则偻附，筋将惫矣！骨者，髓之府，不能久立，行则振掉，骨将惫矣！”脑为元神之府，肾精生化之髓充实其中，才能神光焕发，思维敏捷。若头往前倾，目睛内陷，是髓海不足、元神将惫现象。背为胸廓，心肺居于胸中，背曲肩随，是心肺已虚象征。腰为肾脏所在部位，不能转摇，是肾脏功能衰惫的表现。

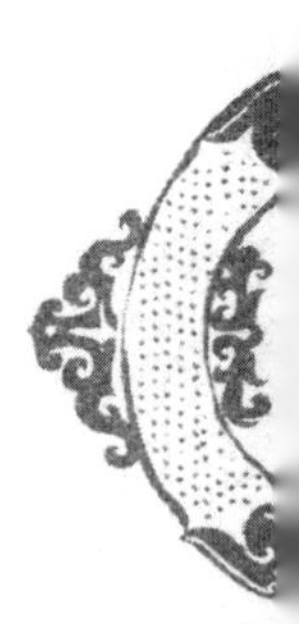

二、闻诊

闻诊包括听声音和嗅气味两方面：

（一）听声音

以病人发出的各种声音，从其高低、缓急、强弱、清浊测知病性的方法。声音高亢，是正气未虚，属于热证、实证。语声重浊，乃外感风寒，肺气不宣，肺津不布，气郁津凝，湿阻肺系会厌，声带变厚，以致声音重浊。

（二）嗅气味

可分为病人身体的气味和病室内的气味。病人说话有口臭多属消化不良，腐臭多属体内有溃疡。有尸臭气味，多属腑脏败坏；有烂苹果气味，多属消渴病危重患者。

三、问诊

问诊是询问病人及其家属，了解现有证象及其病史，为辨证提供依据的一种方法。明代医家张景岳认为问诊“乃诊治之要领，临证之首务。”综观四诊所获证象，大半均由问诊得来，即知此言不谬。问诊范围甚广，但多以《景岳全书》所列十问为要：“一问寒热二问汗，三问头身四问便，五问饮食六问胸，七聋八渴俱当辩，九因脉色察阴阳，十从气味章神见，病机全从证象验。妇人尤必问经期，先后闭崩宜问遍，再添片语告儿科，外感食积为常见”。

四、切诊

切诊是指用手触按病人身体，借此了解病情的一种方法。切脉又称诊脉，

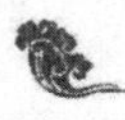

是医者用手指按其腕后桡动脉搏动处，借以体察脉象变化，辨别脏腑功能盛衰，气血津精虚滞的一种方法。正常脉象是寸、关、尺三部都有脉在搏动，不浮不沉，不迟不数，从容和缓，柔和有力，流利均匀，节律一致，一息搏动四至五次，谓之平脉。

切脉辨证，早在《内经》、《难经》就有记载，经历3000年来的不断总结，对于何证出现何脉已有详细论述。但对证象与脉象间的内在联系，却无明晰的概念，不能令人一目了然，以致学者只知其然而不知其所以然。脉证间的内在联系，如用一句话来概括，就是气血津液出现虚滞，五脏功能出现盛衰，才会出现不同脉证。只有弄清气血津液的生化输泄与五脏间的关系，才能将气血津液虚滞和五脏功能盛衰出现的证象与脉象联系起来，也才明白切脉能够察其五脏病变的道理所在。

不同脉象的形成，与心脏、脉络、气血津液有着密不可分的关系。脉象的不同变化反映了心力强弱、脉络弛张、气血津液虚滞三个方面的变化。由于气血津液都需五脏协同合作才能完成其生化输泄，所以气血津液的虚滞也就反映了五脏功能的盛衰，从而反映于脉，形成不同的脉象。心脏搏动的强弱，脉络的弛张，是引起脉象变化的根源。心脏搏动有力，脉象随其病因证象不同而呈洪大滑数等脉；无力则脉象常呈迟细微弱等脉。心脏搏动与脉象起伏，都是脉络交替收缩与舒张的反映。如果脉络松弛则呈濡、缓；紧张则呈弦紧；痉挛则呈结代等等。只有将固定的心脏、脉络和流动的气血津液连在一起分析，才能揭示脉象变化的本质，对于何证出现何脉才有理有据，不是无源之水，无本之木。气血津液虚滞变化，可以反映不同的脉象。

第二章　中医内科病证及疗法

第一节　呼吸系统

一、感冒

(一)概述

感冒,俗称“伤风”,学名称“急性鼻咽炎”,是因鼻腔及咽喉受病毒感染所引发的疾病,部分患者会发生病毒和细菌混合感染的现象。严格来说,一般感冒和流行性感冒并不能混为一谈,虽然都是属于急性上呼吸道感染病毒的疾病,但是两者对人体的伤害程度不一样。前者易出现鼻塞、打喷嚏、流鼻涕、喉咙痒、咳嗽带痰、头痛等症,或有轻微发烧,少有全身性症状(例如全身酸痛、畏寒、发热等),也少有并发症;而后者除了会鼻塞、流鼻涕、咳嗽外,更有持续高烧2~3天、头痛剧烈、全身肌肉酸痛、极为疲倦,而且容易引起其他并发症,如脑炎、肺炎、心肌炎等,尤其好发于深秋转冬天的时节,经常是“一人感冒、全家流行”。简言之,感冒的主要症状为:发热、恶寒、头痛、鼻塞、流鼻涕和打喷嚏等,是一种最常见的传染病。而流行性感冒的症状基本上和感冒相似,但多了持续高烧2~3天、头痛剧烈、全身肌肉酸痛或极为疲倦等症状。

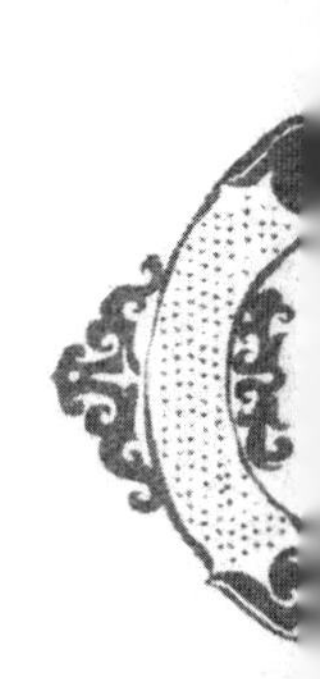

(二)中医观点

中医学对于感冒之病因可归纳为外感六淫之说, 古代因无科学仪器,且欠缺生化分析能力,因此只能根据观察外邪感染人体所产生疾病的症状的不同,而将外邪归纳为“风、寒、暑、湿、燥、火”六种,且告知六淫之邪致病有规律性,如春多伤风、夏多伤暑、秋多伤燥、冬多伤寒等,六淫之邪还能互相转化,如寒可化热为火,且有可能同时有两种以上的外感疾病,如暑、湿常同时出现,风、寒也常同病。可见中医是经过长期的观察、归纳与经验之累积,自行发展出一套系统、有规律的经验医学。

(三)中医分类

由于感冒的症状非常多,中医将这些统合分成三种类型,如下所述。

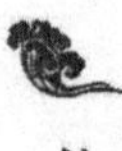

1.风寒型感冒：表现出恶寒重、发热、头痛、四肢酸痛、鼻塞、咽痒，或喷嚏、流清涕如水、咳嗽、脉浮紧等。

2.风热型感冒：以发热为主，恶寒轻、鼻咽常觉干热、口渴、头涨且痛，或见咽喉红肿痛、涕浊、咳嗽痰黄、脉浮数等。

3.时行感冒：即流行性感冒，属于疠疫之范围。传染力强、流行广，伴剧烈头痛、高热、恶寒、疲倦、全身关节酸痛、咽干口渴、咳嗽、脉数或洪大等。

(四)禁忌食物

许多疾病都有饮食上的禁忌，若膳食不当，往往使药物的治疗大打折扣，甚至会使病情加重，例如糖尿病患者应少吃甜食，肾脏病患者应少食钠盐等，这些都是很明显而大家都知道的事实。至于感冒虽是小病，却会使人倦怠无力、头痛如裂、频频咳嗽等，甚至发展成肺炎、肾炎等重病，所以除了及早治疗，还应注意饮食宜忌以防恶化。

1.外邪炽盛时不宜用补益与燥热之品，以免病邪留恋而致感冒加重延绵难愈，即使素禀正气不足的人，补益之品也应少用或慎用。而且一般感冒期不长，所以可以等病愈再补养即可。

2.应避免油腻厚味黏滞之物，如油脂、肉鱼荤腥、糯米，以免滞邪。

3.酸味食品，其性收敛，不利于感冒邪气之发散，故忌用。

4.不宜饮酒(宜清茶)。

(五)宜食食物

1.风寒型感冒：生姜、葱白、香菜等。

2.风热型感冒：苋菜、空心菜、豆芽菜、绿豆等。

3.津液已伤者：菠菜、藕、柑橘、苹果、梨、杏等。

4.体弱者：稍予蛋、乳之类，以扶正气。

(六)选方

处方名：葱豉汤。

组成：鲜葱白3根，淡豆豉6克。

煎法：先将葱白洗净后，加水3碗煮沸，再放人淡豆豉，煎成1碗。

服法：日服两次，早晚空腹服用。

使用：感冒初期，可用本方食物疗法来治疗(葱豉汤)，倘若病情严重或拖了很久，务必找医师诊治。

(七)研究

1.《本草备要》：

(1)葱白:辛、散。发汗解肌,以通上下阳气。益目精,利耳鸣,通二便。治伤寒头痛、时疾热狂、阴毒腹痛、吐血衄血、便血痢血、折伤出血、乳痈风痹、通乳安胎,杀药毒、鱼肉毒、蚯蚓毒、制犬毒。

(2)淡豆豉:苦、寒。治伤寒头痛、烦躁满闷、懊恼不眠、发斑呕逆、血痢瘟疟。

2.原典释义:葱豉汤有发汗作用,适用于感冒初起之症状。

3.现代药理:

(1)葱白:具有发汗、解热、抑菌、利尿、健胃、祛痰等作用。

(2)淡豆豉:发汗作用。

(八)护理及预防

中医学有谓"风雨寒热,不得虚,邪不能独伤人",又说"邪之所凑,其气必虚",意思就是说人的免疫力功能强,足以抵抗病邪的侵袭,如果免疫力不足,则容易招致外邪的侵入,要提高抵抗力,首重养生之道,其要义如下:

1.生活顺应四时寒暑。

2.起居正常,劳逸适中。

3.勤洗手,避免出入公共场所。

4.适当运动,充足睡眠。

5.营养均衡,精神调和。

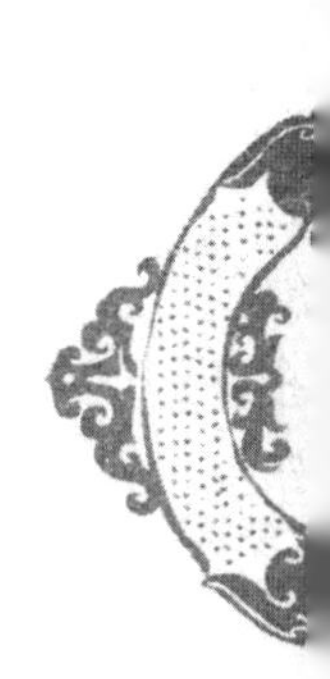

感冒虽是个小毛病,但轻视了它的症状,容易产生并发症,或忽略了可能是严重疾病的前兆,所以自觉感冒了,还是请医师处置为妙。

(九)临床常用方法

1.处方:麻黄汤、桂枝汤、九味羌活汤、人参败毒汤。

2.穴道:合谷、迎香、曲池、风池。

(十)药膳

感冒虽然是最常见的疾病,但本着预防胜于治疗的观点,仍须详细诊断治疗。对于某些不喜欢吃药的病人,简单的食疗刚好可达到预防及治疗的效果。

1.豆豉炖豆腐:豆腐400克,淡豆豉20克,生姜3克,再加适量的盐一起隔水炖煮,趁热食用。适用于风寒感冒、头痛、畏风等症。

2.藿佩冬瓜汤:鲜藿香、鲜佩兰各5克,冬瓜500克(去皮、子),先将藿香、佩兰煎煮,取药汁1000克,再加冬瓜及盐适量一起煮汤食用。适用夏季感冒、头痛、胸闷、食欲不佳、小便短赤等。

3.姜汁干丝:生姜100克,豆腐干丝100克,先将生姜压取姜汁,再以姜汁及适量的盐、酒等调味料拌豆腐干丝后即可食用。适用于风寒感冒、胃纳不

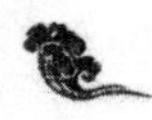

佳、恶心呕吐等症。

4.姜糖汤:将生姜6片与红糖适量,加水2碗煮成一碗半,趁热喝下,适合冬天风寒型感冒、口不干、流鼻涕、怕冷等症。

二、流感

(一)概述

流行性感冒,简称流感,是由正黏液病毒属或甲型、乙型、丙型流感病毒所感染的。流感病毒每10年左右便会出现新的病毒品种,病毒的变异快、传染性强,容易成为大流行。发病时,即有发烧、突发性疼痛、肌肉痛、畏寒、全身倦怠等症状,而且非常强烈。接着鼻塞、喉咙痛、咳嗽等呼吸器官的症状亦相继出现。发病迅速,全身症状剧烈,是流行性感冒的特征。

(二)流感病毒

流感病毒分为甲、乙、丙三种,如下所述:

1.甲型:最常见,可广泛流行及人畜共患,例如1997年在中国肆虐的禽流感,以致中国香港政府须屠宰150万只鸡。甲型病毒可按结构再划分,例如甲型H5N1毒株(中国香港禽流感病毒)、甲型H3N2(1995年在中国武汉发生)、甲型H1N1(1995年在德国发生)等。病毒因基因突变而衍生新品种。

2.乙型:也会流行,症状较甲型轻,无再分亚型。

3.丙型:主要以散发病例出现,无再分亚型。

流感病毒有一层脂质囊膜,膜上有蛋白质,是由血凝素(H)和神经氨酸(N)组成,均具有抗原性。甲型流感病毒变异是常见的自然现象,主要是H和N的变异。一般感染人类的流感病毒的血凝素有H1、H2和H3三种。H4～H14则只会感染人类以外的其他动物,如猪及鸟类。N只有N1及N2两种。人禽流感是人类历史上最严重的流感疫症;1968～1969年,流感从中国香港开始,全球的死亡人数达70万人,其中美国就占3万多人;1976年新泽西一名青年染上猪流感,引致恐慌,怕会爆发新疫症,于是大规模推行疫苗注射;1968～1993年,世界不同地区发生数宗人类染上猪流感的病例;1997年中国香港发生禽流感,原本只影响鸡的病毒亦令人类患病。中国香港政府下令屠宰150万只鸡,受影响的人数为18人,其中6人死亡。

(三)中医观点

中医学上并没有病毒这个概念,对于流感或感冒,一律统称为“外邪入侵”,因为病毒发源地不论是鼻黏膜或呼吸道,都属脏腑以外,因此称为“外邪”。由于流感对人类造成重大的生命威胁,古代中医典籍称之为“疫疠”、“瘟疫”或“传尸之变”，都是用来形容本病之传染力以及造成死亡之可怕；中医学上有句话：“正气存内，邪不可干。”也就是说若身体强健，便不受外邪（病毒）干扰。因此中医着重治本，一方面会用草本消炎解毒，另一方面会提升身体机能，增强免疫力。若只是消除感冒的不适而不提高体质，很容易会再度受病毒入侵。因此经常感冒的人须加强注意，这表示他们身体虚弱，抵抗力低下，必须适当调理，显示中医古来就非常重视预防医学。

（四）选方

药茶名：板蓝根青叶茶。

组成：板蓝根 15 克，大青叶 15 克。

煎法：以上二药，加水适量，煮成药茶。

服法：代茶饮，温服。

使用：板蓝根青叶茶适用于流行性感冒盛行期间，作为预防之用。

（五）研究

1.《本草备要》：

（1）板蓝根：甘苦而凉。清热破血，解毒凉血。

（2）大青叶：味苦咸、性大寒。治伤寒时疾热狂、阳毒发斑、黄疸热痢、丹毒喉痹。

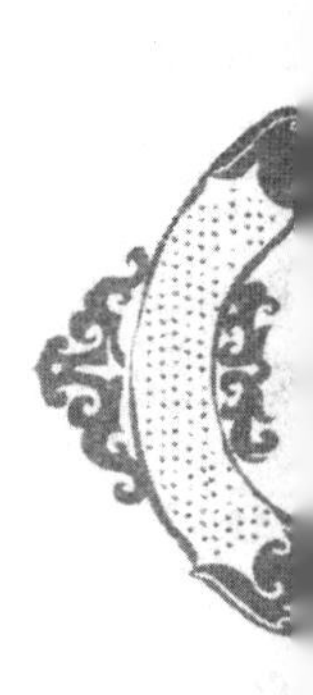

2.现代药理学：

（1）板蓝根：具有抗病毒、抗菌、抗钩端螺旋体、解毒等作用。

（2）大青叶：具抗菌、抗炎、解热等作用。

（六）保健预防

1.经常饮用绿茶。如香片、龙井、乌龙、铁观音等；绿茶含有儿茶素，可对抗自由基，能增强抵抗力，同时具杀菌功效。

2.少吃煎炸食物。这类食物会令喉头充血，增加黏膜表面伤口及感染机会。

3.切勿关窗闭户保温。许多人习惯在冬天关窗闭户，使得空气流通受阻，室内空气易趋混浊，微生物含量上升，对呼吸道更不利。

4.切勿吃药消除症状就当做疾病已经痊愈。很多人吃药止住鼻涕、不再头痛或不再发烧时就当做已痊愈，继续工作，其实感冒还未痊愈，不好好休息，等于削减自身的免疫能力。

5.少吃肥腻食物。肥腻食物容易化生痰湿，有利于外邪入侵或留住外邪，猪肉汤、鸡汤等油腻之物，平日食用可能没问题，但感冒期间饮用，可能会令外感传里，病情加倍严重。

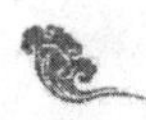

6.避免病中行房。以免耗用精力过度或使病情拖延。

7.洗澡洗头慎防着凉。热水澡后,血管扩张,体温降低,容易再次着凉。洗头后,应避免吹风或开空调,因为头发湿漉漉的,很容易令头部受寒。

8.随着流行性感冒疫苗的发展,对于老人、儿童或体弱之人以及某些疾病的患者,不妨配合施打疫苗以提高预防的能力,并少进出公共场所。

(七)临床常用方法

处方:银翘散、连翘败毒散、荆防败毒散、十神汤、普济消毒饮。

穴道:合谷、曲池、列缺、足三里。

三、慢性咽炎

(一)概述

慢性咽炎是指咽部慢性感染所引起的病变,中医称"梅核气",多发于成年人,常常伴有其他咽喉部症状,故中医书籍中有记载:"梅核气者,窒碍于咽喉之间,咯之不出,咽之不下,核之状者是也。"本病多因情志抑郁、抽烟、情绪波动而引起咽部干燥、灼热、发胀、发痒、堵塞等,但较少有咽痛。常以咳嗽来清除分泌物,清晨常吐出黏稠痰块,易引起恶心。

典型症状:咽部有异物感,作痒微痛,干燥灼热等;常有黏稠分泌物附于咽后壁不易清除,夜间尤甚,"吭吭"作声,意欲清除而后快。分泌物可引起刺激性咳嗽,甚或恶心、呕吐。检查若见咽部黏膜弥漫性充血,色暗红,并附有少量黏稠分泌物,为慢性单纯性咽炎。慢性肥厚性咽炎的症状可见黏膜增厚,弥漫充血,或腭弓和软腭边缘增厚,咽后壁有多数颗粒状突起的淋巴滤泡。

(二)中医分型

1.阴虚火炎型:咽部不适,痛势隐隐,有异物感,黏痰量少,伴有午后烦热,腰腿酸软,舌质红,脉象细数。

2.痰阻血瘀型:咽部干涩,痛呈刺痛,咽肌膜深红,常因频频清嗓而恶心不适。舌质红,苔黄腻,脉滑而数。

3.阴虚津枯型:咽干甚痒,灼热燥痛,饮水后痛可暂缓,异物感明显,夜间多梦,耳鸣眼花。舌质红少津,脉细数。

(三)中医治疗

中医治疗本病着重于治本,按辩证分型法用药,疗效较好。一般用药为:阴虚火炎型者,用养阴清肺汤加味(麦冬、生地、玄参、白芍、甘草、生石膏、薄荷、川贝粉、丹皮、桑叶等);痰阻血瘀型者,用消瘰丸加味(玄参、牡蛎、川贝、生地、麦冬、三棱、昆布、海藻等);阴虚津枯型者,用生脉饮加味(白晒参、麦冬、五味子、石斛、玉竹、白茅根、竹茹等),每日一剂,频频润咽服之。

(四)自我疗法

保持室内合适的温度和湿度,空气新鲜,是防治慢性咽炎的有效措施。居室空气干燥及过冷、过热、过湿都可影响咽部黏膜的防御机能,造成功能障碍,咽部感觉异常,日久而成慢性咽炎病变。早晨、饭后及睡觉前漱口、刷牙,可以保持口腔清洁。同时,防治口鼻疾病,消除炎性病灶,对防治咽炎也不容忽视。

进行饮食调养:以清淡易消化饮食为宜,再辅助一些清爽去火、柔嫩多汁的食品摄入。如橘子、广柑、菠萝、甘蔗、橄榄、鸭梨、苹果等,或多喝水及清凉饮料,但饮料不能太浓。忌食烟、酒、姜、椒、芥、蒜及一切辛辣之物。

(五)饮食疗法

慢性咽炎治愈后,为巩固疗效以防再发,可常吃下列食品:

1.绿豆海带汤:

原料:绿豆50克,海带50克,白糖少许。

制法:将绿豆与海带(切丝)放于锅中,加水煮烂,后入白糖调味,每日当茶喝。

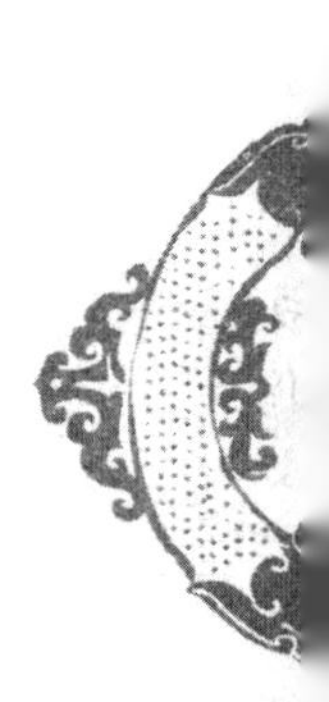

2.西瓜汁:将西瓜切开取汁,频频当茶饮。即可清热除烦,又能养阴润燥,甚宜常吃。

四、支气管哮喘

(一)概述

支气管哮喘是一种全球性的慢性疾病,其发病率在全世界各地皆有上升趋势。支气管哮喘是一种呼吸道过敏的疾病。主要是因气管平滑肌痉挛、呼吸道黏膜肿胀及痰液分泌物增加,导致气管内径变狭窄,影响到空气在管内的流通。换言之,慢性气道炎症是气喘的重要病理生理特征,因此气喘病的治疗非常复杂,需要十分有耐心与细心。支气管哮喘的主要症状包括呼吸困难、咳嗽、哮鸣等三大特征。此病多为突然发作,维持短时间,即可完全恢复。支气管哮喘可粗分为过敏性和特异质性两种。过敏性支气管哮喘多有个人或家族过敏疾病的病史;特异质性支气管哮喘则无个人或家族过敏史。其他会引起气喘的原因还包括感染、运动、情绪压力等。

(二)支气管哮喘的西药治疗

西药治疗主要可分为长期预防药物和快速缓解药物两大类,抗炎药物特别是吸入性类固醇是目前最有效的预防药物,这些药物的主要作用是降低支

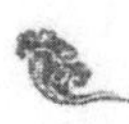

气管发炎的机会，亦可以降低支气管对外来刺激的敏感度。但长期、过量服用类固醇会引起一些副作用。真正应付气喘发作的药物主要是支气管扩张剂，支气管扩张剂能于短时间内扩张支气管，降低空气进出呼吸管道的阻力，令呼吸管道回复顺畅。如含有茶碱类的药物，但这类药物不仅会产生拟交感神经兴奋性胺类药物典型的副作用，如震颤、痉挛、心悸等，还有快速减敏、肺功能低下、反常性支气管痉挛、气道反应性增高等不良反应。

（三）中医观点

中医对气喘的认识可溯源至2000多年前的《黄帝内经》时代，如《素问·大奇论》"肺之壅，喘而两胁满"、《灵枢·五阅五使》"月市病者，喘息鼻张"等。然气喘病名，首见于明代之《丹溪心法》，该书将呷嗽、上气、喘息、哮喘等并归于哮喘门下，以哮喘名篇。以后经过历代医家的不断补充和完善，中医对气喘在理、法、方、药方面已形成一套相当完整的体系。中医认为气喘有"宿根"，"遇寒即发，或遇劳即发"（《景岳全书·喘促》），"宿根"多认为是"痰"。中医根据气喘病情，将治疗分成两大方向。一以祛邪为主，方药如小青龙汤、麻杏石甘汤、定喘汤等。二以扶正为主，方药如玉屏风散、加味六君子汤、桂附八味丸等。根据临床观察，治疗气喘根本在于治"痰"，然"五脏之病，虽俱能生痰，然无不由于脾肾。脾主湿，湿则为痰。肾主水，水冷亦为痰"（《景岳全书·痰饮》），所以气喘不论是发作期还是缓解期，均需要健脾补肾，温阳化水。尤其在缓解期更需要长期调理，一方面可降低急性发作次数，另一方面可降低急性发作的严重度。

（四）选方

处方名：参贝粉。

组成：沙参1份，川贝1份。

煎法：以上二药，以1∶1的比例打成粉。

服法：一次服3克，早晚各1次。

使用：参贝粉可用在气喘缓解期、肺虚的病人，对气喘有一定的作用。

（五）研究

1.《本草备要》：

（1）沙参：甘、苦、凉。补肺降火，生津液，除烦倦，虚而有火者相宜。

（2）川贝：辛、苦、微寒。治虚劳烦热、咳嗽上气、吐血咯血、肺痿肺痈、喉痹、目眩、淋漓、瘿瘤、乳闭、产难，攻专散结除热，敷恶疮，敛疮口。

2.现代药理：

(1)沙参:增强机体对有害刺激的防御能力及免疫功能。兴奋肾上腺皮质作用。

(2)川贝:镇咳祛痰作用,解痉作用。

(六)保健预防

1.规律运动:增加抵抗力,减少感冒的侵袭,长期而言有利于肺功能的改善。

2.注意事项:留心气候变化,随时增减衣服,饮食宜清淡,忌烟、酒、冰及凉性瓜果。而最近的研究发现,服用维生素C及E,可协助控制气喘。

(七)临床常用方法

处方:定喘汤、小青龙汤、麻杏甘石汤、玉屏风散、六味地黄丸。

穴道:列缺、合谷、定喘、太溪。

第二节 消化系统

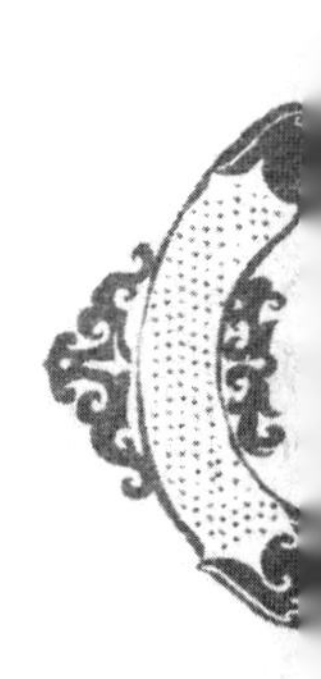

一、消化不良

(一)概述

凡是反复发作或是持续性的上腹疼痛、不适感,合并有腹胀、恶心、食欲缺乏、呕吐及胸口灼热等症状,时间超过2周至数月以上者,称之为消化不良。消化不良是病人常用来描述与进食不适有关之种种症状的名称。从原因上来区分,可分为器质性及功能性两种消化不良症,前者如慢性胃炎、胃食道逆流症、溃疡、肠胃道肿瘤、胆石症、胰脏炎或胰脏癌等,至于有许多患者因长久困扰于上腹不适且未能痊愈而求诊过多家医院,也耐心重复地接受过各种检查,如胃镜、超声波、上消化道摄影等等,但是始终找不出根本的原因,这一类患者极有可能是属于后者功能性消化不良症, 且其治疗是以改善症状为主。此外,消化不良可能是肠胃道疾病所造成的,如消化性溃疡、食道狭窄、食道回流、胃炎、肠炎、肠阻塞等;亦有可能与其他器官的病状有关,如胆囊炎、肝炎、脾脏炎等。其他如红斑性狼疮等全身性疾病和焦虑、沮丧等情绪因素,也会引起消化不良。消化不良的常见症状:吞气症、嗳气、心口灼痛、反胃等。这些消化不良的症状,若无显著的病理因素,多归因于精神性原因。

(二)中医观点与处置

消化不良症属于中医学上“胃痛”、“呕吐”、“食滞”、“泄泻”等范畴,依照辨证论治又可将其分为许多种证型,虽然功能性消化不良症其潜在的病理因素较为复杂,外在表现也多样化,但在临床上现代医学将其分为四种不同形

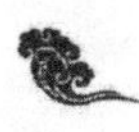

态，而依照每一种形态的特征表现，再配合中医辨证论治的理论与方法，可将传统中医学运用于现代医学的诊断与治疗中，而发挥其调节全身机能的优点，不仅对于功能性消化不良症有效，而且对于其他功能性疾病亦有助益，更能达到治疗的目的，即症状改善与增进生活品质。此四种形态分述如下：

1.溃疡型：这类患者具有消化性溃疡疾病的特征，除上腹痛外且有一些症状出现，如夜间疼痛而苏醒，用制酸剂后疼痛可以缓解等，依辨证可分寒(溃疡已久)、热(溃疡初发)二型，常用之药物如干姜、人参、黄芪、丹参、川七、黄芩、牡蛎、黄连。

2.胃酸逆流型：这类患者上腹不适的同时伴有胸口灼热感，依辨证可分肝胃郁热及脾胃虚寒两种，前者吐酸时作，嗳气臭腐，胃脘饱闷，大便臭秽，两胁疼痛，心烦易怒，舌质红，苔黄厚，脉弦滑；后者吐酸时作时止，胸脘胀闷，嗳气臭腐，喜垂涎沫，喜热饮，四肢不温，乏力，便溏，舌淡红，苔薄白，脉沉迟。

3.蠕动异常型：这类患者容易出现餐后腹胀、过度饱气、恶心或呕吐，偶尔也会出现上腹部疼痛，依辨证大约可分成饮食积滞及脾胃虚弱二型，常用之方剂如保和丸、平胃散加减、补中益气汤加减、芍药甘草汤加减等。

4.其他型：凡是不符合上述三型之特征者皆可称之，临床上中医师常会详细讯问病史、生活、饮食、环境、工作及心理情绪等加以综合判断，因此常使用之方剂也较多，如藿香正气散、安中散加减、半夏泻心汤加减、逍遥散加减及香砂六君子汤加减等，随症情之变化而调整用药。

(三)选方

药茶名：消滞茶。

组成：山楂10克，麦芽10克，陈皮6克。

煎法：以上三味药，加适量水，煮成药饮。

服法：代茶频饮。

使用：消滞茶具有消食化滞的功效，一切米面诸果食积，消食和中，开胃、补脾胃虚、消痰食、破症结。对于此类消化不良有疗效。

(四)典籍研究

1.《本草备要》：

(1)山楂：酸、甘、咸、温。消食磨积，止儿枕痛，发小儿痘疹。

(2)麦芽：咸、温。能助胃气上行而资健运，补脾宽肠，和中下气，消食除胀。散结祛痰，化一切米面果食积，通乳下胎。

(3)陈皮：辛、苦、温。同补药则补、泻药则泻、升药则升、降药则降，为脾肺气分之药。调中快膈，导滞消痰，利水破症，宣通五脏，统治百病，皆取其理气燥湿之功。

2.现代药理：

（1）山楂：降血脂作用，消食作用，助消化作用，刺激消化道作用。

（2）麦芽：助消化作用。

（3）陈皮：刺激消化道作用，有利于胃肠积气排出，松弛胃肠平滑肌作用，抗炎、抗溃疡作用。

（五）注意事项

器质性消化不良症的治疗，现代医学有不错的疗效，至于功能性消化不良症的治疗，除了可采用配合或单一的中医药治疗之外，患者生活方式的调整亦不可或缺，比如远离烟酒等刺激性的食物、规律地生活、定时定量进食、适当适量地运动，加上自我情绪的调整及通过气功静坐调息的锻炼，平衡人体自律神经的调控，如此方能收事半功倍之效。

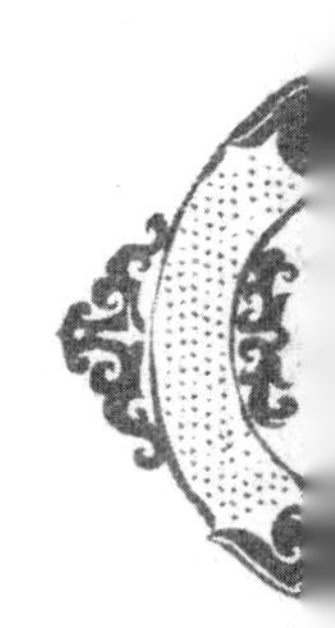

（六）临床常用方法

处方：黄芪建中汤、香砂六君子汤、理中汤、平胃散。

穴位：足三里、中脘、丰隆。

二、食欲缺乏

（一）概述

食欲缺乏是指进食的欲望降低。完全的不思进食则称厌食。食欲缺乏见于急性、慢性胃炎，胃癌，肺结核，尿毒症，心力衰竭，肝炎，肝硬化，慢性肾上腺功能减退，神经性厌食，化疗药物的副作用等等。

（二）中医治疗

分型论治如下：

1.感受寒邪：

主证：外感寒邪，胃脘痞胀，隐痛，嗳气吐清水，大便溏薄，食少纳差，泛恶欲吐，脘腹胀闷，腹痛肠鸣，或头重如裹，身重或肿，畏寒肢冷，或身目黄而晦暗，舌胖苔薄白，脉紧。

治法：散寒温中，和胃进食。

方剂：藿香正气散加减。

2.湿浊犯胃：

主证：腕中痞闷，身重乏力，思睡昏重，倦怠懒言，口甘黏腻，不思饮食，舌苔白腻，脉濡。

治法:芳香化浊。

方剂:神木散合藿香正气散加减。

3.饮食所伤:

主证:过食甘肥油腻及醇酒厚味之品,脘腹发胀,纳呆,恶食,嗳气酸腐,呕吐食臭,大便秘结或不畅,厌油腻,恶心欲吐,心烦,全不思食,见食物则恶心,苔黄腻,脉滑而数。

治法:消食导滞。

方剂:保和丸加味。

4.肝气犯胃:

主证:不思饮食,嗳气频作,两胁苦满,胸胁胀闷或胀痛,精神抑郁,烦躁易怒,脉弦。

治法:疏肝和胃。

方剂:抑气散加味。

5.湿热内蕴:

主证:纳呆,不思饮食,厌恶油腻,脘腹痞闷,或胸胁胀痛,口苦,大便黏腻,泻下不爽,气味臭秽,身目俱黄,色泽鲜明或身热不扬,阴囊湿疹,或睾丸红肿疼痛,苔黄腻,脉濡数或弦滑。

治法:清化湿热,导滞理气。

方剂:黄连平胃散合枳实导滞丸加减。

6.脾胃虚弱:

主证:面色黄白少华,肌瘦不荣,胃纳欠佳,食欲缺乏,多纳则饱胀,嗳气时作,大便溏薄,或有闻食则恶心欲吐者,苔薄白,脉沉弱无力。

治法:健脾和胃。

方剂:异功散合参苓白术散加减。

7.胃阴不足:

主证:饥不欲食,口渴喜饮,唇红干燥,脘痛嘈杂,大便干结,或五心烦热,小便黄赤短少,舌红少津,少苔,脉细数。

治法:益胃养阴。

方剂:养胃汤加减。

8.肾阳虚衰:

主证:不思饮食伴有五更泄泻,身冷畏寒,手足厥冷,面色黄白不华,口淡无味,口泛清水,舌淡,苔薄白,脉沉弱无力。

治法：温补肾阳。

方剂：金贵肾气丸加减。

（三）预防措施

1.生活要有规律。现代人的生活、学习、工作和休息的时间难以始终如一，但不管怎样，在进食上必须做到定时、定量、定质，不能因为繁忙而在饮食上马虎从事，饥一顿、饱一顿对人体健康是无益的。合理的饮食制度，可成为机体的条件刺激。坚持定时进餐，到了进餐时间，就会产生食欲，分泌多种消化液，利于食物中各种营养素的吸收。

2.要注意对食物科学地加工烹调。科学的加工烹调食物有助于人体对食物的消化和利用。色彩美丽、香气扑鼻、味道鲜美、造型别致的食物，使人体产生条件反射，分泌出大量消化液，从而引起旺盛的食欲，利于食物消化吸收。另外，正确的食品加工，可以避免食物中的维生素的破坏。

3.就餐时好心情。就餐时保持愉快、舒畅的心情，有益于人体对食物的消化吸收。

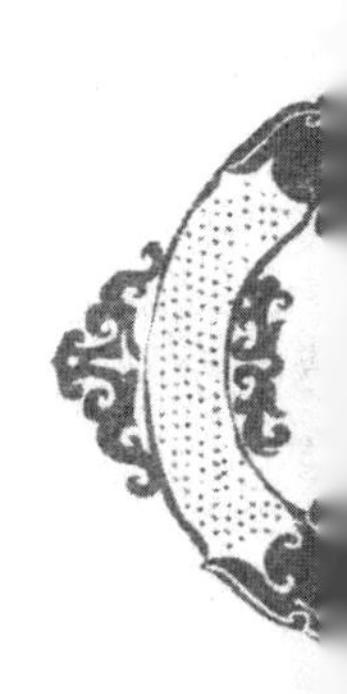

4.就餐环境要优美。就餐时有一个优美的环境，光线充足，温度适宜，餐桌、餐具清洁卫生等，都能促进食欲。

5.某些药物的长期服用可导致药源性味觉障碍，要合理的用药，可服用具有调理肠胃的中药肠胃调神剂进行治疗。

6.要戒烟、忌酒：过量饮酒或每餐必饮的习惯一定要戒除，戒烟对提高食欲也是非常重要的。

7.适量运动：生命在于运动，运动有助于食物的消化吸收。例如散步、慢跑、气功等都是胃肠病患者的良好选择。

8.补锌：因为缺锌最为突出的影响就是引起消化功能障碍，导致味觉差，引起食欲缺乏，锌参与味蕾素的合成，有增强味蕾机能和促进食欲的作用。

三、胃痛

（一）概述

“胃痛”一词常被广泛使用，它对于不同的人可能有不同的意思，如果不仔细对它分析清楚，有时会引起混乱，甚至误会。现代人生活紧张、压力大、三餐不定、暴饮暴食，胃痛已成很多人共有的毛病。胃痛是一种病患的自觉状况，通常是指“胃”这个消化器官产生病变。但是胃痛可能表示三种不同的痛。第一种所谓的胃痛，即是医学上的腹痛，有人把发生在腹部的疼痛，不管是上腹部还是腹中央，甚至是下腹部和两侧，一概称之为胃痛。第二种人称的胃

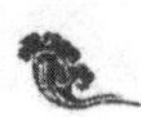

痛，指的是上腹部的疼痛。可惜上腹部位发生的疼痛并不一定是由于胃发生了毛病引起的，有时胰脏发炎或肠道梗阻等也会引起上腹部的疼痛。但对上一种人来说，这种胃痛的含义狭小多了。第三种是本文所指的典型的胃痛，纯粹是指因为胃部病变而发生的疼痛，是解剖上特指的胃部，而不是他人泛指的腹部或肚部。胃部因为发炎和溃疡会引起疼痛，这种疼痛多半发生在上腹部，而且多会在服食胃药之后症状有所减轻。对于病因尚未明了的疼痛，即使是发生在上腹部，他们都会愿意用腹痛或肚痛来称谓，因为潜在的病因可能是跟胃部病变完全无关的疾病。

(二)常见原因

最常见的病因是急慢性胃炎及胃溃疡，甚至胃穿孔、胃癌。临床上，可由胃的痛法、痛的时间及其他伴随症状做鉴别诊断。除此之外，其他原因还可有胃酸过多、幽门狭窄、吃得过多、吃不易消化的食物或压力过大等。

(三)中医观点

《黄帝内经》早载有“胃脘痛”之名。例如在《素问·六元正记大论》中说：“木郁之发……民病胃脘当心而痛。”进一步指明了胃痛的发生与木郁(即肝郁，也就是指精神情绪等)为病，横逆犯胃有关；《医述·心胃痛》有：“胃痛有食、痰、死血、气、寒、火、中气虚之别。”一般在临床上中医将胃痛分为寒邪犯胃、饮食伤胃、情志不畅以及体虚久病等不同类型。胃痛一病，一般说来预后尚好，但若出现呕血之症或见便血之症，皆为病情发展的严重阶段；若吐血量多，或反复不止者，则属危证，如不能及时止血以断其流，常会危及生命；其次，若痰淤互结胃脘，形成症积，触之有块，形体迅速消瘦，脘痛难忍，常规药物难以止痛，甚则呕吐赤豆汁者，其预后极差，亦属危险症候之列，不可不小心。中医对于胃痛的治疗，以理气和胃为基本原则。此外，中医历代对于痛症的治疗有所谓“通则不痛”之说，亦即解除致痛原因，以达止痛之效，千万不能狭义地理解，更不能把“通”看做是“通下”法(即泻下大便之意)。

(四)方剂选读

名称：干姜饮。

组成：干姜3克。

煎法：干姜磨成粉，加入米汤内调匀。

服法：一日三次，饭前温服。

使用：干姜饮可以暖胃止呕，适用于虚寒性胃痛，尤其适合冬天遇冷则胃痛者，但有胃出血则禁用。

(五)考据研究

1.《本草备要》:

干姜:辛、温。除胃冷而守中、定呕消痰、去脏腑沉寒痼冷,治反胃下痢、寒痞冷痹。

2.现代药理:

干姜:健胃作用、刺激消化作用(使肠张力及蠕动增加)、止呕作用。

(六)保健

1.禁止酒、咖啡、浓茶、辛辣调味之品。

2.萎缩性胃炎是因胃腺被破坏,胃蛋白酶与盐酸的分泌减少,形成低胃酸症。临床症状有:胃部胀闷钝痛、食欲缺乏、消化不良、打嗝、恶心等。若胃痛是因萎缩性胃炎引起的,可取黄连 500 克、食醋 50 毫升、白糖 500 克、山楂片 1000 克,加开水 4000 毫升,混合浸泡 7 日,即可服用。每日服 2 次,每次 50 毫升,饭后服,连服 3 个月,可见效果。

3. 若胃痛是因溃疡引起的,维生素 A 及维生素 C 对于溃疡患者是重要的,因为它们对于保护黏膜及伤口愈合是重要的营养素,应该多多补充。此外禁止吸烟,因为吸烟会加重溃疡,使得黏膜不容易愈合。

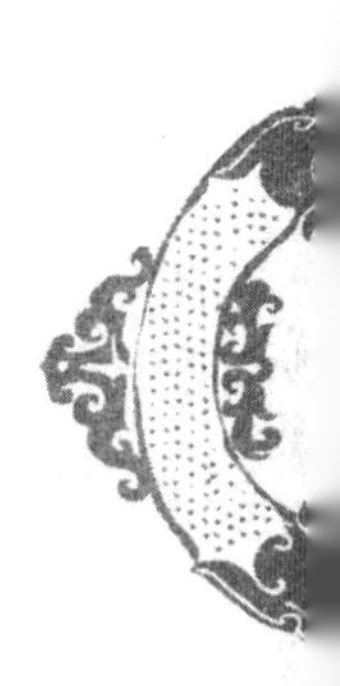

4.溃疡患者进食应该定时、定量,能少量多餐会更好。

5.压力绝对是溃疡的促成因素。因此,保持心情愉快,减少无谓的烦恼是必需的。尽可能地保持生活规律,作息正常,并应有足够的睡眠。

(七)临床常用方法

处方:芍药甘草汤、左金丸、小建中汤。

穴位:足三里、中脘、内关。

四、急性胃肠炎

(一)概述

每个人都有这样的经验,突然间或是慢慢地觉得腹部阵阵绞痛,有时合并多次的呕吐,或是多次的腹泻,经过一段时间的休息后,身体慢慢就恢复了。有些人则是严重到高烧、腹泻、血便、脱水、休克,甚至需要住院隔离治疗。所谓的腹泻是指首先出现的症状是大便过于湿软,甚至成水状。有些人大便中会含有黏液或血点,有些人的大便会出现恶臭,有些人的则没有味道,其性质会随着不同的病因而有所差别。排便次数每日可达 1~20 次不等。在高温多雨的炎炎夏日里,食物不易保存,容易滋生细菌,是急性胃肠炎最易流行的季节,因此食物中毒的消息时有所闻,也几乎没有一个人可以逃过这种威胁。

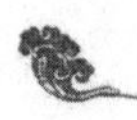

此症主要是食物不洁导致的。被吃下的细菌或病毒，在肠胃道大量地繁殖后，入侵胃肠黏膜造成发炎，会出现发烧、腹绞痛、恶心、呕吐、食欲缺乏的现象，再逐渐转为下痢，大便中含黏膜或血丝。除了一些严重的传染病外，如伤寒、副伤寒、赤痢杆菌、阿米巴痢疾以及急性病毒性甲型肝炎、肠道出血性大肠杆菌、肠病毒感染重症之外，还有更多的病因。类似上吐下泻的症状，诊断为什么会有如此大的差别呢?主要是临床上急性肠胃炎的病因很多，包括传染性的和非传染性的因素，因为近年来微生物学和诊断技术的进步，发现了更多的致病病原，包括病毒、细菌和原虫类，而不同的病因所引起的症状也有轻重之别。如果腹泻的时间在两周以内，这是急性腹泻；如果腹泻时间多于两周，则要考虑更多原因，如胰脏功能不良、吸收不良症、艾滋病、小肠或大肠的慢性疾病等。

(二)急性胃肠炎的诱因

1.自然动植物的生物碱：如毒菇、毒草或河豚、毒贝造成的。

2.化学性食物中毒：吃了有毒的化学物质所引起的疾病，如有害重金属(如砷、水银、铅、有机磷制剂)、不良添加物、色素、有害防腐剂、过量香料、残留农药等。

3.细菌性食物中毒：常见的病原菌像金黄色葡萄球菌、产气荚膜梭状芽孢杆菌、沙门氏杆菌、海鲜弧菌、仙人掌杆菌属、肉毒杆菌等。

4.原虫性腹泻：如阿米巴痢疾、梨形鞭毛虫、隐孢子虫(常发生于艾滋病患者)。

(三)正确处理

1.大部分的人是属于轻度的症状，一般会自我痊愈，严重时须矫正体液和电解质，必要时使用止泻剂和抗生素。急性下痢通常不需要抗生素治疗，使用反而会有副作用，如正常细菌丛的改变、吸收障碍，或延长排菌的时间。但对老年人或免疫不全的人，则须早期使用抗生素，对特殊的感染则须根据病菌感受性来使用。

2.减少饮食或禁食，使肠道休息。

3.药物治疗，目的在保护肠黏膜或抑制细菌生长。

4.注意体液的平衡、酸碱和电解质的稳定，必要时给予口服补充液(如电解质饮料)或是点滴输液，如果症状缓解，可给予清淡或流质饮食，不可给予奶制品或是油腻食物。静脉注射点滴可补充水分、电解质和葡萄糖。

5.高度传染性的个案需要隔离，排泄物要谨慎处理。

(四)注意事项

1.注意有无发烧、呕吐、腹痛、血便，注意腹泻持续的时间，有无许多同类患者，所吃可疑食物的种类、名称、时间及地点。

2.有无剩下的食物、排泄物及呕吐物。

3.有无头痛、呼吸道感染的症状。患者的用药史，有无牛奶不耐症。

4.有无体液脱水、休克。如严重患者，应送医治疗。

（五）中医观点

从急性胃肠炎之症状来看，相当于中医学里头泄泻、肠澼、下痢等范畴，历代中医对于本病多有阐发，故有多种不同的病症名称和分类方法，归纳起来大体有三类：

1.以发病脏腑分类定名者，如胃泄、脾泄、大肠泄、肾泄等。

2.以泄泻的症状分类定名者，如泻下完谷不化称之为飧泄，溏垢污浊称之为溏泄，澄澈清冷者称之为鹜泄，所下多水者称之为濡泻，久泄不禁者称之为滑泻等。

3.以发病的病因分类与定名者，如暑泄、食泄、酒泄、疫泄、气泄等。

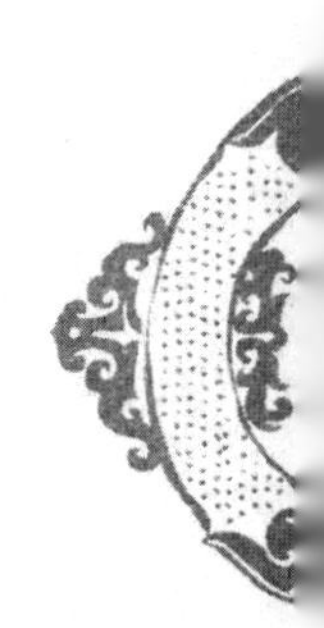

中医根据临床特点又将泄泻区分为暴泄与久泻两类，其中暴泄与急性胃肠炎更加相近。

（六）临床证型

在临床上中医一般将本病分为三种证型，分述如下：

1.湿热证型：症见便色黄褐而臭，烦热口渴，小便短黄，舌苔黄腻，脉滑数，严重下痢还会有腹痛里急，痢下赤白脓血，肛门灼热。

2.寒湿证型：症状有大便清稀，甚至如水样，腹痛肠鸣，脘闷食少，有的还会出现恶寒发热，鼻塞头痛，肢体酸痛，舌苔白腻，脉濡缓。

3.伤食证型：症见腹痛肠鸣，脘腹痞满，泻下粪便臭如败卵，泻下痛减，嗳腐吞酸，泻下伴有不消化之物，舌苔垢浊或厚腻，脉滑。

（七）选方

名称：葛根黄芩黄连汤。

组成：葛根 5 克，黄芩 3 克，黄连 3 克，炙甘草 2 克。

煎法：以上四味药，以 3 碗水，煎成 2 碗。

服法：温服，一日两次。

使用：急性胃肠炎病程大约维持 3～10 天。急性发作时，必须立刻送医治疗。治疗时，若配合中药，效果更好。葛根黄芩黄连汤是很好的选择。

（八）研究

1.中医研究：

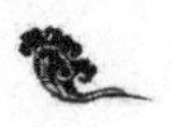

(1)葛根:止血痢、通小便、排脓破血、呕吐。

(2)黄芩:治肠澼泻痢、利小肠、肠胃不利、小腹绞痛。

(3)黄连:治热毒血痢、赤白久痢、肠澼腹痛下利、调胃厚肠。

(4)炙甘草:治赤白痢下、腹中痛、解毒、补一切虚损、通九窍、利百脉。

2.现代药理:

(1)葛根:解热作用、解痢作用。

(2)黄芩:抗菌作用、解热作用、解痢作用。

(3)黄连:止泻作用、抗菌作用、解热作用。

(4)炙甘草:抗菌作用、抗炎作用、解毒作用、解热作用。

(九)保健预防

1.最重要的是要有“病从口入”的观念,勤洗手。

2.夜市小吃或是摊贩卖的食物,常因冷冻不良或是经烹调后置放太久,而引起细菌滋生,也要小心选购。

3.平日烹调避免沾污细菌,注意手的卫生,防止蟑螂和苍蝇的污染,注意厨房、器具和食材的清洁。

4.避免细菌繁殖,食物应趁新鲜赶快食用,食后所余尽量用冰箱保存起来。

5.尽量不要生吃食物,尤其是海鲜类。尽量不要饮用地下水。

6.购买食品要注意外表是否完整,是否可靠厂商出品,制造日期以及使用期限。

7.注重污水和排泄物的处理,提升卫生教育和环境卫生的品质。

8.随着我国旅游业的发展,国外游客、外籍劳工等外来人口的增多,一些国外流行的传染病也渐渐在我国发现,所以检疫的工作很重要。

9.急性胃肠炎最好能禁食,以免造成更严重的呕吐或泄泻,必要时可配合输液疗法以补充电解质。

(十)临床常用方法

处方:白头翁汤、藿香正气散、黄芩汤。

穴位:上巨虚、下巨虚、足三里、中脘、合谷。

五、消化性溃疡

(一)概述

简单地说即是指胃肠黏膜的组织因胃酸的侵蚀而形成明显的、局部的且容易反复发作的慢性溃疡,可能部位包括食管下端、胃、十二指肠及胃肠吻合术后之空肠,在临床上因为其主要病理变化是在胃和十二指肠产生圆形或椭圆形溃疡，因此又称之为胃十二指肠溃疡。换言之，胃与十二指肠溃疡，统称消化性溃疡。根据统计，胃溃疡的患者以 40～50 岁的中年人居多，而十二指肠溃疡则以 20～30 岁的年轻人占多数，男性又较女性为多。每年 12 月至翌年 1 月是消化性溃疡最易发作的季节，多年来引起此病的主要原因，一直被认为是胃液和胃蛋白酶的消化作用失调。因为精神紧张、饮食不节、药物滥用、遗传、吸烟等因素，使胃液中的盐酸及胃蛋白酶分泌增加，胃的消化作用增快或是胃黏膜的功能减退而产生溃疡。简单地说，本病过去一直被认为和胃酸过多、工作压力、紧张的生活形态有关，直到 1988 年左右，医学界证实了幽门螺旋杆菌和消化性溃疡有密切关系，才改变了这个事实，并指导了新的治疗方向。本病临床症状：上腹疼痛及不适、胸闷、打嗝、恶心、呕吐、反酸、便秘、腹泻、烦躁、失眠、多汗、消瘦、贫血等胃肠道和全身性表现。

（二）中医观点

传统中医学认为本病与胃、肝、脾三脏有关，而其直接原因则包括：饮食不节或不洁（可损伤脾胃），五味过偏（可使脏气偏胜及脾胃虚弱），情志失调（可导致气机郁滞、气血郁结、肝失疏泄）。

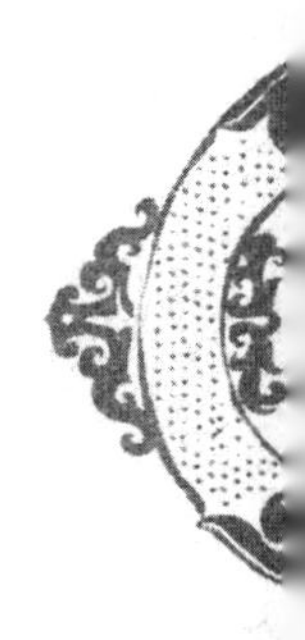

临床辨证上将本病分为气滞型、郁热型、阴虚型、虚寒型及瘀血型等五种不同的证型。近代研究人员从不同性味、不同作用的中药之中，初步筛选发现，约有 38 种中药对幽门螺旋杆菌有抑菌作用，其中以黄芩、黄连、黄檗、桂枝、土茯苓、元胡索、高良姜、川七、厚朴、乌药等具有明显的作用，而且其药理作用也被逐一发现。中医过去虽未专门针对幽门螺旋杆菌治疗，但对与此菌相关的胃、十二指肠炎症及溃疡的疗效已获肯定。随着时代的进步，现代中医除了传统辨证施治的基础外，并选用抗幽门螺旋杆菌的中药，合理配伍组方，以提高治愈率和降低复发率。例如：黏膜破损可加上黄芪、党参、白芨、川七等药，以修补保护黏膜；黏膜发炎可加上黄芩、黄连、蒲公英等药以减轻发炎；黏膜血流不足可加上川七、丹参等药；黏液分泌不足可加上生地、麦冬、玄参等药；抑制胃酸则可配合乌贝散、左金丸、牡蛎等药。

（三）选方

处方名：牡蛎壳方。

组成：虾牡蛎壳 3 份、甘草 1 份。

煎法：研磨成细粉，和匀。

服法：每日服 1 克钱，每日服 3 次。

使用：牡蛎壳方有制酸、镇静、收涩的效果，对消化性溃疡有一定的疗效。

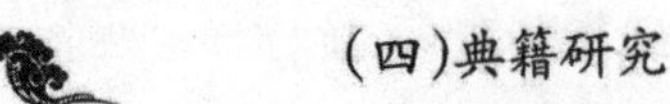

(四)典籍研究

1.《本草纲目》:

(1)牡蛎壳:咸、涩、微寒。消瘰结核,老血疝瘕。治遗精崩带,止嗽敛固大小肠。治虚劳烦热,温疟赤痢,利湿止渴,为肝肾血分之药。

(2)甘草:甘、温。补脾胃不足,而泻心火。人和剂则补益,入汗剂则解人凉剂则泻邪热,人峻剂则缓正气,入润剂则养阴血。生肌止痛,通行十二经,解百药毒。

2.现代药理:

(1)牡蛎壳:收敛作用、镇痛作用、消炎作用、抑制胃酸分泌。

(2)甘草:抗溃疡作用、抗炎及抗变态反应作用、抗菌作用、镇痛作用。

(五)保健预防

1.注意保暖,减轻寒冷压力。

2.保持情绪平稳,暴喜暴怒皆不宜。

3.戒烟,因为抽烟使溃疡好得慢,而且容易复发。

4.正常饮食,避免茶、酒、咖啡等刺激性食物。

5.禁止吃夜宵。

6.平时应注意精神与饮食调摄,避免过度紧张和情绪不稳。饮食要定时定量,过冷过热等刺激性食物都应少吃,这样才能预防溃疡再发。

(六)临床常用方法

处方:安中散、香砂养胃汤、小建中汤、理中汤、六君子汤。

穴位:足三里、上脘、下脘、丰隆、内关。

六、慢性腹泻

(一)概述

慢性腹泻属于功能性腹泻,指肠功能紊乱引起的腹泻,包括结肠过敏、情绪性消化不良引起的腹泻。症状表现有腹痛胀气、排气排便后疼痛或消失、稀便与硬便交替出现。中医将伴有腹部觉冷、四肢不热、不耐寒冷刺激以及天亮时即腹痛而泻的称作脾肾虚寒腹泻;将伴有胃口不好、消化不良、腹胀并有下垂感、四肢沉重无力的称作脾胃气虚腹泻;将精神郁怒即痛泻、泻后疼痛减轻的称作肝旺克脾腹泻。慢性腹泻病程迁延,反复发作可达数月、数年不愈。

(二)分类

慢性腹泻是消化系统疾病常见的症状,是由于胃肠道的分泌、消化(消化食品)吸收及运动(运动食品)功能障碍,导致粪便稀薄、次数增加,病程超过两个月者，称为慢性腹泻。

1.胃源性腹泻，包括胃部疾病和肠内容物或胆汁返流入胃造成的腹泻；

2.肠源性腹泻，包括肠道各种炎症如菌痢、克罗思病、不全肠梗阻、肿瘤、消化不良、菌群失调、对鱼虾过敏，食物中毒及某些腹泻药、降压药引起的腹泻；

3.内分泌失常性腹泻，如甲亢、肾上腺皮质功能减退引起的腹泻；

4.功能性腹泻，如情绪性腹泻、肠道易激综合征。以上各种原因引起的腹泻中，最常见的为各种肠道感染、结肠和直肠癌，葡萄（葡萄食品）球菌肠毒素所引起的食物中毒及肠道易激综合征。

（三）中医诊治

慢性腹泻主要针对病因进行治疗。中医认为本病与脾虚的关系最为密切，脾虚失运，水谷不化精微，混浊内生，谷反为滞，水反为湿，混杂而下，并走大肠，而为泄泻。若平时脾胃素弱，复因情志失调，以致肝气郁结，横逆乘脾，运化失司，也可形成泄泻，若久病之后，损伤肾阳，或年老体衰，阳气不足，脾失温煦，运化失常，也可导致泄泻。但肝肾所致的泄泻，也多在脾虚的基础上产生的，故云“泄泻之本，无不由于脾胃。”

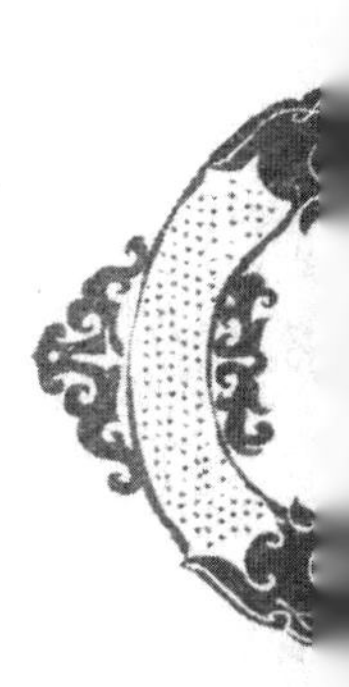

（四）自疗注意事项

1.寻找引起腹泻的原因，尽力避免。

2.情绪安定，有利于肠胃功能的调整。

3.饮食宜易消化、少渣滓，并忌食生冷食物。

4.忌吃生大蒜。大蒜的辛辣会刺激肠壁，加剧腹泻。

5.红枣、淮山药、栗子、扁豆、糯米、莲子肉有健脾厚肠止泻作用，不妨多吃点。苹果能止泻，煮熟后也可多吃。

6.减少房事，使脾肾精气得以滋养。

七、便秘

（一）概述

根据调查，社会快速变迁，面临工作与生活的压力和紧张，中国约有三成以上的成年人患有便秘。便秘是对肠内容物在肠内通过缓慢，排出困难和超过3天无粪便排出而言。其特点是排便次数减少，粪便量少，粪质干燥、坚硬和不易排出。便秘的人可能有局部膨胀或下坠感，敏感者甚至会有阵发性腹痛、恶心、头痛、眩晕、耳鸣等症状。医学上有关便秘的定义是：解便时要很用力、会疼痛，感觉解不干净，感觉肛门口阻塞或每周解便少于3次。但如果硬度已达到疼痛程度，纵使一天排便1次，也可算是便秘了。但如果3天排便1

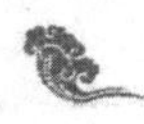

次，不觉得疼痛，硬度也正常，那就不能算是便秘。对大多数的人来说，一天排便3次或3天排便1次都可说是正常。但也有一些人1周或更久排便1次，也不会有任何不舒适的感觉，正常的排便有时候会受到食物之影响而改变。大约90%的人在其一生中都曾经遇到便秘，因为短暂的便秘是常见的现象，幸好大都会自然改善，因而对大部分的人并不会造成困扰。便秘是一种症状，对不同的人有不同的意义，通常是指排便次数少，但也可以是粪便之容量及重量减少，或是排便需要很用力，或是有无法完全排干净之感觉，或是须借由灌肠、泻药的帮忙来维持排便正常。

(二)便秘的危害

便秘会危害人体的健康，引起下列8大类疾病：

1.肛肠疾患。便秘时，排便困难、粪便干燥，会直接引起或加重肛门直肠疾患，如直肠炎、肛裂、痔疮等。

2.胃肠神经功能紊乱。便秘时，粪便滞留，有害物质被人体吸收，会引起胃肠神经功能紊乱，导致食欲缺乏、腹部胀满、嗳气、口苦、肛门排气多等情况。

3.粪便溃疡。较硬的粪块压迫肠腔使肠腔及盆腔周围结构狭窄，阻碍了结肠扩张，使直肠或结肠受压而形成粪便溃疡，严重者可引起肠穿孔。

4.结肠癌。因便秘而使肠内致癌物长时间不能排除所致，据资料表明，严重便秘者约10%患结肠癌。

5.诱发心、脑血管疾病发作。临床上关于因便秘而用力增加腹压，屏气使劲排便造成的心、脑血管疾病发作有逐年增多趋势，如诱发心绞痛、心肌梗死发作、脑出血、中风猝死等。

6.性生活障碍。由于每次长时间用力排便，使直肠疲劳、肛门收缩过紧、盆腔底部痉挛性收缩的缘故，以致不射精或性欲减退、性生活没有高潮等。

7.易使妇女发生痛经、阴道痉挛，并产生尿液滞留、尿路感染等症状。

8.影响大脑功能。便秘时代谢产物久滞于消化道，细菌的作用产生大量有害物质，如甲烷、酚、氨等，这些物质部分扩散进入中枢神经系统，干扰大脑功能，造成记忆力下降、注意力分散、思维迟钝等。

以上危害，虽并非所有患者都会出现，但足以说明便秘影响健康甚巨，必须在日常生活中加强便秘的预防和治疗。

(三)中医观点

在中医典籍中，便秘有许多名称，如“大便难”、“后不利”、“闭”、“大便燥结”、“肠结”、“热秘”等。依照中医的说法，饮食入胃，经过脾胃运化，吸收其精华后所剩的糟粕，最后由大肠传送而出，即成大便。若是肠胃功能正常，则大便畅通，不致发生便秘；若肠胃受病，加上一些不同的原因，皆有可能导致不同性质的便秘。因此中医依照体质之不同，将便秘分成四大基本类型，即热秘、冷秘、气虚便秘和血虚便秘。

1.热秘：大都由于热性体质或肠胃燥热，或热病之后余邪未清、耗伤津液，导致肠道干涩所致，这类病人平日容易口干舌燥、面红赤、多汗、小便短少或黄。可给予凉性滋润的食物，所以平日应该多饮水，多摄取蔬菜、水果，并且少吃油炸烧烤的食物，以免上火。凉性滋润的蔬菜有海带、紫菜、莲藕、菠菜、竹笋、牛蒡、地瓜叶、大白菜等，皆可多食或取汁饮之，水果类食品如梨、香蕉及瓜类等均可食用。以上这些食物都具有寒凉之性，可润肠通便。

2.冷秘：冷秘因肾阴虚弱、阴寒内生、阳气失运，使肠道传送无力而排便困难，这类病人往往基础代谢低下，常见于年老体衰或长期卧床以及慢性病后期的病人，平日容易出现倦怠无力、怕冷、头晕、气喘、小便清长等。可给予温润通便之品，例如用核桃仁 30 克，每日三次，具有补肾壮阳、润肠通便之功，甚者可用锁阳、肉苁蓉等量同煮食之。

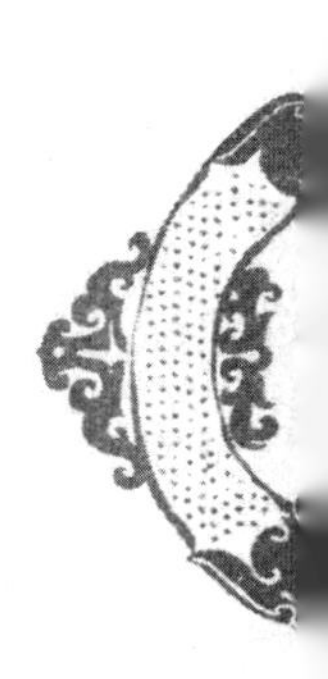

3.气虚便秘：气秘由气机郁滞或肺脾气虚、运化失调，导致大肠传导失职、糟粕内停，这类病人往往缺乏运动、不耐疲劳、工作时间过长、生活不规律或长期处于紧张和压力下，容易出现在年轻人尤其上班族身上。可给予理气导滞或益气健脾之膳食，前者可于每晚食白萝卜 100 克，凉拌炖炒均可，1 ~ 2 天即效。因为萝卜含消化酶，开胃下气，帮助肠蠕动而加速排便。亦可用麻子仁、苏子(即紫苏)研烂水滤取汁，煮粥食之。后者可给予蜂蜜 50 克，每日 3 次，连用 2 ~ 3 天。蜂蜜生用效果佳，但应注意中病即止，若用量过大易造成腹泻，蜂蜜甘平，具滋养补中、润肠滑肠之功，于气虚便秘之证尤适宜。或用白术 60 克煮粥食之亦可，因为米粥有补中和胃、滋生津液之功用，白术具补脾益气、润燥通便之作用，所以两者可用于治疗便秘。

4.血虚便秘：因大出血之后，或素有贫血体质，导致代谢不足，不能下润大肠、肠道干涩。这类病人往往基础代谢较正常人低，常见于老年人或体衰之人，年轻女性亦常见，可给予滋阴养血润燥之膳食。例如可用莲藕 100 克煮食，莲藕性平味甘，具有补血、凉血、止血之功效，对便秘出血亦有止血功用；或取何首乌、当归各 30 克与粳米煮粥食之，可补血润肠通便。

(四)方剂选读

处方：芝麻杏仁糊。

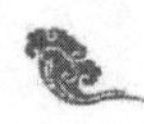

组成：芝麻50克、大米50克、杏仁3克。

煎法：以上三味药，浸水一宿，捣烂成糊，煮熟后，加冰糖适量，调匀。

服法：不拘时，一次服完。

（五）注意事项

1.要养成规律的生活和排便习惯，有便意时应立即如厕。

2.要多喝开水，多吃富含纤维的水果和蔬菜。日常的饮食要多饮流质食物，如清汤、果汁、开水（每天喝水6~8杯）。便秘患者，应多吃富含纤维的食物，如番薯叶。早晨空腹喝水和牛奶，能刺激肠部，对排便也有帮助。

3.要有适度的运动及睡眠。每日步行20分钟以上，养成运动的习惯，以促进食物通过肠道，充足的睡眠也有利于新陈代谢。

4.睡前躺在床上时用手按摩腹部。以顺时针方向，由左向右，环形画圆的方式按摩腹部也可以刺激胃肠的蠕动。功效：每天坚持操练1~3次，可以增强肠胃的蠕动及消化功能，比较忙碌或平时晚睡的人可用本方法。

（六）临床常用方法

处方：大承气汤、调胃承气汤、麻子仁丸、木香槟榔丸。

穴位：天枢、足三里、中脘。

八、痔疮

（一）概述

痔疮是一种常见的肛门病，民间有“十人九痔”之说，而其中又以男性略高于女性。痔疮是发生在肛门部位的血管静脉曲张，多发于20~50岁的人身上，是现代人常见的隐疾之一。而什么又是静脉曲张?简单来说，人体的静脉系统分为表浅静脉与深部静脉两个系统，表浅静脉位于皮下，肉眼可见；深部静脉则位于颓脉内层，外表看不到，当表浅静脉看起来变粗、鼓胀、扭曲时，就称为静脉曲张。痔疮又名痔核，是直肠末端和肛管皮下的静脉发生扩大、曲张以及其悬吊结缔组织系统破坏所引起，呈肿块状，常常出血，是肛门出血最常见的原因。

（二）种类

痔疮可分为内痔与外痔两种，区隔内痔与外痔的标准是以“痔”形成的位置来判定的。在肛门位置有个叫齿状线的地方，痔若长在齿状线以上，就叫做“内痔”，反之就叫做“外痔”。由于齿状线以上的肛门黏膜与内脏一样，对疼痛较不敏感，“内痔”患者不大会感到疼痛，最明显的症状就是大便无痛出血，有时候会觉得直肠肛门总是热热的有灼热感不舒服，如此而已。反观“外痔”患者可就没有这么好过了，因为齿状线以下肛门黏膜感觉跟体表肌肤是一样的，对疼痛相当敏感，一旦有痔疮出血所造成的血卡在这里便会剧痛，而造成典型的坐立难安。严重的患者，不但解便出血，还会有脱肛的现象。

痔疮除了有内痔、外痔，还有一种情形是内、外痔混合一起发生而形成一整体者，此种状况称为“混合痔”。

（三）原因

此症多发生在便秘者、久坐的上班族、司机和老人身上。因为便秘会压迫静脉造成曲张，久坐的人肛门容易淤血，痔疮于是形成。一般可分为以下九大原因：

1.生活习惯：经常熬夜，精神紧张、焦虑。

2.饮食习惯：饮酒过量、嗜食辛辣食物、食物吃得太好太精致、食物中缺乏纤维质长期刺激直肠黏膜。

3.职业因素：长期久坐、久站、负重远行的工作。

4.排便习惯因素：经常性便秘、长期用力排便。

5.感染因素：因肛门部位受到感染，使肛内皮肤、直肠黏膜受到刺激或损伤。

6.疾病因素：肝硬化、肝硬化腹水、心脏病、发炎性肠疾、外伤性动脉瘘管、盆腔肿瘤、静脉栓塞、慢性咳嗽、前列腺肥大及长期不当使用肛门软便剂。

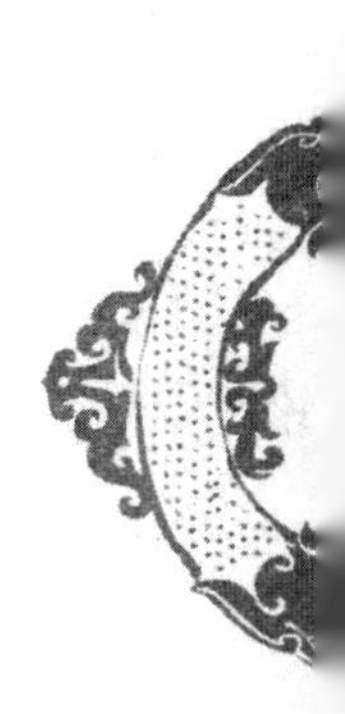

7.怀孕因素：因为怀孕会导致骨盆腔循环压力增加，特别是妊娠后期格外明显。

8.遗传因素：先天性的静脉瓣膜不全。

9.其他因素：年长、体质差、久病不愈、过度肥胖。

（四）中医观点

中医临床上将痔疮分成3种证型，如下所述：

1.实热证型：多由于过食燥热食物，或反复便秘致使气血瘀滞下焦，导致痔疮肿胀、疼痛剧烈、便秘，往往伴有面赤口臭、失眠心烦、小便深黄量少，一般使用具有清热、解毒、消肿、通便、泻火的方药治疗。

2.气虚下陷型：多因劳累过度，身体元气不足，再加上久站久坐，使中气下陷，湿热之气郁积下焦，导致肛门肿胀，进而诱使痔疮发作。这类人平日伴有倦怠乏力、面色较白或萎黄、心悸、睡眠品质差、大便无力排出，甚至用力排便时痔疮会随着用力而突出等症。

3.肝气郁结型：多因工作压力大，自我要求高，外加容易生气，经常熬夜，导致肝气郁结、气机不畅。常可见到胁肋胀痛、胸闷不舒、饮食减少、脐腹两侧

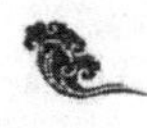

闷痛,痔疮伴随而出。

(五)选方

处方名:金针木耳方。

组成:金针20克、黑木耳20克、红枣10个。

煎法:以上三味药,加2碗水,煎成1碗的8分满。

服法:一日1剂,分2次服用。

使用:适用于痔疮。

(六)考据及研究

1.《本草备要》:

(1)金针菜(百合科):清热、止血。

(2)黑木耳(木耳科):治痔疮、益气不饥、轻身强志。

(3)红枣(鼠李科):治肠胃擗气、润心肺、补五脏、补少气少津液、虚损。

2.现代药理:

(1)金针菜:消炎作用、止血作用。

(2)黑木耳:止血作用、镇静作用、止痛作用。

(3)红枣:增强肌力作用、抗过敏作用。

(七)预防与护理

1.多摄食纤维或纤维素含量高的食物。

2.禁食烈酒、浓咖啡和辣椒。

3.忌长期食用精细粮食。

4.多摄食具有润肠通便凉血功能的凉性蔬菜和水果类食品,如香蕉、梨、柿饼、绿豆、藕节、荸荠、丝瓜、全麦谷类等。

(八)临床常用方法

处方:补中益气汤、加味逍遥散、桃核承气汤、润肠丸。

穴位:孔最、足三里、曲池。

第三节　心血管、血液及代谢系统

一、高血压病

(一)概述

血液由心脏送出时在动脉血管内所产生的压力,即血压。心脏收缩时产生的压力称之为收缩期血压,而心脏舒张时所产生的压力称之为舒张期血压。量度血压的单位为毫米汞柱(mmHg)。健康成年人正常血压的范围甚广,因人而异。世界卫生组织(WH0)定下 139/89 毫米汞柱以下为正常血压,超过 140/90 毫米汞柱则为高血压。其实血压过高只是一种状态,并不是一种疾病,这种状态在正常人亦会发生,例如在喜、怒、哀、乐或寒冷的时候,血压会受交感神经影响而上升。因此,如果只量一次血压,尤其是在不安静的情况下,就不能断定是否有高血压;但假如在三个不同时间量度,血压仍然高,便应请教医师。

(二)临床表现

通常高血压是没有症状,亦没有任何不适感觉的。大多数高血压病患,只是经医生量血压后才知患了高血压。千万不可因为自己无任何病征而断定自己无高血压,因而忽略常规检查。有些头晕、目眩、耳鸣者自以为有高血压,其实这些症状多与高血压无直接关系,只是因精神紧张引起。不过如果血压突然从 150 毫米汞柱跳至 200 毫米汞柱以上,则可能引起剧烈头痛、恶心、视觉障碍等。

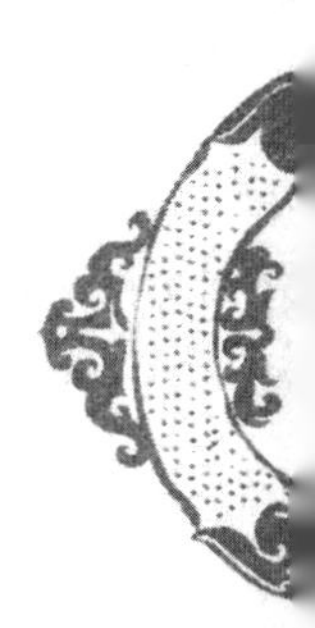

(三)原因

高血压可分为原发性与继发性两种。前者占 90%以上,原发性高血压是由于神经中枢功能失调引起的全身性疾病。患者体内无疾病,只是血压高,详细原因目前尚不清楚,但可能和遗传有关;后者则已知道是由其他疾病引起,大都是由肾脏、内分泌、血管和脑的疾病引起的,如肾病、肾上腺肿瘤、甲状腺功能亢进症等。当继发性高血压的基本疾病治愈后,血压就会恢复正常。

(四)危害

如果高血压多年不控制好,可能导致严重的并发症。症状视器官受影响的程度而定,心脏部分导致心脏肥大、心力衰竭(水肿,气喘)、心绞痛及冠状性心脏病等;脑的部分会造成高血压性脑症、脑血管破裂、脑出血或脑血管栓塞等而引致半身不遂(中风);肾脏部分会造成肾脏病、肾功能衰退、尿毒症。

(五)防治新观念

高血压是心血管疾病最重要的危险因子之一,估计全世界约有 10 亿人有高血压,因此美国国家高血压教育计划协调委员会定期出版官方刊物,针对高血压的预防、评估及治疗提出建议,最新版 2003 年第七版的指引,有许多新的观念及重要信息,如特别注意高血压前期的危机,简述如下。

观念 1:年龄 50 岁以上的人,收缩压是比舒张压更重要的心血管疾病危险因子。

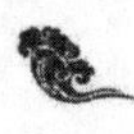

观念 2:血压从 115/75 毫米汞柱开始,每升高 20/10 毫米汞柱,心血管疾病的风险就增加一倍。

观念 3:即使到 55 岁血压仍正常的人,终其一生仍有 20%的机会患高压。

观念 4:收缩压介于 120 至 139 毫米汞柱,或舒张压介于 90 至 80 毫米汞柱的人,应视为高血压前期,这些人须加强促进健康的生活形态,以预防心血管疾病。

观念 5:多数无并发症的病人应使用利尿剂,不论是单独使用或与其他类药物并用。某些高危险病人则应强制选择特殊类别的药物,如血管张力素转换酶抑制剂、血管张力素受体阻断剂、乙型阻断剂或钙离子阻断剂等。

观念 6:多数高血压病人需要两种或两种以上的降压药物,以达到理想血压值,一般病人治疗后理想目标值须小于 140/90 毫米汞柱,而糖尿病病人或有慢性肾脏病的病人,目标值则须小于 130/80 毫米汞柱。

观念 7:如果血压值高于目标值 20/10 毫米汞柱,则一开始就可给予 2 种降压药,其中一种通常应该是 Thazide 类的利尿剂。

观念 8:即使是细心的医师开出最有效的处方,唯有病人配合才能控制好血压。

观念 9:即使是有所谓的治疗准则,医师个人的判断仍是非常重要的。

(六)中医疗法

运用中药以及针灸可作为高血压的辅助疗法, 在临床上中医根据不同的病人、不同的病情,以及高血压病人的症状特点,临床上可分为 4 种类型,分述如下:

1.肝阳上亢型 症见头晕头痛,面红目赤,烦躁易怒,口干口苦,溲黄便秘,舌红苔黄,脉弦。治法采用平肝潜阳,清热息风。

2.阴虚阳亢型 症见头晕头痛,耳鸣眼花,失眠多梦,腰膝酸软,五心烦热,舌红苔少,脉弦细数。治法采用滋阴潜阳,平肝息风。

3.血脉瘀阻型 症见头痛经久不愈,固定不移,遍身麻木,心痛胸痹,面唇发紫,舌质黯,脉象弦涩。治法采用活血祛淤,疏通血脉。

4.痰浊中阻型 症见头晕头重,心胸烦闷,困倦乏力,腹胀痞满,呕吐痰沫,少食多寐,手足麻木,舌淡苔腻,脉象弦滑。治法采用健脾化湿,除痰熄风。

(七)食疗

食疗名:芹菜汁。

组成:带根芹菜适量。

做法:芹菜洗净后,榨汁服。

服法:每次喝300毫升,每天喝2次。

使用:一般原发性高血压者皆适用。

(八)研究

1.《本草纲目》:

芹菜:去伏热、保血脉、益气、利大小肠。

2.现代药理:

芹菜有降血压作用、降血脂作用、促进血液循环作用、镇静安神作用。

(九)护理与预防

1.定时量血压,尽量减少精神压力,要有充分睡眠,适当运动,限制烟酒,限制盐分的摄取,养成良好的生活习惯,学习静坐,打太极拳、练外丹功或散步,以及保持正常之体重,以上对治疗高血压有一定的裨益。

2.以下提供一些有利于防治高血压之药茶,自己可以动手来做,安全、经济又方便:

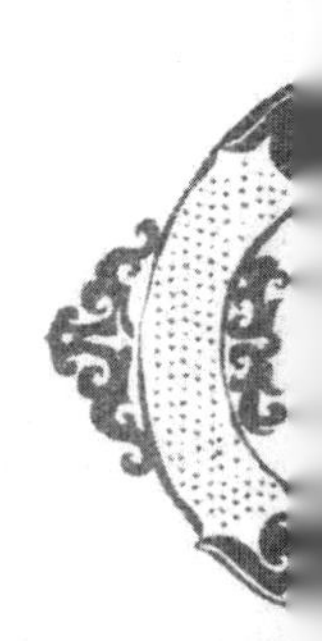

(1)二花茶:菊花10克、槐花10克,二味共放茶杯内,冲入沸水,加姜浸泡10分钟即可。边喝边加沸水,每日一剂。有清心散火、降压止血的作用,对早期高血压引起的头痛、头晕、目赤肿痛、眼底出血、鼻出血等最适用。

(2)山楂荷叶茶:生山楂50克、荷叶15克、蜂蜜50克。二味共放杯中,加水1000毫升,用小火煎煮至300毫升左右,先去药渣,加入蜂蜜,倒入保温杯中代茶饮用,每天一剂,山楂、荷叶均有软化血管、降低血压、血脂的作用,又具有减肥的功效,对高血压、高血脂、冠心病兼身体肥胖者最为适宜。

(3)夏枯草茶:夏枯草30克、钩藤15克,二味放入茶杯中,用沸水冲泡后代茶饮用,每天1剂。有平肝清火、祛湿止痛的作用,适用于高血压引起的头晕、目眩、头痛、耳鸣、四肢麻木等。

(4)二子茶:决明子50克、枸杞15克、冰糖50克。将决明子略炒香后捣碎,与枸杞、冰糖共放茶杯中,冲入沸水适量,共煮15分钟代茶随意饮用,每天1剂。有益肝滋肾、明目通便的功效,适用于高血压引起的头晕目眩、双目干涩、视物模糊、大便干燥等症状。

(5)二根茶:芹菜根60克、白茅根30克、冰糖50克。加适量水煎煮后滤去药渣,加冰糖等冰糖溶化后倒入保温杯中代茶饮用,每天1剂。有清热生津、利尿止血的功效,对高血压引起的头晕头痛、口苦咽干、小便不利、目赤尿血、肢体水肿者最适用。

(6)莲心茶:莲子心5克、茶叶5克,共放保温杯中,以沸水冲泡,共煮15

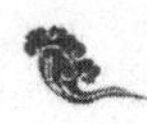

分钟代茶随意饮用，边喝边加沸水，每天1剂。有清心降压作用，适用于高血压引起的头痛、心悸失眠、口渴咽干、口舌生疮、小便短黄、目赤肿痛等症状。

（十）临床常用方法

1.处方：七物降下汤、钩藤散、天麻钩藤散、防风通圣散、柴胡加龙骨牡蛎汤、三黄泻心汤。

2.穴道：百会、太溪。

二、冠心病

（一）概述

冠心病是一种最常见的心脏病，是指因冠状动脉狭窄、供血不足而引起的心肌机能障碍和（或）器质性病变，故又称缺血性心脏病（IHD）。症状表现胸腔中央发生一种压榨性的疼痛，并可迁延至颈、颔、手臂、后背及胃部。发作的其他可能症状有眩晕、气促、出汗、寒战、恶心及昏厥。严重患者可能因为心力衰竭而死亡。

（二）分类

世界卫生组织对冠心病分类如下：

1.无症状性心肌缺血；

2.心绞痛；

3.心肌梗死；

4.缺血性心肌病；

5.猝死。

（三）症状表现

1.因急走、爬坡、上楼、负重、寒冷、饱餐、情绪激动等诱发因素而发生心绞痛，特别是老年人更易发生。

2.疼痛在胸骨后中部或上1/3处，可放射到左肩、左上臂疼痛，但也可在胸骨下部、上腹部、左侧胸部、左颈、下颌等部位疼痛。

3.疼痛为一种压迫感、沉重感、紧束感、灼烧感等。

4.疼痛发作大都持续2～3分钟，最长一般不超过半小时。

5.情绪激动诱发者，随着心平气和之后可以消退。

6.体力活动诱发心绞痛者，在运动停止后常在短时间内缓解。硝酸甘油舌下含化通常可在3分钟内，使心绞痛发作停止。否则，应怀疑心肌梗。

（四）中医治疗原则

中医认为："心主血，肺主气"是说心与肺是胸腔中相邻的两个器官，心在前肺在后，心脏负责推进血液的运动，肺主呼吸。这就引起了医学界对呼吸与心脏关系的研究，心肺关系复杂交错，心脏消耗的氧气全部来源于肺，肺出问题直接导致心脏病。中医认为“心肺同源”这是心肺同治的理论源泉。心脏本身耗氧占整个人体的20%左右，若肺部出现病变，最先缺氧的就是心脏。如果长期轻度缺氧，会使心肌收缩增强，心率加快引发冠心病，严重缺氧时血压、心率均下降，导致心肌坏死、心力衰竭，甚至心脏骤停。

（五）按摩治疗

冠心病除了采用药物、针灸等治疗方法外，按摩治疗也不失为一种有效的治疗手段，医生或患者家属如能正确地施行按、压、揉、推、拿等手法，同样可以取得比较好的治疗效果，现将治疗冠心病的有效穴位和按摩手法简介如下：

1.点按内关穴。内关为手厥阴心包经之合穴，手厥阴心包经起于胸中，旁络三焦，其经络循行路线起于乳旁，外走上臂内侧，下行至中指指端。中医学认为，心经为本经，心包络经则与心经互相联络，心脏有邪，心包络直受其过，若心脏有病，可以反映于心包络经，内关是手厥阴心包络经的重要合穴，所以能治冠心病等心脏病。当心绞痛、心律失常发作时，用力不停点按内关穴，每次 3 分钟，间歇 1 分钟，能迅速止痛或调整心律。

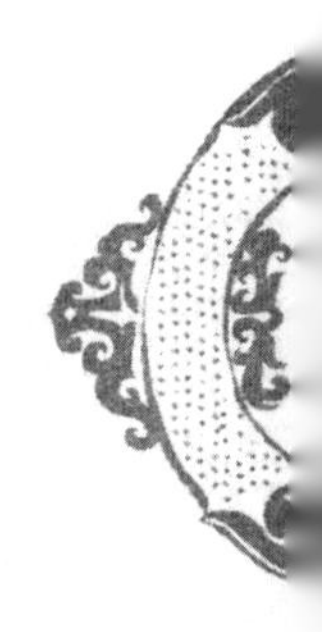

2.揉灵道穴，灵道为手少阴心经的经穴，位于小指内侧腕关节上 1 寸（指中医的同身寸法）处。有人发现，约 91%的冠心病患者，左侧灵道穴有明显的压痛。冠心病犯病时，可用拇指先轻揉灵道穴 1 分钟，然后重压按摩 2 分钟，最后轻揉 1 分钟，每天上下午各揉 1 次，10 天为 1 疗程，间歇 2 ~ 3 天，可进行下 1 疗程。经观察，揉按治疗后心绞痛症状明显减轻，心电图亦有改善。

3.选穴膻中或背部两侧膀胱经之肺俞、心俞、厥阴俞等穴，用拇指作按揉法，腕推法，一指禅点按法，每次 15 分钟，每天 1 次，15 次为 1 疗程，治疗期间，停服强心药及其他药物。治疗 1 疗程后随访观察 30 例冠心病伴左心功能不全者，结果，胸痛、心悸、气短乏力、阵发性呼吸困难均有不同程度的改善。

（六）注意事项

1.预防重于治疗：如高血压、高脂血症、糖尿病等应及早治疗。

2.调整环境，学习放松心情，维持愉快平稳的心情。

3.养成每日运动的习惯，每次运动约 20 ~ 60 分钟为宜，可渐进增加。

（1）避免闭气用力活动，如举重、拔河、推重物等。

（2）运动时如有任何不舒服应立即休息（必要时先服药）。

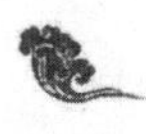

4.均衡的饮食习惯及适当的热量控制(勿暴饮暴食):以低盐、低胆固醇、低脂肪及高纤维饮食为主。

5.维持正常的排泄习惯,避免便秘(避免闭气用力解便)。

6.维持理想体重,理想体重计算:男:(身高~80)×0.7±10%,女:(身高~70)×0.6±10%。

7.禁烟并拒二手烟。

8.勿过量饮用含酒精、咖啡因等刺激性饮料。

9.请随身携带硝酸甘油药片及小卡片(注明紧急联络人、姓名、电话、疾病),胸闷、胸痛时立即舌下含服药片,当服药无效或发病时勿惊慌,应安静休息,争取时间送医救治。

10、定期返院复查,并按时正确服用药物。

三、心绞痛

(一)概述

胸痛指胸部疼痛,属病人的一种自觉症状。胸部因为有心脏、肺、大血管等重要器官,一旦有疼痛的现象,应仔细观察痛的位置、性质,以及伴随的症状,以确定是何种病因引起的。典型的心绞痛发作时间约在5分钟左右,最短30秒,最长30分钟。发作时间太短或太长都是不典型的。典型的心绞痛是在前胸部有压迫感、紧缩感以及有被大石头重压的感觉;不典型的心绞痛是抽痛、针刺的、胀气的或是不消化的感觉。另外,非常重要的是有无撕裂感或是很深部的疼痛感。

(二)原因

许多人常有胸痛的经验。其实绝大部分的胸痛是属于神经痛,由肌肉痉挛引起,或是之前受过伤引起的后遗症,另外肺的问题、气喘、消化道疾病都会引起胸闷、胸痛。此外,慢性咳嗽,久咳不愈,亦是胸痛的原因,并非胸痛就是心脏病,典型的因心脏引起的胸痛,可能会引起约10多分钟的闷痛,并伴有呼吸不顺畅、盗汗,若在活动中发生,休息会缓解,若是产生持续超过半小时的剧痛,则可能是心肌梗死,宜尽快送往医院紧急治疗。非疾病所引起的胸痛,则与心理因素有关。

(三)治疗

稳定型心绞痛:给予β受体阻断剂、阿司匹林及长效型硝酸甘油片;不稳定型心绞痛:必须住院治疗;急性心肌梗死的治疗,首先给予氧气,其余治疗与不稳定型心绞痛的治疗方式相同。

（四）选方

处方名：丹七散。

组成：丹参10克、田七10克。

煎法：以上二药，加两碗水，煮成1碗。也可以按1:1比例磨成粉。

服法：饭后服，早中晚各1次。一次3克，日服3次。

使用：丹七散对于冠心病引起的胸痛有预防性的疗效。

（五）研究

1.《本草备要》：

（1）丹参：平、苦。治冷热劳、骨节痛、风痹不遂、肠鸣腹痛、崩带症瘕、血淤血虚之候。又治目赤、疝痛、疮疥、肿毒、排脓生肌。

（2）田七：甘、苦、微温。治吐血衄血、血痢血崩、目赤痈肿，为金疮杖疮要药。

2.现代药理：

（1）丹参：扩张冠状动脉作用、改善微血管循环、镇痛作用、抗炎作用。

（2）田七：增加冠状动脉血管流量作用、强心作用、增加毛细血管抵抗力。

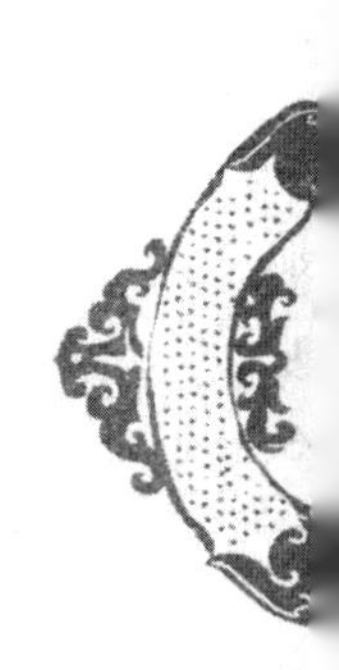

（六）注意事项

1.胸痛在一般门诊中是极为常见的症状，但其中仅有极少数的病人确实是冠心症。

2.通常一般人都是惯用右手操作事物，所以右边胸部的肌肉比较发达，也较不容易受伤。运动时左边的肌肉、左边胸部及左手的肌肉，较易引起扭伤或疼痛，这就是为什么左手或是左边的胸部较易引起疼痛，而被误以为是心脏疼痛的原因。有时儿童及青少年有的疼痛是因为在学校或游戏时，勉强地提重物而造成肌肉拉伤或是撞伤。

3.肋软骨发炎在大人中常可见到，但在儿童及青少年中较少见。病人在肋骨及胸骨交界的软骨地方会有压痛的感觉，此种情况通常是单侧的，且病人常在疼痛前有病毒感染或感冒的症状。这种疼痛常是顽固性的，且会有很不舒服的痛。

4.在胸部的其他器官，譬如乳房，尤其是女性在生理期的时候也会发生疼痛的情况。在男性，有些男性乳房肿大的情况也会发生胸痛的症状。

5.有时严重的支气管炎或气喘，也会因剧烈的咳嗽牵动胸部的肌肉或骨骼而造成胸部疼痛。

6.引起胸痛的肠胃方面的问题，这种情况在青少年及儿童中比较少见，可是在成人中却常可见到，例如溃疡、呕酸、胃食道逆流或胃挛缩等有时也会引

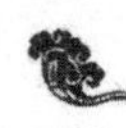

起胸痛。

7.在胸痛当中最难诊断的是心因性的胸痛,常因病人心理的问题而抱怨有胸痛的情况。这种病人常须接受一连串的检查,甚至包括被误以为是心肌梗死等等,而到最后都检查不出个所以然来。

(七)临床常用方法

处方:血府逐瘀汤、栝篓薤白白酒汤、七厘散。

穴道:膻中、内关(本穴对于心胸腹的疾病为必用穴)。

四、贫血

(一)概述

人体的血液量约为人体体重的1/13,是由血球和流动的血浆所构成的。贫血意指人体血液中所含之红细胞数目或血红素浓度在正常值之下。最常见的症状就是脸色苍白,因为贫血时氧携带得不够,身体重要的内脏器官需要先去支援,到达皮肤这类较不重要器官的血流就会减少,所以会显得苍白。此外贫血的人常出现气喘、心悸等现象,这是因为贫血时,心脏及肺脏需要代偿性地增加工作,所以会出现心跳加快及呼吸急促,造成喘的现象,若是年纪比较大或是有心脏病的人,甚至会因为心肌缺氧而出现心脏衰竭或是心绞痛的症状。其他可能的症状还包括指甲变得脆弱、容易疲累,甚至有头晕、头痛、体力变差等等。另外,不同原因的贫血,也各有一些特殊的征兆和症状。贫血是一种很常见的病,造成贫血的原因很复杂,例如肠胃道或任何部位长期出血、先天性基因的异常,或后天的营养不良、胃切除、骨髓造血异常,或患有一些全身性疾病,例如肾脏病、肝病、甲状腺疾病,或是自体免疫疾病。

(二)原因

造成贫血的原因,可以分成三大类。第一,红细胞制造不足;第二,红血球制造正常,但破坏增加或有出血的现象;第三,受到其他全身性疾病的影响。第一类有关红细胞制造不足的原因,可能是遗传性的血红蛋白基因异常,例如海洋性贫血,发生的真正原因是制造血红蛋白的基因出了问题,一般把它分成 α 型跟 β 型,如果是重型,在孩童时即会发病,甚至会造成死胎;中度及轻微型可能在成年时才被发现,尤其是轻微型不一定会有贫血的症状,有些病人是在例行抽血检查时才偶然被发现。也可能是原料不足,如缺铁、缺维生素 B_{12} 或叶酸不足而造成贫血。最后可能是骨髓本身的问题,例如细胞缺乏,或是病原菌或不正常细胞侵占了骨髓等等。第二类,红细胞制造得出来,可是到了周边循环时遭到破坏,叫做溶血性贫血。蚕豆症造成再生不良性贫血，骨髓内造血干的溶血就是其中的一种。另外长期小量的出血，例如痔疮或是女性的月经大量出血，也会造成贫血。最后一大类造成贫血的原因是全身性的疾病，例如慢性关节炎、肝病、肾脏病、甲状腺机能低下，以及自体免疫性的疾病等，也会造成贫血。缺铁性贫血，最常见于生育年龄的妇女，这是因为有月经来潮时经血的流失，如果铁的摄取量不足，就会发生缺铁。其他年龄层的女性或男性发生缺铁性贫血，就要注意是否是肠胃道内有肿瘤或是溃疡。痔疮长期出血也会贫血。处在青春期的小孩，身体正在发育，对铁的需求量比较多。妇女怀孕的时候，因为还要供应胎儿营养，所以对铁的需求量也比较多，这些情况如果不补充足够的铁质，就容易贫血。胃切除的病人，因为铁的吸收较差，也是缺铁性贫血的好发人群。除了缺铁会造成贫血外，维生素 B_{12} 或叶酸缺乏也会影响红细胞的制造。因为这两种营养素都是制造 DNA 时所需要的，在缺乏时，细胞核的成熟会出问题，而在骨髓中出现巨母红细胞增生的现象，所以这种贫血被称作巨母红细胞贫血。维生素 B_{12} 只存在动物性食物及乳制品中，植物中没有，所以长期吃全素的人，有可能发生维生素 B_{12} 缺乏性贫血，它主要的症状除了贫血外，还会有舌炎以及神经学上的症状，例如手脚刺痛，有麻麻的感觉，走路不稳或脑功能与精神障碍等等。至于叶酸缺乏的贫血，则较常见于酗酒的人。

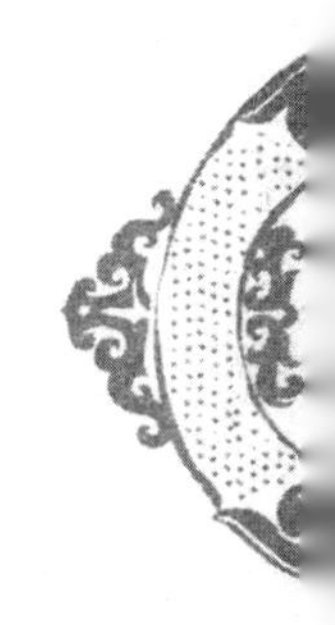

（三）中医观点

大凡患者所出现的头晕眼花、心悸失眠、手足发麻、面色苍白或萎黄，妇女月经量少、闭经等一系列症候群，中医统称为血虚症，因此在内、外、妇、儿各科病症中都可以见到血虚的症候。它并不等于西医的某一种病。因为中医所指的血，不仅代表西医的血液，而且还包括了高级神经系统、内分泌系统的许多功能活动。故中医所诊断的血虚症，基本上不完全等于西医的贫血症。中医对血虚症的治疗，多采用四物汤（当归、熟地、白芍、川芎）加减。同时，根据中医“气为血之帅，血为气之母”的理论，血虚者往往兼有气虚的表现，在治疗血虚的方剂中，加入党参、黄芪、山药等补气类中药，以取得良好的疗效。临床上中医师最常以十全大补汤或八珍汤（由四物汤加味而来）来补气生血，增强人体造血功能。

（四）选方

处方名：十全大补汤。

组成：人参 8 克、白术 10 克、茯苓 8 克、炙甘草 5 克、黄芪 15 克、当归 10 克、熟地黄 8 克、白芍 8 克、川芎 5 克、肉桂 8 克。

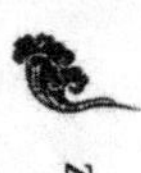

煎法：以上 10 味药，磨成粗末，加水 1 碗，生姜 3 片、大枣 2 个，煎至 1 碗的 7 分满。

服法：不拘时，温服。

（五）研究

1.《本草备要》：

（1）人参：甘、温。治虚劳内伤、发热自汗、多梦纷纭、呕秽反胃、虚欬喘促、疟痢、滑泻、淋漓胀满、中暑中风及一切血证。

（2）白术：苦、甘、温。在血补血、在气补气、无汗能发、有汗能止。燥湿则能利小便、生津液、止泄泻、消痰水肿满、黄疸湿痹。补脾则能进饮食、祛劳倦、止肌热、化症癖。和中则能已呕吐、定痛、安胎。

（3）茯苓：甘、温。治忧恚惊悸、心下结痛、寒热烦满、口焦舌干。欬逆、呕哕、膈中痰水、水肿、淋漓、泄泻、遗精。小便结者能通、多者能止。生津止渴、退热安胎。

（4）炙甘草：甘、温。补三焦元气而散表寒。人和剂则补益、入和剂则解肌、入凉剂则泻邪热、人峻剂则缓正气、入润剂则养阴血。生肌止痛、通行十二经、解百药毒。

（5）黄芪：甘、温。益元气、温三焦、壮脾胃。生血生肌、排脓内托、疮痈圣药、痘证不起、阳虚无热者宜之。

（6）当归：甘、辛、苦、温。治虚劳寒热、欬逆上气、温疟擗痢、头痛腰痛、心腹诸疾、风痉无汗、痿痹症瘕、痈疽疮伤、冲脉气病、气逆里急、带脉为病、腹痛腰溶溶如坐水中，及妇人诸不足、一切血虚、阴虚而阳无所附者。

（7）熟地黄：甘、微温。治劳伤风痹、胎产百病，为补血之上剂。

（8）白芍：苦、酸、微寒。治泻痢后重、脾虚腹痛、心痞胁痛、肺胀喘噫、痈肿疝瘕、鼻出血、目涩、肝血不足、妇人胎产及一切血病。

（9）川芎：辛、温。治风湿在头、血虚头痛、腹痛胁痛、气郁血郁、湿泻血痢、寒痹痉挛、目泪多涕、风木为病及痈疽疮伤、男女一切血证。

（10）肉桂：辛、甘、大热。补命门相火之衰、益阳消阴、治痼冷沉寒、能发汗、疏通血脉、宣导百药、去营卫风寒、表虚自汗、腹中冷痛、欬逆结气、抑肝风、扶脾土、治目赤肿痛、脾虚恶食、湿盛泄泻、补劳明目、通经堕胎。

2.现代药理：

（1）人参：促进骨髓细胞的分裂，使红、白细胞增加，提高心脏的收缩力、增强机体免疫功能、增强机体对有害刺激的防御能力。

(2)白术：强壮作用、抗血凝作用、扩张血管作用。

(3)茯苓：强心作用、抗血凝作用。

(4)炙甘草：抗炎及抗变态反应的作用。

(5)黄芪：强壮作用、加强心脏收缩作用、增强免疫功能。

(6)当归：对子宫具有双向调节性(兴奋与抑制作用)、降低心肌兴奋性(治疗心房纤颤)、抗血栓之形成。

(7)熟地黄：凝血作用、强心作用。

(8)白芍：扩张血管作用、抑制血小板聚集作用、肌肉松弛作用。

(9)川芎：镇静作用、对子宫有双向调节作用(小剂量——兴奋；大剂量——抑制)。

(10)肉桂：扩张血管，促进血液循环作用，抗血凝作用，引起子宫充血，有通经作用。

(六)食物疗法

1.八珍汤是民间最常用来补气补血的药方之一，介绍如下：

组成：当归 10 克、熟地 12 克、川芎 8 克、白芍 12 克、党参 12 克、白术 12 克、茯苓 12 克、炙甘草 8 克。

煎法：以上 8 味药，加水 3 碗，煎至 1 碗的 8 分满。

服法：饭前空腹，温服。

应用：贫血、梅尼尔氏综合征、白细胞减少症、胃下垂、气血虚亏所致之月经失调。

2.常见的补血补气的食物包括：

(1)蔬菜类：胡萝卜、菠菜。

(2)水果类：葡萄、桂圆、红枣、苹果、樱桃、甘蔗。

(3)豆类：花生、红豆、莲子。

(4)肉类：猪肝、牛肝、猪血、牛肉、蛋、羊肉、鳗鱼等。

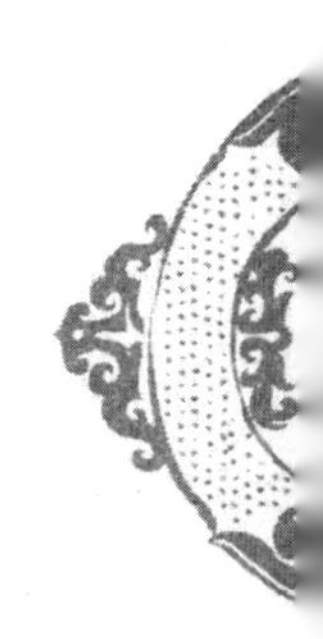

五、糖尿病

(一)概述

糖尿病是一种非常古老的疾病，早在公元前 1500 年，就有此病的描述，但它却是一种文明病。糖尿病的流行率随着社会文明的进步而增加。据估计，我国人口中有 3000 万糖尿病患者，而每年有 20 万人因为糖尿病或其并发症而死亡。

(二)现代医学观点

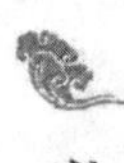

糖尿病是由于胰岛素不足，而引起糖、脂肪和蛋白质代谢异常的疾病，其主要特点是高血糖及糖尿。患者有多尿、多饮、多食、疲乏、消瘦等症状，严重时会发生酮症酸中毒。常见的并发症有急性感染、肺结核、动脉粥样硬化、肾病和视网膜等微血管病变，以及神经病变。无论是在欧美、日本或中国，它是引起失明的主要原因，亦是引起心肌梗死、肾衰竭、中风及足部坏死的重要因素。如控制不当，都将造成残废或死亡。据估计，糖尿病患者失明发生率为一般人的25倍，肾脏衰竭病人的17倍，足部坏疽病人的5倍，心肌梗死病人的2倍，而且糖尿病患者的平均寿命也比一般人短。

（三）中医观点

中医治糖尿病，根据本病的临床特点，其病属于“消渴”或“消痹”的范畴。早在《黄帝内经》中对其症状及病因均有所描述。如《素问·腹中论》中说：“热中、消中，不可服膏粱、芳草、石药。”东汉名医张仲景在《金匮要略》中对消渴病列专篇讨论，首次提出以白虎加人参汤、肾气丸作为治疗本病的主方，至今仍在沿用。中医治消渴症采取三消施治法，即把消渴病分为上消、中消、下消3种症状，分别施治，其目的在于控制血糖稳定度，强化“β 细胞”活化的根本治疗。

1.上消症状：烦渴多饮、口干舌燥、大便如常、小便次数增多、尿液清淡。宜清热润肺法，以白虎加人参汤、生脉饮、竹叶黄芪汤施治。

2.中消症状：消谷善饥、形体消瘦、大便秘结。宜清胃泻火法，以承气汤类或玉女煎加减方施治。

3.下消症状：尿频量多、状如膏脂、头昏耳鸣、腰膝酸软、多饮口干。宜滋肾养阴，或养阴温阳补脾法。以肾气丸或济生肾气丸施治。近年来，对一些中草药进行了单味药的试验研究，发现有些中草药有降血糖的作用，可促进脂肪组织对葡萄糖的摄取，增加肝糖原的贮存量，既能清热、凉血，又能祛瘀消积、润燥、泻火、生津、散结。临床选用具有降血糖功效的药物如天花粉、生地黄、熟地黄、知母、麦冬、山药以及其他人参、黄芪、枸杞、玉竹、黄精、玄参、茯苓、葛根、地骨皮、五味子、薏米、石斛、玉米须、山茱萸。

（四）选方

处方名：玉米须薏米方。

组成：玉米须50克、薏米10克。

煎法：以上2味药，用二碗半水，煎作1碗的8分满。

服法：日服1次，趁热服之。

使用：玉米须薏米方有利水、消肿之功效，对糖尿病患者并发肾脏炎，产生水肿，有不错的疗效。

(五)研究

1.《本草纲目》：

薏米(禾本科)：去风胜湿、消水肿、去干湿脚气、利小便、热淋。

2.《滇南本草》：

玉米须(禾本科)：实肠下气、利水、消肿。

3.《本草备要》：

薏米：甘、淡、微寒。治水肿湿痹、脚气疝气、泻痢热淋、肺痿肺痈、咯血脓血、热风、筋急拘挛。

4.现代药理：

(1)玉米须：降血糖作用、利水作用。

(2)薏米：利尿作用、降血糖作用。

(六)注意事项

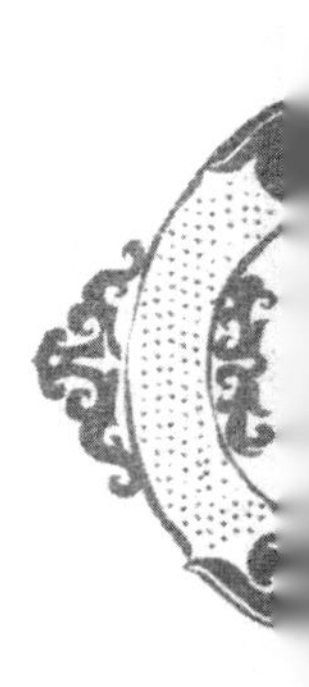

1.糖尿病患者除均衡饮食外，戒口用药都应持之以恒，以免血糖起伏太大，造成高血糖的急性并发症或低血糖的危险症。在医师指导下，解决好“吃”的大问题，对糖尿病的治疗确实助益匪浅。因为在糖尿病的治疗中，几乎有3/4 的问题是与饮食控制好坏程度有关。

2.糖尿病患者血糖不稳定，常因血糖过低而昏迷，除了口服葡萄糖，还可常喝“枸杞茶”，因为根据实验报告显示，枸杞确实有降低血糖的功效，且能滋肾、清肝、明目，是很好的保健饮料。

3.养成定期测量血糖的习惯。

4.近代一些研究指出，GTF(耐糖因子)普遍存在于人体各种组织内，其主要功能在于维持体内糖类的正常代谢，可将血液中的葡萄糖经过与胰岛素、胰岛素受体的协同作用，送人体内各细胞中，因而称为“耐糖因子”。GTF 为胰岛素活化胰岛素受体所必需的物质，GTF 是以 3 价铬为中心元素，再与矿物质、维生素、氨基酸等物质所组成的复合体。正常人由食物中摄取到的 3 价铬，可在体内转化形成 GTF，进而协助葡萄糖的正常代谢。若 3 价铬的摄取长期不足，体内自行合成的 GTF 便减少，由消化系统吸收到体内的葡萄糖即不能有效地进人细胞内被利用，转换形成能量。人体内原本就存在微量元素铬，铬在人体的骨髓中储存最多，但会随年龄增长逐渐减少，特别是大量劳动、肥胖、怀孕、酗酒、过度操劳、压力大者，手术或疾病等各种状况，都会增加体内

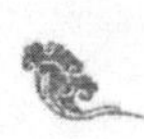

铬的排出，造成铬的缺乏。初乳，动物的肝、肾，食物中的花椰菜、马铃薯、葡萄、柳橙都含有丰富的铬，这些食物平时不妨多多摄取。

（七）临床常用方剂及药膳

1.处方：玉泉丸、沙参麦冬汤、知柏地黄丸、滋阴降火汤、玉女煎、白虎加人参汤。

2.山药200克、猪胰1条，合煮熟吃。猪胰与胰岛素疗效相同，为食疗之佳品，能解虚热润燥。

3.将西瓜皮（西瓜翠衣）和冬瓜皮各250克，加入天花粉、石斛各15克，水煎后服用，可降血糖除烦渴。

4.牛蒡根含有甘露醇、地黄素、铁质等，是菊科植物，可清热解毒。常吃可减少及抑制血糖。

5.荸荠200克，去皮切片，加红豆煎汤喝，能使糖尿病患者除烦渴。

6.北五味子1克、麦冬5克、人参须5克，以温火煎煮当饮料喝，作为缓解因糖尿病导致的疲倦、口渴、满身大汗、头昏脑涨之保健茶饮。

7.鲜芦竹根、鲜莲藕、雪梨（去皮）、荸荠（去皮）各500克，鲜麦冬100克，榨汁混合，名为“五汁饮”，每次服用30毫升，每日4次。有清热养阴润肺和胃的功效。适于肺胃燥热证的糖尿病患者。

六、高脂血症

（一）概述

近年来人们的饮食有精致化的趋势，食物的摄取以高脂肪、高胆固醇的食物为多，因此罹患各种文明病的人也愈来愈多，高脂血症（又称为高脂蛋白血症）便是其中一种，而且是老年人常见的疾病之一，由于容易并发心脑血管疾病，如动脉硬化、冠心病等，对老年人危害极大，加上天气突然变冷，饮食不加以控制的话，甚至可能引起中风、心肌梗死，因此防治高脂血症对老年人十分重要。

高脂血症是指血液中的胆固醇、甘油三酯增加。血脂异常（不论是高胆固醇血症、高甘油三酯血症或二者合并）是动脉硬化的主因，会增加罹患冠状动脉心脏疾病的概率。血脂包括胆固醇、甘油三酯及磷脂质。这些血脂皆为脂溶性，必须与血浆蛋白结合成脂蛋白，才可借由血液运输至各器官及组织。

当血液中的总胆固醇浓度或低密度脂蛋白——胆固醇浓度高于正常值时，即为高胆固醇血症。

（二）中医诊治

依辨证原则，高脂血症属于中医“痰湿”或“湿热”的范畴，而在治疗上则采用“化痰”、“祛湿”、“清热”等方法，同时配合活血化瘀的药物以改善血流障碍以及预防动脉硬化，根据一些研究报告指出，对降低胆固醇及甘油三酯有效的中药包括有山楂、泽泻、何首乌、大黄、决明子、茵陈、黄芩、银杏、薏米、红花、丹参及人参等，虽然只使用单味药时降血脂效果较弱，但合并中药方剂一起使用时，则可以降低血脂肪，改善血液循环以及防止动脉硬化。其中山楂、泽泻能抑制胆固醇在肝脏的合成，何首乌、决明子能抑制胆固醇在肠道的吸收，大黄、茵陈、黄芩则能促进胆固醇由胆汁的排泄，红花、丹参能扩张血管，改善血液循环，银杏则能抑制血小板凝集及过氧化脂质的产生，防止动脉硬化，人参则能提高红细胞变形能力以改善血液循环，且能抑制血管平滑肌的产生，防止血管变厚。

（三）注意事项

1.减少进食动物性脂肪或蛋，忌吃动物内脏、蟹黄、虾卵、肉类（尤其是红肉）及乳制品。

2.少喝咖啡、口服避孕药、利尿剂、酒。

3.尽量避免紧张、压力感，因为两者会提高血中胆固醇的含量。

4.多摄取维生素 C、水果、蔬菜、全麦谷类，以补充纤维素，橄榄油、鱼、胡萝卜、洋葱、豆类、燕麦等则有助于降低胆固醇。

5.要养成适当运动的习惯。

6.不摄取高热量、高脂肪的食物，配合控制体重。

7.定期检查血中胆固醇及中性脂肪的含量。

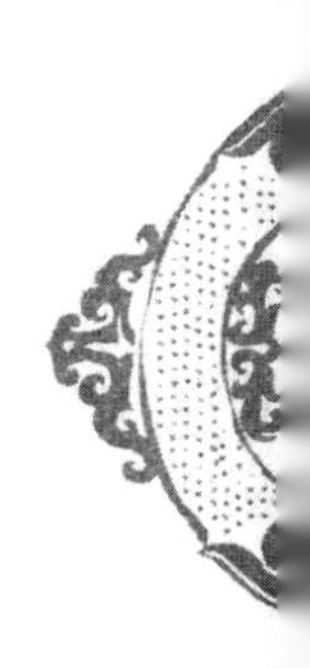

（四）食物疗法

胆固醇与甘油三酯过高是中年人存在的普遍问题，其对健康的危害则是许多人心上的隐忧。其实，可以用饮食的自然方法，安全降低血中胆固醇及甘油三酯。以下 8 类食物是最有效的食物，照着这些具体的做法去做，可在短期内看到具体效果。

1.早餐吃 1 碗燕麦粥。每天早餐时只吃 1 碗燕麦粥，持续 8 周就可使血中坏的胆固醇浓度降低 10%，好的胆固醇上升。燕麦中含有丰富的可溶性及不可溶性纤维，能在胃肠道中阻止胆固醇及脂肪的吸收，因而达到降低血中脂肪及胆固醇的效果。

2.中餐吃半碗豆类。豆类食物都是又便宜又安全有效的降血脂及胆固醇的食物，每天只要吃半碗豆类食物，可以在 8 周内使血中坏的胆固醇浓度降低 20%。豆类食物含有多种降胆固醇的有效成分，其中最主要的物质要属豆

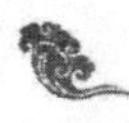

类中的可溶性及不可溶性纤维。

3.晚餐吃3瓣大蒜。每天只要吃3瓣大蒜,持续8周就能使血中坏的胆固醇浓度下降10%。大蒜不论是生吃或熟吃,降胆固醇的效果都非常好,大蒜中的含硫化合物可以直接抑制肝脏中胆固醇的合成,而达到降胆固醇的功效。

4.每天吃半个洋葱。洋葱是价廉物美的保健食品,每天只要吃半个生洋葱并持续8周,就能使血中的好胆固醇浓度增加20%,并降低血中坏胆固醇及甘油三酯。吃洋葱以吃生洋葱效果较好,若将洋葱煮得愈久,洋葱提升好胆固醇的效果就愈差。

5.每天吃油梨或苹果1个。油梨中所含的脂肪是单一不饱和脂肪酸,因此对人体非常有益。由于苹果中含有丰富果胶,所以具有降胆固醇的功效。

6.每周吃2次清蒸鲑鱼。鲑鱼中所含的脂肪酸的量非常高。最健康的吃法是采用清蒸方式。每周2次以鲑鱼150克清蒸吃下,经过8周的时间,可让体内的好胆固醇上升10%。此外,吃鲑鱼对于降低血中的甘油三酯,效果也非常好。

7.每星期喝1碗姜汤。将晒干的姜磨成粉后冲热水喝下,姜中的成分"生姜醇"及"姜烯酚"可以使高血脂病患的甘油三酯浓度下降,而且使坏胆固醇的浓度下降。

8.以橄榄油作为食用油。橄榄油除可降低血中坏胆固醇浓度外,也会提升好胆固醇的浓度,能对心血管系统产生最佳的保护作用。选择用冷压方式萃取出的橄榄油油质最佳。有些厂商会以高温加热的方式萃取橄榄油,高温加热过程易使油质变性致癌。

七、脂肪肝

(一)概述

脂肪肝是指肝内的脂肪主要是甘油三酯,含量超过肝总重的5%以上,或者肝组织切片超过10%以上的肝细胞有脂肪空泡堆积的情形。近年来由于影像学的发达,可以借助腹部超声波或电脑断层等仪器诊断。虽然脂肪肝不是什么大病,但却意味着健康已亮起红灯,是身体潜藏有不良状况的警讯。

(二)病因与治疗

造成脂肪肝的原因相当多,常见的如肥胖、酗酒、糖尿病、血脂过高或急慢性肝炎等。此外一些罕见的原因,如一些先天性代谢疾病、药物、全肠道营养(TPN)、体重减轻过快、化学物质或其他环境因素等等。另外,有些找不到可以适当解释的原因者,则归类为"特发性"脂肪肝。近年来随着经济的发展,肥胖、糖尿病及血脂过高的人口也愈来愈多,因此有脂肪肝人也与日俱增。如果是酗酒所造成的，则随着持续饮酒不断对肝脏造成破坏，就会演变成酒精性肝炎、肝硬化甚至导致肝癌的产生。如果是乙型或丙型肝炎病毒所造成的，则其临床症状主要是随着乙型或丙型肝炎病毒的活动而变化，当然就有可能形成慢性肝炎、肝硬化，甚至肝癌等等。

因此，若病人本身没有乙型肝炎、丙型肝炎、酒精性肝炎及一些少见的先天性代谢性疾病，肝功能指数(ALG，ALT 值)正常，而只是超声波发现有脂肪肝的话，那么其病程通常相当温和，少有太大问题，只要定期追踪即可。但如果有 ALT 值上升 2 倍以上，而且排除了病毒性肝炎、酗酒、自体免疫性肝炎及一些先天性代谢异常的疾病，则可能是“非酒精性脂性肝炎”。“非酒精性脂性肝炎”主要是肝切片有类似酒精性肝炎的病理变化，但事实上病人却没有明显的喝酒史，大都发生在女性、肥胖、高血脂及糖尿病患者身上。国外的报告发现此类病人有些于切片病理检查上已有纤维化的变化，但大部分人临床变化进展仍是相当温和，不过有少部分人可能会进展到肝硬化阶段。

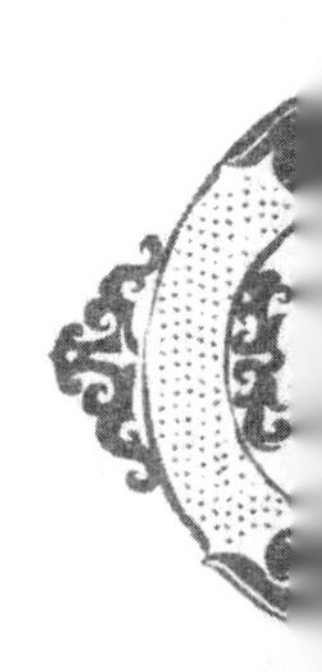

脂肪肝的治疗主要是针对其造成的原因。如果是酗酒引起，那首要的就是戒酒，绝对不要妄想有任何药物可以使人开怀畅饮又可以保护肝脏不受到损伤；如果是因为糖尿病或血脂肪过高，那就要控制血糖及血脂肪并适当运动；如果是因为体重过重引起，那么该适当地减轻体重，而且减重往往也可以改善血糖及血脂肪过高的情形，而使脂肪肝获得改善；但如果临床上怀疑为“非酒精性脂性肝炎”时，建议应定期追踪，必要时可以进行肝穿刺切片来证实。虽然目前仍无已被完全证实有效的药物，但初步的试验认为某些药物可能改善肝功能。

(三)中医观点

就中医的观点而言，脂肪肝是“痰”与“瘀”积聚于肝脏的结果，其中所谓的痰、瘀并不是狭义的咳痰或淤血，而是指“湿浊”等病理性代谢产物，长期停滞于组织器官，导致其秽浊蕴结，气血停滞，影响了正常的生理功能之运行。中医书籍中曾指出“肥人多痰湿”，综合以上所述，正可说明肥胖者容易患有脂肪肝，也足以印证其体质的基本特质。此外脂肪会堆积在肝脏，自然也会堆积在心脏、血管之中，因此如何改变饮食习惯，调整生活形态，是现代人应该重视的一大课题。

中医治疗脂肪肝可朝几个方向处理：第一，要疏畅肝气，当患者情绪欠佳、胸口郁闷、右腹下肝区常觉闷痛、容易腹胀，这便是所谓“肝气郁滞”的表现，可用柴胡疏肝的方法来调畅肝气，使肝气顺畅、气血流通，痰淤秽浊自然

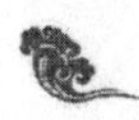

不易聚留；第二，要祛湿清热，脂肪肝病患常患有“湿热”的体质成分，尤其是有肝病的患者，由于体内挟有“湿”，所以会出现疲倦、头晕、胸闷、胃胀、食欲缺乏，由于体内挟有“热”，所以会口干口苦、失眠多梦、烦躁易怒、小便很黄甚至便秘等俗称“肝火大”的症状，这些可用化湿清热的方法来调整体质的偏颇；第三，要除痰化瘀，湿聚日久，乃化为痰，终至血脉不通，所以清除痰淤是针对脂肪肝的根本治疗。此外，像茵陈蒿、泽泻、山楂、决明子、大黄等中药也已证明有清除脂肪的作用，均可根据以上两种方法随症加减。由于每位患者的体质各异，并非每个人都能服用，因此最好能请医师来为您诊察、开立处方。

(四)护理与预防

预防脂肪肝，要注意以下 7 个方面：

1.人们都知道减肥不容易，因此预防肥胖最重要。每个人都应该知道自己的理想体重是多少，一旦开始超越，就要小心控制，否则胖起来后要减肥就事倍功半了。有一个简易的计算公式可供参考：

理想体重(千克)= 身高(cm)-105。

2.高血脂者需要控制饮食，尤其脂肪类，必要时得依照医师指示服药。

3.糖尿病则须加紧控制，寻求营养师及医师的指导。

4.每日饮酒不超过一大杯啤酒的量。

5.预防乙、丙型肝炎感染，避免不必要的手术、输血、打针、针灸、穿耳洞、刺青、拔罐，以及任何侵入身体、皮肤的动作。

6.除非必要，否则避免吃药打针，而且最好知道自己用的是什么药，以备副作用发生时参考。

7.规律的运动，配合清淡的饮食，减少吃大餐，尤其是标榜吃到饱的饮食方式尽量不要参考。

八、中风

(一)概述

中风也叫脑卒中，分为缺血性脑卒中和出血性脑卒中两种类型。中风是中医学对急性脑血管疾病的统称。它是以猝然昏倒，不省人事，伴发口角歪斜、语言不利而出现半身不遂为主要症状的一类疾病。由于本病发病率高、死亡率高、致残率高、复发率高以及并发症多的特点，所以医学界把它同冠心病、癌症并列为威胁人类健康的三大疾病之一。

(二)引发原因

1.动脉的损害：凡是引起脑动脉病变的因素，都可成为中风的病因。

(1)高血压、动脉硬化性血栓栓塞。

(2)颅内小血管病变:动脉瘤、动静脉畸形。

(3)全身动脉炎性病变影响脑动脉:多发性大动脉炎、闭塞性血栓性脉管炎、结节性动脉炎、巨细胞动脉炎、系统性红斑狼疮。

(4)感染性动脉炎:钩端螺旋体性,梅毒螺旋体性,真菌、念珠菌或继发于化脓性脑炎。

(5)动脉夹层病变:外伤性夹层动脉瘤、马凡综合征、假黄色瘤夹层组织病等。

(6)先天性脑血管病变:烟雾病、先天性动静脉畸形、先天性动脉瘤。

(7)外伤性脑血管病变。

2.血液流变学异常:血液黏度增高、血液浓缩。

3.血流动力学异常:低血压、放射病。

4.血液成分异常:各种栓子(风湿性心脏病伴房颤附壁血栓脱落,减压病,长骨骨折脂肪血栓,气栓子);红细胞异常(红细胞增多症);血小板异常(血小板积聚度增高,血小板增多症);白细胞异常(白血病);凝血因子异常(DIC,高凝状态)。

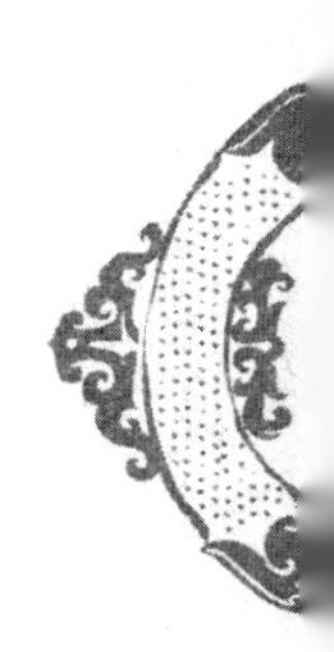

5.一些继发因素:肿瘤(癌栓子,肿瘤坏死或侵袭动脉出血)。

(三)中风先兆

许多人不了解中风的种种先兆,即使这些中风先兆出现了,也不以为然或者无所觉察。从预防中风发生的角度来看,这是一个很大的遗憾,大量临床经验证明只有少数病人在中风之前没有任何征兆,绝大多数病人都有以脑部瞬间缺血的表现而发出的各种信号。

1.瞬间失明或者视力模糊,这个兆头一般持续时间很短,仅仅几秒钟,但少数人可达数分钟。这是因为大脑后动脉变窄,供血不足,影响了枕叶的视觉中枢。

2.出现难以忍受的局限性头痛形式和平常完全不同,如头痛由全头痛变为局限性头痛,间歇性头痛变为持续发作,或者伴有恶心、呕吐等症状,这常是蛛网膜下腔出血或者脑出血的先兆。

3.突然感到天旋地转、摇曳不定、站立不稳,甚至晕倒在地,这种情况往往是同眼睛看到双重物象、耳鸣一起出现。这是因为椎基底动脉系统供血不足,影响了小脑这一平衡器官。

(四)中医治疗

凡中风,皆是真阳衰损的“阴盛阳虚”证候。脑出血就是“阴盛格阳”导致

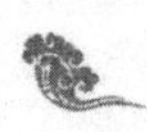

的阳气上冲的症状，决不应看做是"阴虚阳盛"的症状。阳气上冲，聚于脑部，中枢神经就会受到比平日多几倍的刺激，由于大脑处于极度兴奋的状态，周身岂有不抽筋、不痉挛的道理？而且，一定会神志不清，不省人事，不论是"阳证"还是"阴证"，都是阳气聚集它处而不能归元的结果。

所以，治疗原则应该是先扶其真元，同时兼顾病邪的部位。真阳元气在哪里衰败，内邪外邪就会在哪里发生，若能恢复真元，内外两邪都能灭绝，这就是"不治邪而实际就是以此治邪，不治风而实际就是以此治风"的道理。这就是治疗中风的法要。

1.针灸治疗：

(1)中经络：

治法：醒脑开窍，滋补肝肾，疏通经络。以手厥阴经、督脉及足太阴经穴为主。

主穴：内关、水沟、三阴交、极泉、尺泽、委中。

配穴：肝阳暴亢者，加太冲、太溪；风痰阻络者，加丰隆、合谷；痰热腑实者，加曲池、内庭、丰隆；气虚血瘀者，加足三里、气海；阴虚风动者，加太溪、风池；口角歪斜者，加颊车、地仓；上肢不遂者，加肩髃、手三里、合谷；下肢不遂者，加环跳、阳陵泉、阴陵泉、风市；头晕者，加风池、完骨、天柱；足内翻者，加丘墟透照海；便秘者，加水道、归来、丰隆、支沟；复视者，加风池、天柱、睛明、球后；尿失禁、尿潴留者，加中极、曲骨、关元。

操作：内关用泻法；水沟用雀啄法，以眼球湿润为佳；刺三阴交时，沿胫骨内侧缘与皮肤成45°，使针尖刺到三阴交穴，用提插补法；刺极泉时，在原穴位置下2寸心经上取穴，避开腋毛，直刺进针，用提插泻法，以患者上肢有麻胀和抽动感为度；尺泽、委中直刺，用提插泻法使肢体有抽动感。余穴按虚补实泻法操作。

方义：心主血脉藏神，内关为心包经络穴，可调理心神，疏通气血。脑为元神之府，督脉入络脑，水沟为督脉穴，可醒脑开窍，调神导气。三阴交为足三阴经交会穴，可滋补肝肾。极泉、尺泽、委中，疏通肢体经络。

(2)中脏腑：

治法：醒脑开窍，启闭固脱。以手厥阴经及督脉穴为主。

主穴：内关、水沟。

配穴：闭证加十二井穴、太冲、合谷；脱证加关元、气海、神阙。

操作：内关、水沟操作同前。十二井穴用三棱针点刺出血；太冲、合谷用泻法，强刺激；关元、气海用大艾炷灸法，神阙用隔盐灸法，直至四肢转温为止。

方义：内关调心神，水沟醒脑开窍。十二井穴点刺出血，可接通十二经气，调和阴阳。配太冲、合谷，平肝息风。关元为任脉与足三阴经交会穴，灸之可扶助元阳。神阙为生命之根蒂，真气所系，配合气海可益气固本，回阳固脱。

2.中药治疗：

（1）风中经络型：

症状：半身不遂，口眼歪斜，肌肤不仁，发热恶寒，舌质淡红，舌苔薄白，脉滑或弦。

方药：肉桂6克，炮附子5克，麻黄5克，防风、防己、当归各12克，人参、川芎、白芍、杏仁、黄芪、甘草各10克，生姜5片。

（2）腑气不通型：

症状：半身不遂，口眼歪斜，脘腹满闷，大便秘结，小便赤黄，或见头晕烦躁，舌红，舌苔黄或腻，脉滑或弦。

方药：厚朴、大黄、枳实、甘草各10克。

（3）气虚痰阻型：

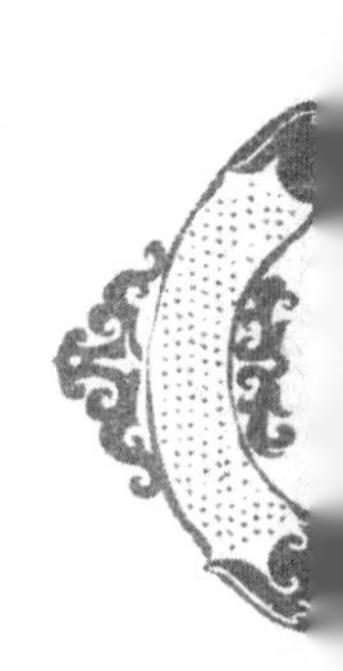

症状：半身不遂，口眼歪斜，面色萎黄，语言謇涩，痰稀而白，或见头晕目眩，舌质淡有齿痕，舌苔白滑或腻，脉滑或弦。

方药：六君子汤加减，人参、甘草各10克，茯苓、白术、陈皮各15克，半夏、竹茹、胆南星各15克。

（4）气虚血瘀型：

症状：肢体缓纵不举，或见挛缩，或见疼痛，舌质淡或紫暗，舌有瘀斑，舌苔薄白，脉沉细或涩。

方药：补阳还五汤，生黄芪30克，当归、桃仁、赤芍、川芎、炙地龙、红花各15克。

（5）气滞经络型：

症状：肢体瘫痪或口眼歪斜，胸胁胀满，叹息为快，脘腹满闷，舌质淡红，舌苔薄白，脉弦。

方药：八味顺气散，人参、白术、白芷、乌药、青皮各10克，茯苓、陈皮各15克，甘草8克。

（6）邪热壅盛型：

症状：半身不遂，口眼歪斜，面色潮红，口渴喜冷饮，小便赤黄，舌红苔黄，脉数有力。

方药：川芎、白芍、白术、菊花、桔梗、荆芥穗、连翘、黄芩、寒水石各10克，

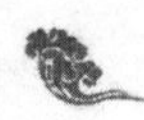

当归、石膏各15克，砂仁、薄荷、滑石、大黄各5克。

(7)气血两虚型：

症状：肢体缓纵无力，或见苍白肿胀，面色无华，少气懒言，声低气怯，或畏风自汗，舌质淡白，舌边有齿痕，脉细弱。

方药：八珍汤，人参、白术、川芎、白芍、甘草各10克，熟地、茯苓、当归各15克。

(8)肝风挟痰型：

症状：半身不遂，口眼歪斜，头晕或头痛，急躁易怒，或见多痰，肢体麻木，舌红苔白腻，脉弦或滑。

方药：白术、茯苓、天麻、橘红各15克，半夏、甘草各10克，生姜3片，大枣3枚。

(五)饮食治疗

1.饮食营养影响：

(1)营养失调与脑卒中：高血压病、动脉粥样硬化、糖尿病等是引起脑卒中的重要原因，因此与其有关的饮食营养因素与脑卒中也有密切关系。流行病学调查发现，脂肪摄入过多，占总热能40%的地区，脑缺血、脑梗死发病率高，而低脂肪、低蛋白质、高盐饮食地区，脑出血发病率高。实验研究证实血清胆固醇过高，易发生粥样硬化性血栓，而高血压同时有胆固醇过低，可使动脉壁变脆弱，红细胞脆性增加，易发生出血。营养失调，不仅仅是主要营养素数量之间的比例失调，一定程度上质量比数量的影响更重要。如脂肪中的多不饱和脂肪酸与饱和脂肪酸，前者能降低血胆固醇，但过多则促使脂质过氧化，破坏细胞膜，而后者能升高血胆固醇，故认为两者的比值以1∶2为宜，现推荐的最佳比例为P∶M∶S=1∶1∶1。蛋白质中优质蛋白，即含硫氨基酸成分高的动物蛋白，如鱼类、家禽、瘦肉等和大豆蛋白低于总蛋白的50%以下，则易发生高血压病、脑卒中。若饮食为高钠、低钙、低钾，也易发生高血压和脑卒中。

(2)影响脑卒中预后康复：因脑卒中病人存在不同程度的脑功能衰竭，病程中可伴发感染、消化道出血、肾功能障碍；脱水剂、激素等应用，可引起水与电解质紊乱；轻症患者进食减少，重者禁食，饮食营养摄入明显低于需要量。因此，脑卒中病人在原有营养失调的基础上，可能因摄入减少而加重，导致更为严重的营养不足。如果没有足够的热能、必需氨基酸、磷脂和维生素等，必然会影响脑卒中的预后和恢复。

2.饮食治疗：

饮食营养治疗的目的是全身营养支持，保护脑功能，促进神经细胞的修复和功能的恢复。在饮食营养供给上要求个体化，即根据病人的病情轻重，有无并发症，能否正常饮食，消化吸收功能、体重、血脂、血糖、电解质等因素，提出不同的饮食营养治疗方案。在急性期饮食治疗是让病人能度过危急阶段，为恢复创造条件。恢复期应提出合理饮食的建议，纠正营养不足或营养失调，促进恢复和防止复发。

（1）重症病人的饮食治疗：重症或昏迷病人在起病的 2 ~ 3 天之内如有呕吐、消化道出血者应禁食，从静脉补充营养。3 天后开始鼻饲，为适应消化道吸收功能，开始的几天内以米汤、蔗糖为主，每次 200 ~ 250ml，每天 4 ~ 5 次。在已经耐受的情况下，给予混合奶，以增加热能、蛋白质和脂肪，可用牛奶、米汤、蔗糖、鸡蛋、少量植物油。对昏迷时间较长，又有并发症者，应供给高热能、高脂肪的混合奶，保证每天能有蛋白质 90 ~ 110 克，脂肪 100 克，碳水化合物 300 克，总热能 2500 千卡，总液体量 2500ml，每次 300 ~ 400ml，每天 6 ~ 7 次。鼻饲速度宜慢些，防止返流到气管内。必要时可选用匀浆饮食或要素饮食。

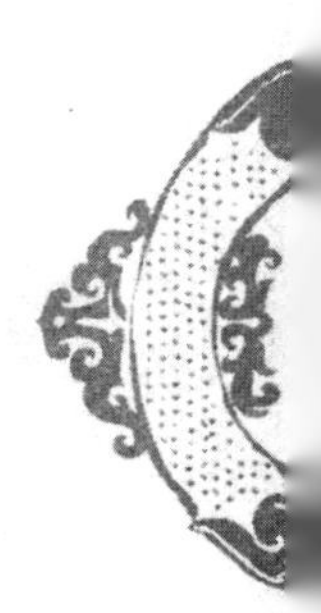

（2）一般病人饮食治疗：热能可按 30 ~ 40 千卡供给，体重超重者适当减少。蛋白质按 5 L ~ 2.0 克 / 毫克，其中动物蛋白质不低于 20 克 / 天，包括含脂肪少的而含蛋白质高的鱼类、家禽、瘦肉等，豆类每天不少于 30 克。脂肪不超过总热能的 30%，胆固醇应低于 300 毫克 / 天。应尽量少吃含饱和脂肪酸高的肥肉、动物油脂，以及动物的内脏等。超重者脂肪应占总热能的 20%以下，胆固醇限制在 200 毫克以内。碳水化合物以谷类为主，总热能不低于 55%，要粗细搭配，多样化。限制食盐的摄入，每天在 6 克以内，如使用脱水剂，或是利尿剂可适当增加。为了保证能获得足够的维生素，每天应供给新鲜蔬菜 400 克以上。进餐制度应定时定量，少量多餐，每天 4 餐，晚餐应清淡易消化。

（六）治疗偏方

1.槐花茶防中风：

配方：槐花茶 6 克。

制用法：开水泡，当茶饮。

功效：预防中风。

2.蒜泥治中风不语：

配方：大蒜 2 瓣。

制用法：将蒜瓣去皮，捣烂如泥。涂于牙根部。

功效：宣窍通闭，用治中风不语。

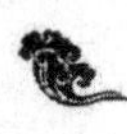

3.松毛酒治中风：

配方：松毛1千克，酒1.5千克。

制用法：将松毛在酒中泡7日，每饮1杯，日服2次

功效：用治中风口眼歪斜，症见两脚疼痛、腰痛、两足不能立地。

4.当归荆芥治中风：

配方：当归、荆芥各等份。

制用法：炒黑，共研细末，每用9克，水1杯，酒少许，煎服。

功效：用治中风不省人事、口吐白沫、产后风瘫。

5.细辛末治中风：

配方：细辛（又名杜衡）适量。

制用法：研为细末，吹入鼻孔。

功效：用治中风不省人事。

（七）预防

1.预防中风，就要把中风的危险因素尽可能降到最低。控制高血压是预防中风的重点。高血压病人要遵医嘱按时服用降压药物，有条件者最好每日测1次血压，特别是在调整降压药物阶段，以保持血压稳定。要保持情绪平稳，少做或不做易引起情绪激动的事，如打牌、搓麻将、看体育比赛转播等；饮食须清淡有节制，戒烟酒，保持大便通畅；适量活动，如散步、打太极拳等。防治动脉粥样硬化，关键在于防治高脂血症和肥胖。建立健康的饮食习惯，多吃新鲜蔬菜和水果，少吃脂肪高的食物如肥肉和动物内脏等；适量运动增加热量消耗；服用降血脂药物。控制糖尿病与其他疾病如心脏病、脉管炎等。

2.注意中风的先兆征象：一部分病人在中风发作前常有血压升高、波动，头痛头晕、手脚麻木无力等先兆，发现后要尽早采取措施加以控制。

3.有效地控制短暂性脑缺血发作：当病人有短暂性脑缺血发作先兆时，应让其安静休息，并积极治疗，防止其发展为脑血栓形成。

4.注意气象因素的影响：季节与气候变化会使高血压病人情绪不稳，血压波动，诱发中风，在这种时候更要防备中风的发生。

5.多吃果蔬不易得中风。蔬菜和水果为何能降低脑中风的风险？首先，是因为其中含有大量维生素C。据研究，血液中维生素C浓度的高低与脑中风密切相关，浓度越高，脑中风的发病危险就越低。此外，维生素C还是一种有效的抗氧化剂，能够清除体内自由基。而自由基增多，就会增加患心脏病和脑中风的风险。其次，蔬菜水果中富含膳食纤维，它可以起到抑制总胆固醇浓度升高，从而防止动脉硬化、预防心血管疾病及脑中风的功效。美国一项研究表明，每天从蔬菜和水果中摄入一定量的水溶性膳食纤维，血液中的胆固醇含量可下降3%～5%。基于这一认识，发达国家国民迅速调整膳食结构，少吃肉、糖、脂肪，多吃果蔬。因此，近年来，在欧美等国，心脑血管病死亡率已呈下降趋势。

九、甲状腺功能亢进

（一）概述

甲状腺是内分泌器官组织中的一种。甲状腺位于脖子（颈部）前方，重量约为15～20克，分左、右两叶。正常的人是摸不到也看不出来的。甲状腺由血液中的碘生成甲状腺激素，这种激素有促进身体新陈代谢的作用。甲状腺激素的分泌由脑部脑下垂体所控制。甲状腺功能亢进可说是甲状腺疾病中常见的一种，往往女性多于男性，从现代医学的观点来看，甲状腺功能亢进症是一种内分泌疾病，本病是由于甲状腺激素分泌过多，引起氧化过程加速、代谢率增高的一种疾病。

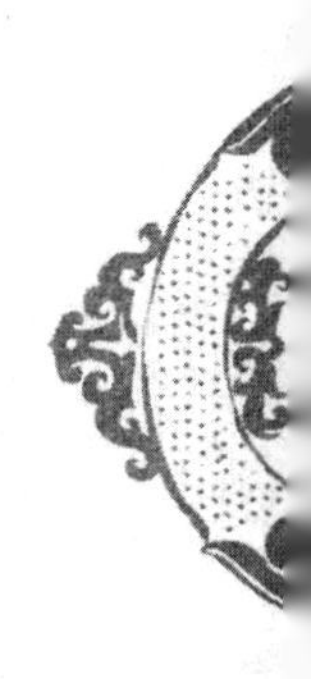

（二）临床症状

本病初始大都缓慢，但也可因精神创伤或感染而突然发病，常见的症状为：食欲亢进、多食易饥、体重减轻、多汗怕热、神经过敏、急躁、易激动、发怒或惊恐、言语增多、说话速度加快、失眠、心悸、心动过速、疲倦乏力，女性患者常有闭经或月经不调，男性常有阳痿。甲状腺常为弥漫性、对称性，轻度至中度肿大，不少弥漫性甲状腺肿大患者会伴有不同程度的突眼症。检查时可见舌头伸出及两手平伸时有轻微颤抖。

甲状腺激素分泌的多寡会影响人的性格与行动力。性情急躁，做事一丝不苟，精力旺盛，不论大小诸事常一肩挑起，迅速付诸行动，速战速决，不处理妥当绝不罢休……这是甲状腺功能亢进症患者的典型性格，这种行动力的根源就是甲状腺激素。

这种性格的人从学生时代准备考试，到进入社会为生活拼命赚钱，为了事业竞争发展，在公司里拼业绩，拼职位的升迁，好不容易“五子登科”，这“五子”还常被拿来与人比评，实在够累的。的确，在这世上若凡事要与人一争长短，就需要拜托甲状腺激素多分泌一点，才有这个冲劲与行动力继续闯下去。具有这种性格的人，若有长期的精神创伤或强烈的精神刺激，如忧虑、惊恐、紧张等，都容易诱发此病，这是医者在门诊中最常见的甲状腺功能亢进症的病因。此外，经过问诊，也常发现有些患者是因长期饮食习惯的偏差所致，他

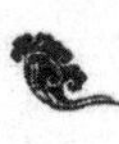

们大都嗜食辛辣的食物，造成燥热伤阴，胃内郁热，痰火积聚，从而促发本病。

(三)中医观点

由于本病因情志所致者占大多数，而情志的调理，中医多责之于“肝”，所以“肝”在甲状腺功能亢进症的发病中占有非常重要的位置，病理机制常归于肝的功能失调，病久肝阴被灼，上则引动心火，耗伤心阴，下则损及肾水，产生一系列的病理变化，涉及心、肾、脾、胃等脏腑。中医治疗以疏肝解郁、化痰软坚为法则。方剂如加味逍遥散、仙方活命饮、海藻玉壶汤、炙甘草汤等加减，分清人之体质不同，或从实化，或从虚化，有利于判断甲亢程度或疗程，如此才能根本治疗。

女性的妊娠、哺乳、产后等均与肝血有关，肝经气血失调时，容易引起气郁、肝火或气滞、血瘀等，所以本病以女性为多见，尤其是20～40的青、中年女性。

(四)治疗探讨

西医治疗此病，多先用抗甲状腺药物控制，服药时间相当长，常常维持一年以上，甚至数年。有些患者停药后复发，或不愿长期服西药者转而求治于中医，此时切记，最好采用中西医合治，一般而言，中医药治疗对于症状大都会有改善，但是西药不可随便停用，以免产生严重的反弹现象。患本病又伴有慢性心脏功能不全或慢性肾功能不全的年老体弱者，不宜用放射性碘治疗，用中医药可收到一定的疗效，且由于中医治疗无毒性副作用，也无任何禁忌证，易为患者所接受。

由于本病会导致人体内新陈代谢增快，故须以高热量的食物，如足量的糖类和蛋白质，含维生素B、C和钙、磷丰富的食品来补充因代谢亢进而引起的消耗。病人应多吃下列食物：花椰菜、青花菜、甘蓝、大豆、菠菜、桃、梨等。这些食物有助于抑制甲状腺制造激素。病人至少3个月应禁吃任何乳制品，刺激品如辣椒、干姜、咖啡、茶、酒及油炸、烧烤食物，都应禁用或少用，以免增加病人的神经兴奋而加重病情。

十、甲状腺机能减退

(一)概述

甲状腺机能减退症系甲状腺激素合成与分泌不足，或甲状腺激素生理效应不好而致的全身性疾病。若功能减退始于胎儿或新生儿期，称为克汀病；始于性发育前儿童称幼年型甲减；始于成人称成年型甲减。

(二)分型及临床表现

临床上，一般以甲减起病时年龄分类较为实用，可分下列3型。机能减退始于胎儿期或出生不久的新生儿者，称呆小症（又称克汀病）；机能减退始于发育前儿童期者，称幼年甲状腺机能减退症，严重时称幼年黏液性水肿；机能减退始于成人期者，称甲状腺机能减退症，严重者称黏液性水肿。

1.呆小病临床表现有共性，也有各型特点，于出生时常无特异表现，出生后数周内出现症状。共同的表现有：皮肤苍白，增厚，多折皱，多鳞屑。口唇厚，舌大且常外伸，口常张开多流涎，外貌丑陋，面色苍白或呈蜡黄，鼻短且上翘，鼻梁塌陷，前额多皱纹，身材矮小，四肢粗短，手常成铲形，脐疝多见，心率缓慢，体温偏低，其生长发育均低于同年龄者，当成年后常为矮子。

2.幼年黏液性水肿临床表现随起病年龄而异，幼儿发病者除体格发育迟缓和面容改变不如呆小病显著外，余均和呆小病相似。较大儿童及青春期发病者，大多似成人黏液性水肿，但伴有不同程度的生长阻滞，青春期延迟。

3.成人黏液性水肿 以 40～60 岁之间为多，男女之比为 1∶4.5。起病隐匿，病程发展缓慢，可长达 10 余年之久，最早症状是出汗减少，怕冷，动作缓慢，精神萎靡，疲乏，嗜睡，智力减退，胃口欠佳，体重增加，大便秘结等。当典型症状出现时有下列表现：疲乏，行动迟缓，嗜睡，记忆力明显减退，且注意力不集中，因周围血循环差和能量产生降低以致异常怕冷、无汗及体温低于正常；面部表情可描写为“淡漠”、“愚蠢”、“假面具样”、“呆板”，甚至“白痴”；面颊及眼睑虚肿，垂体性黏液性水肿有时颜面胖圆，犹如满月，面色苍白，鼻、唇增厚，舌大而发音不清，言语缓慢，音调低嘎，头发干燥，稀疏，脆弱，睫毛和眉毛脱落（尤以眉梢为甚），男性胡须生长缓慢；精神迟钝，嗜睡，理解力和记忆力减退；目力、听觉、触觉、嗅觉均迟钝，伴有耳鸣，头晕。有时可呈神经质或可发生妄想、幻觉、抑郁或偏狂；严重者可有精神失常，消化系统出现胃纳不振，厌食，腹胀，便秘，鼓肠，甚至发生巨结肠症及麻痹性肠梗阻。当出现以上临床症状时，最有用的检测项目是血清 TSH。甲状腺性甲减 TSH 可升高；而垂体性或下丘脑性甲减，则偏低乃至测不出，可伴有其他垂体前叶激素分泌低下。不管何种类型甲减，血清总 T4 和 FT4 均多低下。

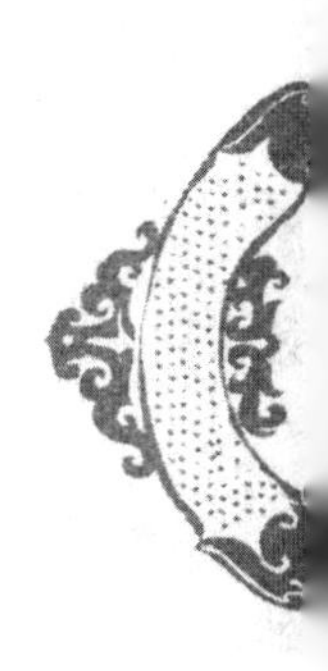

（三）中医认识

甲状腺机能减退中医属“虚劳”、“水肿”范畴。虚劳是指元气亏损、气血不足、肺腑受损所致的慢性疾病，其中以脾肾二虚为多见，表现为面色苍白、表情淡漠、畏寒乏力、毛发稀疏、皮肤干燥，声音嘶哑。水肿是由于脾气亏虚、水湿停聚、泛滥横逆而成。肾阳不足则开阖不利，不能化气行水，以致水液停聚，泛滥于肌肤也可形成水肿，可见眼睑水肿，体重增加，甚至心包胸腔积液等一

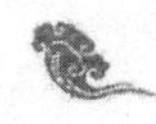

系列脾肾阳虚症状。

中医学认为,甲低、甲减的发生常与以下因素有关:

1.情志刺激。由于精神刺激,导致肝气郁结,肝郁致脾虚,则运化失常,内生湿痰。

2.饮食不当。由于饮食不当,损伤脾胃,中气不足,运化失常,饮食水谷不得运化,痰饮内生;痰湿壅盛,阻碍气机,损伤脾阳。脾为后天之本,脾阳虚弱,日久则肾火滋养,以致脾肾双亏,则见食欲缺乏、畏寒肢冷、嗜睡懒动、全身水肿等症状。

3.外邪侵袭。多见风热毒邪,从口鼻入侵,毒邪结聚于颈前,则见咽部及颈前肿、痛;若过用寒凉之物,内伤阳气,虽颈部热毒祛除,疼痛消失,但可见发音低沉、怕冷,甚至水肿等症。

4.手术创伤或药物中毒。由于施行甲状腺切除手术或服用某些有毒药物(如治疗甲亢的西药),损伤人体正气,致使脏腑失养,机能衰退,可表现一系列虚损证候。

(四)饮食疗法

甲减的饮食需视甲低本身的发病原因与甲低所致的各种并发症的不同,所以对于甲减不能盲目进补,一般要是没有其他并发症的情况下,甲低饮食以高热量和高蛋白质为主,若有心血管等并发症时,甲低饮食需注意减少肉类脂肪、蛋白质的摄入量,因为甲低可以导致高血脂、动脉硬化等并发症,下面就简单介绍一下甲减饮食。

1.避免进食生甲状腺肿物质的食物:不要吃卷心菜、白菜、甘蓝、油菜、木薯、核桃等食物,以免引起甲状腺肿大。

2.营养丰富:要补充足够的蛋白质,并限制脂肪、胆固醇摄入,应进食高热量、容易消化的食物,如蛋类、乳类、肉类、鱼肉、香芹,杏果、枣椰果、干梅等。

3.供给足量蛋白质:每人每天蛋白质量至少超过 20 克,才能维持人体蛋白质平衡蛋, 氨基酸是组成蛋白质的基本成分, 每日约有 3%蛋白质不断更新,甲低时小肠黏膜更新速度减慢,消化液分泌腺体受影响,酶活力下降,一般白蛋白下降,故应补充必需氨基酸,供给足量蛋白质,改善病情。

4.纠正贫血,供给丰富维生素:有贫血症的甲低患者应补充富含铁质的饮食、补充维生素 B_{12},如动物肝脏,必要时还要供给叶酸、肝制剂等。

5.补碘:除了从碘盐中摄取,甲低患者还可从碘酱油和加碘面包以及含碘丰富的海带、紫菜中摄取。

6.限制脂肪和富含胆固醇的饮食：甲低病人往往有高脂血症，这在原发性甲低更明显，故应限制脂肪饮食。每日脂肪供给占总热量20%左右，并限制富含胆固醇的饮食。

甲减饮食尤为重要，但是治疗也是不可避免的，建议在发现病情的时候及时进行治疗，多注意休息，不要有过大精神压力。

（五）注意事项

1.适合食用性温和的食物，禁食寒凉食物。中医认为，各种食物有寒凉温热之性，如众所周知的多吃辛辣容易上火，多吃冷饮就容易伤胃。中医认为阳气有温煦机体、促进气血运行的作用，阳虚则寒。甲减患者怕冷、喜热、乏力，多属中医的阳虚，适宜进食温补。在肉类食品中，羊肉、狗肉、鹿肉、牛肉等性属温热滋补，适宜甲减患者在冬季食用。从现代医学角度讲，蛋白质摄入不足时，甲状腺功能有低下趋势，供应足够的蛋白质和热量，能改善甲状腺功能。蔬菜中韭菜、山药可以温阳健脾，瓜果类中胡桃肉可以补肾温阳，甲减患者宜多食用。但寒凉生冷之品如冷饮、苦瓜、西瓜、菊花茶等则少吃为好。碘是制造甲状腺激素的原料，海产品含碘丰富。甲减患者甲状腺激素不足，多吃海产品既可以促进甲状腺激素的合成，还有软坚散结作用，对抑制甲状腺肿大和结节有帮助。因此，甲减患者宜食用海产品如海参、虾、牡蛎、海带、紫菜等。但螃蟹性凉不宜多吃，平时吃螃蟹沾姜末也是为了避免其寒性。由于甲减患者胃肠功能减弱，容易出现消化不良、腹胀等问题，食用海产品最好清蒸，不仅能保持味道的鲜美，还避免油腻，减轻胃肠负担。

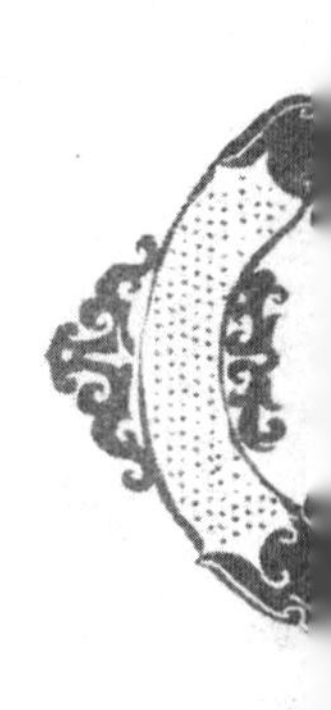

2.日常饮食一定要少吃盐。甲减患者由于黏液性水肿常常手足肿胀、身体发胖，咸的食物会引起水、钠潴留而加重水肿。虽说甲减患者不像肾病患者那么严格要求限制食盐的摄入，但也要少吃偏咸的食品如腌制的咸菜等。

3.生活上要注意保暖，晨练宜晚不宜早。甲减患者的身体产热量下降，免疫力及抵抗力较差，比一般的人更容易受寒感冒，所以更应当注意防寒保暖。人体必须适应四时阴阳变化，才能与自然界保持协调平衡。冬季天寒地冻、草木凋零，是自然界万物闭藏的季节，人的阳气也要潜藏于内。甲减患者由于本身缺少甲状腺素，体温偏低，在清晨和傍晚时不宜外出活动。而且清晨的空气质量是全天最差的时候。对有早起锻炼习惯的中老年人来说，应当尽量推迟早起锻炼时间，避免受寒。活动锻炼可以使经络通畅、气血流通，增强甲减患者的抵抗力和产热量，但要注意防止运动过于剧烈，过度运动不仅无益于健康，还可能诱发老年人的心脑血管疾病。甩手、捶背、散步、太极拳等锻炼方

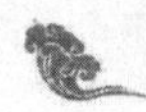

法,很适合中老年甲减患者。

4.多搓手脚促进血液循环。甲减患者末梢循环不好,容易手足发凉,四肢欠温,在天气寒冷时,这些身体暴露的部位就更容易受寒。中医学认为,阴经、阳经等十二经脉多在手指处交会,手上有许多穴位,经常搓揉按摩不仅可活动关节,有利气血经脉通畅,升提阳气防寒保暖,还可以帮助甲减患者缓解手胀、晨起手指关节僵硬症状。这种保健方法十分简便,您在看电视或坐车的时候都可以做。老百姓还常说寒从脚下起,护好脚身上就暖,这是有一定科学道理的。甲减患者每天晚上睡前用一盆热水泡脚半小时,边泡边搓,不仅能促进血液循环,还能改善睡眠,与现在社会上流行的足疗有相似作用,可谓免费的家庭足疗。

第四节 杂 症

一、落枕

(一)概述

落枕或称“失枕”,是一种常见病,好发于青壮年,以冬春季多见。落枕的常见发病经过是入睡前并无任何症状,晨起后却感颈肩部疼痛。

(二)一般疗法

落枕的治疗方法很多,手法理筋、针灸、药物、热敷等均有良好的效果,尤以理筋物法为佳。家人可帮助落枕者进行按摩、热敷以减轻痛苦。

1.按摩:立落枕者身后,用一指轻按颈部,找出最痛点,然后用一拇指从该侧颈上方开始,直到肩背部为止,依次按摩,对最痛点用力按摩,直至感明显酸胀即表示力量已够, 如此反复按摩 2~3 遍, 再以空心拳轻叩按摩过的部位,重复 2~3 遍。重复上述按摩与轻叩,可迅速使痉挛的颈肌松弛而止痛。

2.热敷:采用热水袋、电热手炉、热毛巾及红外线灯泡照射均可起到止痛作用。必须注意防止烫伤。

3.选用正红花油、风湿油、云香精等,痛处擦揉,每天 2~3 次,有一定效果。

4.伤湿止痛膏、外贴颈部痛处,每天更换一次,止痛效果较理想,但病人自感贴膏后颈部活动受到一定限制,孕妇忌用。

5.耳针:耳针埋穴于颈、枕区,以食指尖按压上述耳穴 5~10 分钟,或以食指端按摩上述耳穴。

6.针刺:不能前后俯仰者,取大椎、京骨穴、昆仑穴;不能左右回顾者,取肩外俞、后溪、风池穴。一般可取悬钟穴,位于足外踝上3寸,针4~5分,灸3~7壮,亦可按摩此穴,每次15分钟。

7.口服索来痛片1片,有临时止痛之效。

8.改变睡眠姿势,调整枕头高低,自己扭动脖子。

9.如为颈椎病引起,在理疗科医师指导下,进行家庭自我颈椎牵引疗法。

10.落枕严重者,局部注射0.25%奴夫卡因10毫升,止痛效果明显。到项背部明显酸痛,颈部活动受限。这说明病起于睡眠之后,与睡枕及睡眠姿势有密切关系。

(三)预防

1.要选择有益于健康的枕头,用枕不当是落枕发生的原因之一。

2.要注意避免不良的睡眠姿势,如俯卧把头颈弯向一侧;在极度疲劳时还没有卧正位置就熟睡过去;头颈部位置不正,过度屈曲或伸展等。

3.要注意避免受凉、吹风和淋雨,晚上睡觉时一定要盖好被子,尤其是两边肩颈部被子要塞紧,或是用毛衣围好两边,以免熟睡时受凉使风寒邪气侵袭颈肩部引起气血瘀滞、脉络受损而发病。

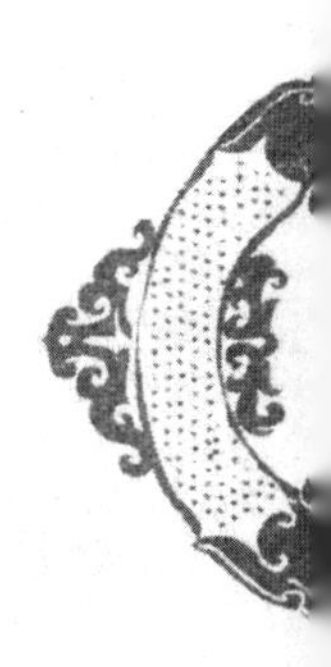

4.要注意饮食平衡,荤素合理搭配,多摄入富含维生素、微量元素、钙的食品,如新鲜的蔬菜、水果、奶制品及豆制品等。

5.要经常适量运动,尤其是颈椎的活动操,如做“米”字操,这是一种操作简便的颈部保健操。

二、失眠

(一)概述

失眠是一种现代人常见的睡眠障碍,是指睡眠时间不足或睡得不深、不熟,依情况可分为起始失眠、间断失眠及终点失眠三种。起始失眠是指入睡困难,要到后半夜才能睡着,多由精神紧张、焦虑、恐惧等诱发,这种失眠是一种条件性或获得性的反应;间断失眠是指睡眠潜伏期延长,睡不宁静,容易惊醒,常有噩梦;终点失眠是入睡不困难,但持续时间不长,后半夜醒后即不能入睡,老年人及高血压、动脉硬化、精神抑郁症患者常有这类失眠。

现代人生活紧张压力大,失眠的经验想必或多或少都有,患有失眠症的人,因为不能得到充分的休息,通常较容易焦虑、紧张及情绪不稳定。失眠的临床表现不一,轻者只表现为入睡困难,或睡眠不深,醒后不能再入睡;严重者则可通宵不睡。失眠往往与情绪变化有关,可以随着情绪变化减轻和加重,伴有心烦、多梦、畏光、怕声等,在白天往往有头晕、乏力、精神不振、记忆力减退等全身症状出现，发病时间可几天至几个月或更长。失眠多见于中年女性，可继发于躯体因素、环境因素、神经或精神疾病等。临床上以失眠为主要表现，理化检查见自律神经功能紊乱，或伴有高血压、动脉硬化、内分泌功能失调等症状。治疗上，以消除诱因、保持快乐情绪、居室保持安静、加强体育锻炼、养成良好睡眠习惯，必要时可加用镇静药物。当然，中药也是很好的选择。

（二）原因

1.由于外界刺激：不适当的室温、湿度、空间等，或过度的感觉刺激、环境的变化、心理压力、精神障碍。

2.由于身体内在疾病的刺激：例如疼痛（神经痛、头痛）、发烧、胃肠疾病（恶心、呕吐、腹泻）、心脏循环系统障碍、呼吸器官疾患（鼻塞、咳嗽）、泌尿生殖器疾患（尿意频频）、皮肤疾病（荨麻疹、急性湿疹）。

3.由于脑兴奋亢进：例如精神兴奋，喜怒哀乐过度，摄取有兴奋作用的食品及药品等，如咖啡因、尼古丁或金属中毒，脑膜炎、脑出血等。

（三）需要治疗的失眠

1.睡不着：上床30分钟以上无法入睡，并且十分焦虑。

2.睡不久：夜间醒来超过半小时，或晚间睡眠少于6小时。

3.睡不深：醒后仍十分疲惫、心情不佳与一般功能变差。

4.习惯性失眠：每周超过3个晚上，并持续数个月。

（四）中医观点

失眠，古称目不瞑、不得眠、不得卧、不寐。中医典籍记载，养生之道务必使人的作息配合大自然的规律，晚上11点以前就寝，让自己完全进入休息状态，最有助于健康，而且午睡有助于消除疲劳，但不宜超过1小时，以免影响夜间睡眠。近代科学家研究发现，中午睡1小时等于晚上睡3小时，如果平均一天需8小时睡眠。午睡1小时则夜间只需睡5个小时足矣。皮肤出现皱纹及鬓发变白都是老化的表征，和人体内疲劳物质的长期堆积有关，而疲劳物质会造成血液循环障碍，血液循环障碍会加速老化的进行。睡眠的作用即是除去此疲劳物质，大凡从事重劳动者与同龄的白领比无不显得特别苍老可作为佐证。以往的学者把失眠症分为4类：一为心肾不交，二为思虑伤脾，三为心虚胆怯，四为胃气不和。但以现代人的生活、环境而论，以往之分型，尚嫌不足。按照中医的观点，失眠与人体五脏六腑的功能失去平衡以及气血运行阻碍有密切关系，临床上常将失眠症状配合脏腑、气血的功能失调来分类，兹分述如下：

1.肝火：睡卧不宁，多梦易醒，急躁多怒，口干口苦，舌苔黄，脉弦数，可用泻肝火之方药加减治之。

2.心火：失眠多梦，心烦心悸，面赤口干，口舌生疮，小便短赤，苔红，脉数，可用清心火之方药加减治之。

3.脾胃不和：失眠，腹胀，嘈杂，嗳气，痞闷，苔厚腻，脉象滑，可用调理脾胃之方药加减治之。

4.阴虚内热：心悸而烦，多梦，健忘，盗汗，五心烦热，遗精，可用滋阴清热之方药加减治之。

5.心胆气虚：失眠惊悸，善惊易恐，噩梦，坐卧不安，舌淡红，脉细数，可用养心安神定志之方药加减治之。

6.淤血阻滞：顽固性失眠，久不愈，头痛头晕，舌瘀暗，脉细，可用活血化瘀之方药加减治之。

7.心脾亏虚：多梦易醒，头晕健忘，体倦神疲，面色不华，舌淡苔白，脉细弱，可用补养心脾之方药加减治之。

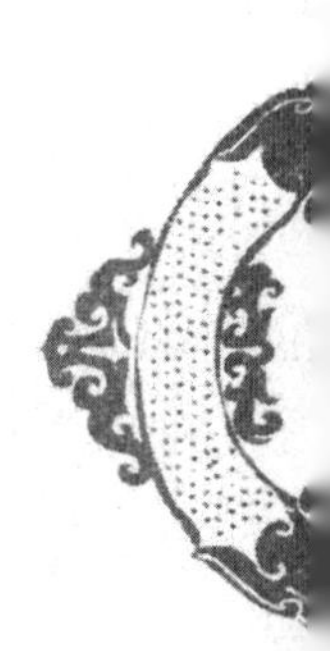

8.妇人脏躁、喜悲伤欲哭：情绪不定，时而悲从中来，时而易怒，或郁郁不乐时惊恐，可用疏肝缓急，理气解郁之方药加减治之，并配合心理疗法。

（五）方剂选读

名称：龙眼莲子方。

组成：龙眼肉 10 克、莲子 10 克、芡实 10 克。

煎法：以上 3 味药，加适量水，慢火熬汤。

服法：睡前，趁热服。

应用：龙眼莲子方有安定神经的功效，失眠、神经衰弱、贫血者皆可使用。此外对脑神经衰弱所引起的失眠亦有疗效。

（六）安眠方法

1.应到很想睡时才上床。

2.不要在床上从事睡眠与性以外的活动。

3.睡前 3 小时内不吸烟、不饮酒。

4.每日规律运动（避免睡前 4 小时内做激烈运动）。

5.患有失眠时尽量不要在白天午睡。

6.睡前 6 小时内，不服用含咖啡因的食品。

7.不论昨晚睡眠情形如何，每天早上定时起床。

8.若有消夜习惯，宜只吃 6 分饱即可。

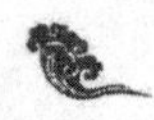

9.安排长久的睡眠环境。

10.如果不能入睡,就起来到另一个房间。

(七)失眠宜忌

1.忌仰睡:避免手放在胸部,压迫心肺,而且仰卧时舌根部往后坠缩,影响呼吸,易发出鼾声。此外,伏卧会压迫胸腹,左侧卧会压迫心脏,均属不当。唯有“右卧如弓”最能使全身肌肉松弛、肝血流增多、呼吸通畅。近代医学研究也指出,右侧卧在所有睡姿中最能提升人体副交感神经的活性,使人体放松而达到促进健康的目的。

2.忌睡前思绪万千:宋代蔡季通《睡诀》中说:“早晚以时,先睡心,后睡眼。”根据报告指出约90%的失眠是精神问题所造成。因此,懂得缓解压力,以及避免杞人忧天等情绪,是很重要的,所以睡前最好不要阅读。

3.忌说话:孔子云“食不言,寝不语”,盖因睡前唠叨不绝会使思绪兴奋,大脑兴奋不得安宁,因而影响入睡。

4.忌饮酒饱食:古人认为“胃不和则卧不安”,今人认为睡前3小时不进食,可使胃部获得充分休息,但有时一杯热牛奶可免因饥饿而睡不好。至于喝少量的酒,则可以松弛神经减少紧张,但过量的酒则适得其反,况且酒精会加速脑细胞的老化,因此中年酒瘾患者的睡眠形态与不喝酒的老年人相似。为了配合新陈代谢,睡前最好不要吃东西,也不要长期借酒入眠,如果饿了可以喝点热牛奶。另外,吃夜宵容易导致肥胖。

5.忌睡中开灯:中国传统医学认为,从寤入寐,进入睡眠状态,是一种引阳入阴的过程。醒时属阳,睡时属阴,光亮属阳,黑暗属阴。最近西方医学也报道,晚上睡觉开灯会影响智力发展,所以最好养成晚上睡觉关灯的习惯。

6.忌蒙面睡:古人有“夜卧不覆首”的说法,因为睡觉时用被子蒙住头面,会使人吸入大量的二氧化碳,发生呼吸困难。即使在冬季寒流来袭也不宜蒙面睡。

7.忌当风而睡:古书《琐碎录》说,卧处不可当风,当风“恐患头风,背受风则嗽,肩受风则臂疼,善调摄者,虽盛暑不可当风及坐卧露下”。现代生活中的电风扇、空调,在睡眠中亦当小心,因为人在睡眠中,生理机能较低,抵抗力较弱,此刻尽量不要直吹身上,以免日后生病。

8.忌张口呼吸:中国古代药王孙思邈说:“夜卧常习闭口。”因为张口呼吸,空气未经鼻腔“预热”、“过滤”处理,容易引起咽干咳嗽或其他感染。仰睡较侧卧容易引起张口呼吸。

9.忌睡中忍便：现代研究认为，憋尿忍便使得交感神经过度亢奋，对人体有害处，也会影响睡眠。

10.忌贪睡懒觉：中医典籍《黄帝内经》中早有“早睡早起”、“久卧伤气”的告诫，故而睡眠应以醒为度，睡懒觉对人体是有害的（《黄帝内经》进一步指出睡觉应该依照四季调度，春夏宜晚睡早起、秋天早睡早起、冬天早睡晚起）。

（八）临床常用方法

1.处方：酸枣仁汤、归脾汤、天王补心丹、温胆汤、朱砂安神丸。

2.针灸对失眠一般皆可产生显著效果，可配合中药一起治疗，常用穴位如神门、内关、安眠，耳部针灸穴位如耳神门、交感、皮质下等。

三、头痛

（一）概述

头痛是人类最古老且最常见的一种疾病，而几乎任何一种疼痛，大家都直截了当地称之为头痛，但实际上头痛有各种不同的形态和病因。同一个人常可以在不同的时间感到不同形式的头痛，例如眼睛四周或颈后面的头痛，有些只痛一侧，有些则痛在头顶上，而常见的头痛类型有紧张性头痛、高血压性头痛、外伤性头痛、三叉神经痛等，不论是哪一种类型的头痛，它都只是一种症状，提醒身体有麻烦，应该找医生了。

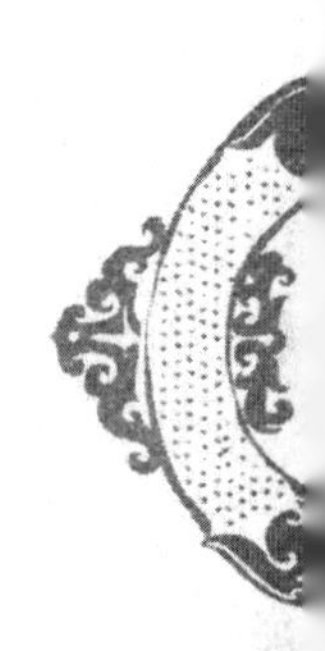

（二）中医认识

凡因外感、内伤引起的，以头痛为主症的病证，均称为头痛。头痛剧烈、反复发作、经久不愈、则称头风。头痛之病因多端，但不外乎外感、内伤 2 大类，又因其位高属阳，又以风邪、火邪最易引起头痛。

1.病因：

（1）外感头痛的病因：

风寒外侵：常见于冬天气候寒冷起居失宜。

风热人侵：气候温度变化忽冷忽热，室内通风不良。

风湿内侵：常住在潮湿地区或环境。

（2）内伤头痛之病因：

肝阳上亢：情绪不稳定，容易生气。

肾精亏虚：天生体质较差或房事过度引起。

脾肾虚弱：产后失调，暴饮暴食等。

淤血疼痛：外伤或久病人络等引起。

2.临床表现：

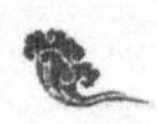

风湿头痛：头痛怕风，痛连颈部、背部，常把头包得紧紧的，舌苔薄白，脉浮。

风热头痛：头痛如裂，发热，怕风，面红，目赤，口渴，便秘，尿黄，舌苔黄，脉浮数。

风湿头痛：头重如闷痛，四肢无力，胃口差，胸闷，大便软，舌苔白腻，脉濡。

肝阳上亢：头痛而眩，心烦易怒，失眠，面红目赤，口干口苦，舌红苔黄，脉弦数。

肾虚头痛：头空痛，眩晕耳鸣，腰痛酸软，遗精带下，失眠，舌红少苔，脉细无力。

阴血亏虚：头痛头晕，耳鸣，手脚心热，眠少多梦，疲劳易发，心悸，面色苍白，舌红苔薄白，脉沉细。

痰浊头痛：头重痛，胸闷，恶心，呕吐，口水多，舌苔白腻，脉滑或弦滑。

淤血头痛：头痛经久不愈，痛处固定不移，痛如锥刺，舌质紫或有瘀斑。

3.治疗：依据以上不同的类型，病情轻重，以及脏腑功能受损的情况，给予不同的药物或方剂治疗，同时可配合针灸治疗，即根据疼痛的部位分别属于哪一条经络走向，采用局部或远处取穴治疗。

（三）自我按摩及保健

按摩前准备：放松身心，均匀呼吸，意念集中。

1.分抹前额：用双手二至五指指腹从前额中央向两侧擦抹。

2.推摩双鬓：用双掌根或大鱼际从太阳穴推向鬓角，再抹向风池穴（后颈发缘下大筋外侧凹处之穴），并可用拇指或中指按揉此穴。

3.梳头：用双手五指自然分开，由前向后反复梳理头发。

4.搓擦头皮：用各指端与掌面和头皮发生摩擦，从中央到两侧依次摩擦，由轻到重。

5.叩击头皮：以各指端或手指快速且依次轻轻叩击头皮。

适度运动，禁用烟酒，长期因紧张引起的头痛，可以按摩或热敷颈部肌肉，以促进血液循环，平时可用菊花 3～5 克、桑汁 3 克泡茶喝。

四、神经官能症

（一）概述

神经官能症，是属于轻型的精神疾患，并不是较严重程度的精神病。最常见的神经官能症，包括恐慌症、焦虑症、忧郁症、强迫症。这个诊断名词，可能令许多人感觉陌生，更有些人因为难以接受自己罹患精神疾病，需要精神科治疗的事实，转而寻求各式各样的偏方。有些人虽然没有达到神经官能症的诊断标准，但是在充满焦虑与高度竞争的社会里，几乎大多数人会在某一段时期出现类似神经官能症的症状，它的普遍情形与严重程度，就好比身体产生的肠胃炎、气管炎一样，神经官能症并不是单一的疾病诊断，而是涵盖了以焦虑、紧张、情绪烦躁、郁闷、头痛、失眠、心悸等临床症状表现的许多不同种类的精神疾病之统称。其实一般人常常听到的脑神经衰弱、自律神经失调、失眠症、肾亏等诊断，往往是神经官能症的委婉说法罢了。讳疾忌医的结果，不但使自己平白受苦，往往也耽搁了治疗的黄金时机，造成疾病慢性化，使得治疗工作更加困难。

(二)临床特征

神经官能症的病因是多方面的，包括心理、生理、社会等不同层面的因素，临床症状一般是以焦虑紧张为核心症状，常伴随有情绪郁闷的忧郁症状，以及各式各样身体不适的心身症症状表现，其病程常常是慢性化，且经常一再复发，使得患者饱尝病痛的折磨。患者经常会因为头痛、头昏、失眠、胸闷、心悸、手脚发麻等身体不舒服的临床症状表现，先行求助于内外科，但是身体检查的结果，却是正常或是不足以解释患者的临床病情。神经官能症的病因是多样的，其临床症状表现十分容易受到生活紧张、压力、人际关系、社会环境变动等因素影响，而使病情产生变化。

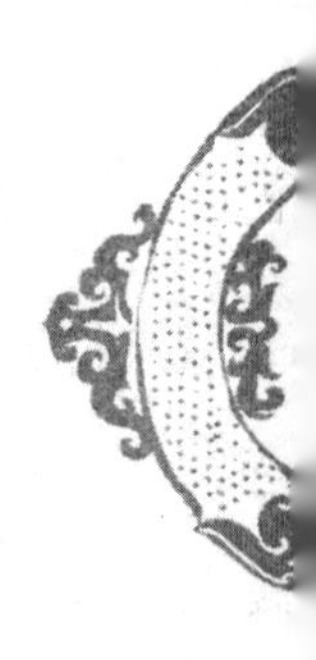

(三)现代医学治疗

1.精神药物治疗：针对“生理”因素进行治疗，依据临床症状及诊断的不同，可适度地使用抗焦虑剂、抗忧郁剂、其他精神治疗药物。药物的治疗须经由医师的仔细诊疗才能对症下药，避免药物不当使用所造成的副作用，某些精神疾病更需要辅以心理及行为治疗才能见效。

2.心理治疗、行为治疗、家族治疗等：针对“心理”因素进行处理，须根据病患不同的需要来选择，经由适当的心理治疗或咨商的协助，可以改善性格上的缺陷或盲点，增进人际关系，缓解生活压力。当患者的精神症状是导因于家庭或婚姻的不良关系时，家族或婚姻治疗可能是有必要的。行为治疗或其他治疗模式，通常应用在缓解症状、改善患者的偏差行为等层面。

3.治疗原则：精神医学的进展一日千里，但是许多人对精神疾病的观念仍停留在数十年前，甚至把精神疾病当做是一种“不名誉”的疾病，不但使患者本身平白受苦，也造成患者家属不必要的困扰和心理负担。所以，要有效地处理“神经官能症”，首先要对“精神疾病”有正确的观念和认知，其次是不可“讳疾忌医”，才能使精神疾病得到有效的防治。

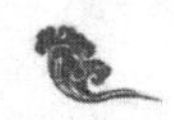

(四)中医观点

中医古代典籍并无神经官能症一词,但是从现代医学的内涵来看,本病相当于中医学中所谓的躁郁症,换言之是躁病和郁病的总称。感情以及精神障碍是主要症状。躁病的症状:情绪过度兴奋、愉悦、精力旺盛、易怒、夸张、喜争论、易与人起冲突、自认能力很强或具超能力,甚至妄想等。郁病的症状:情绪低落、心情沉闷、表情忧愁、失眠、身体衰弱、食欲减低、性欲减退、绝望、有罪恶感、负向认知与看法,甚至有自杀意念或企图等。躁病和郁病的症状,虽然迥然不同,但基本上本质相同。此二症大都会周期性地情绪过度高昂或低落交互出现,近代医学因此又称之为双极性疾患,但有时也会重复出现单一症状。近年来,女性无论在社会还是在家庭中所扮演的角色愈来愈重并且复杂,女性和男性同样地工作,同样承担压力之外,还必须承受生理差异所带来的身心不适,因此相较于男性而言,容易罹患忧郁症。中医在治疗方面多从整体观的认知下手,以辨证脏腑病位,气血阴阳盛衰,权衡虚实轻重、标本缓急,施以补脾养血、交通心肾,配以化痰、清热、理气、调补阴阳等治法,不但能起到镇静安眠作用和改善各种不适症状,更重要的是全面调节人体脏腑功能,使阴阳气血归于平衡状态。

(五)选方

处方名:甘麦大枣汤

组成:甘草10克、小麦10克、大枣50个。

煎法:以上3味,以水3碗,煎成一碗半,煎2次。

服法:分3次喝,温服。

使用:甘麦大枣汤具有镇静、抗惊厥、解痉镇痛、催眠、抗菌解热的作用,对于失眠、忧郁、神经衰弱有疗效。

(六)预防与护理

1.维持生活作息正常,保持每日运动好习惯,能动尽量动,绝对比坐着发呆或胡思乱想来得好。

2.放宽心胸,坦然面对人生。天下没有过不去的事情,所以不要斤斤计较、心胸狭窄,这样很容易产生烦恼。

3.凡事勿钻牛角尖,勿要求完美。正因为人生不是完美的,是无法止于至善的,你我皆凡人,又何能完美?同样,对于家人、朋友及同事等,也不需为此而气结与烦恼。

4.维持"三心二意四多"。"三心":平常心、自然心、真诚关怀心;"二意":善待自己、爱惜自己；“四多”：多接近大自然，多结交可谈心的朋友，凡事多往好处想，多培养心灵涵养。

（七）临床常用方法

处方：柴胡加龙骨牡蛎汤、抑肝散、定志丸、酸枣仁汤、清心莲子饮、天王补心丹、加味逍遥散。

穴位：神门、三阴交、百会穴、四神聪。

五、痛风

（一）概述

痛风是一种嘌呤代谢紊乱所引起的疾病。嘌呤是细胞核的成分所分解出来的尿酸和从食物中嘌呤所分解的尿酸，共同形成在体内的尿酸，从肾脏排到尿中，也从肠管排到粪便中。如果尿酸在体内积存过多而排出过少，就增高血液内尿酸浓度，再加上关节病变就成了痛风。简单地说，痛风是由于血液中的尿酸过高所引起的关节疾病。一般发病者多在 40 岁以上，现有年轻化的趋向，临床 20 ~ 30 岁渐多，患者大多数为男性。初发部位 80%是位于大脚趾。与其他风湿症患者不同的是，痛风症初发往往局限在某一关节，再发，则可能在其他部位。在临床上将痛风分为原发性与继发性，原发性痛风是天生代谢障碍，其遗传、体质、生活环境或伴有特定蛋白质缺陷疾病，引发尿酸生产过量或排泄过少，而形成高尿酸血症。

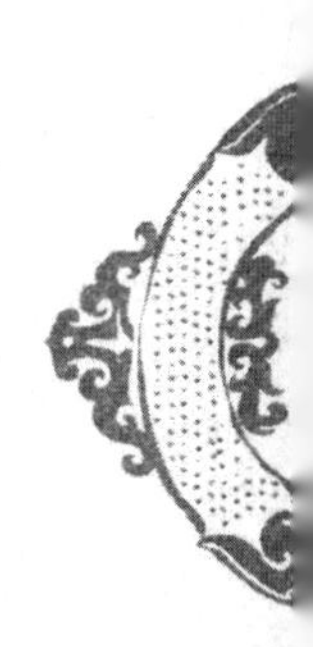

继发性痛风是后天疾病引发代谢异常。如：血液病变（尿酸生产过量）；慢性肾脏病（尿酸排泄减少）；高血压性心脏血管病（尿酸排泄减少）；服用产生高尿酸血症的药品（尿酸排泄减少）；饥饿，如减重过速时（尿酸排泄减少）。

（二）临床症状

可分为 3 期，如下所述：

1.无症状期。此期多为青春期的男性，或停经时的女性，其血清尿酸浓度增高，可历时很久，不见病状，或有人甚至终其一生不见生病现象。

2.急性痛风关节炎。熬夜、压力、疲劳、酗酒、饮食过剩、关节损伤、手术和感染是诱因。发病急骤，多在半夜剧痛惊醒。患部红、肿、热、痛或发烧、心悸、头痛、厌食等。侵犯部位在大脚趾、踝、足跟、膝、腕等小关节。疼痛时间为 3 天至数周，可完全恢复。年发作 4 ~ 5 次或 1 ~ 2 年发作 1 次。

3.慢性痛风。造成进行性关节破坏及变形。在耳朵软骨、滑液囊和肌腱鞘内可形成痛风石，这是由尿酸单钠、胆固醇、钙和草酸盐组成。10% ~ 20%的患者并发尿路结石，亦有形成肾脏病、骨质毁损、肾衰竭。临床上有关节畸形、背

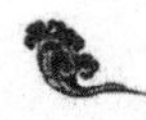

痛、胸痛、肋痛、坐骨神经痛等症。

(三)选方

处方名:四妙丸。

组成:黄檗20克,苍术12克,薏米20克,怀牛膝12克。

煎法:水泛小丸。

服法:每服6～9克,温开水送下。

(四)研究

1.《本草纲目》:

(1)黄檗(芸香科):除湿清热、利下窍、疗下焦虚、诸痿痈疾,为治痿要药。

(2)苍术(菊科):治筋骨软弱、风寒湿痹、脾湿下流浊沥、逐皮间风水结肿,为治痿要药。

(3)薏米(禾本科):去干湿脚气、祛风胜湿、去风湿痹痛、除筋骨中邪气不仁。

(4)怀牛膝(苋科):治汗湿痿痹、阴痿、膝痛不可屈伸、排脓止痛、痈肿恶疮、伤折。

2.《本草备要》:

(1)黄檗:苦、微辛、寒。疗下焦虚、骨蒸劳热、诸痿痈疾、目赤耳鸣、消渴便秘、黄疸水肿、水泻热痢、痔血肠风、漏下赤白、诸疮痛痒、头疮、口疮、杀虫安蚍。

(2)苍术:甘、辛烈、温。燥胃强脾、发汗除湿、能升发胃中阳气、止吐泻、逐痰水、消肿满、辟恶气、散风寒湿,为治痿要药,总解痰、火、气、血、湿、食六郁;脾湿下流、肠风带浊。

(3)薏米:甘、淡、微寒。健脾、治水肿湿痹、脚气疝气、泻痢热淋、补肺清热、肺痿肺痈、咳吐脓血、治风热、筋急拘挛。

(4)怀牛膝:苦、酸、平。散恶血、破症结、心腹诸痛、淋痛尿血、经闭难产、喉痹齿痛、痈肿恶疮、金疮伤折、出竹木刺。

3.现代药理:

(1)黄檗:抗炎作用、抗菌作用、增强防御机能作用、降压作用。

(2)苍术:抗菌作用、扩张下肢血管作用、镇静作用、排钠钾的作用、降血压作用。

(3)薏米:治肌肉风湿作用、利水渗湿作用、降低横纹肌收缩作用。

(4)怀牛膝:止痛作用、利尿作用、降压作用。

(五)临床常用方法

1.处方:上中下通用痛风丸、当归拈痛汤、越婢加术汤、小活络丹、薏米汤。

2.穴道:太白、隐白、太冲。

3.饮食禁忌:不可吃含大量嘌呤体的食物,如鱼、动物内脏;不吃过度高蛋白食物和高脂肪食物,如酒、小鱼干、内脏、鸡精、白带鱼、草鱼、香菇、酵母菌。

总之,要降低痛风的发病率,生活起居饮食都必须长期有所节制。这是种容易控制,但终生都必须注意控制的疾病。

六、口臭

(一)概述

口臭是随呼气而散发出的令人不愉快的一种臭气。一般而言,口腔中平常收容有数百种偏好不同营养成分的细菌,这些微生物特别喜欢蛋白质以及蛋白质消化后所产生的化学物质,包括某些真正散发出恶臭的物质。口臭的主要来源不是牙齿也非牙龈,而是舌头的后方。这个部位不容易让唾液清理到,而且包含了许多微小凹陷得以藏匿细菌,它们可以在这里悠闲地腐坏倒流的鼻涕,以及堆积在这个地方的残留物质。

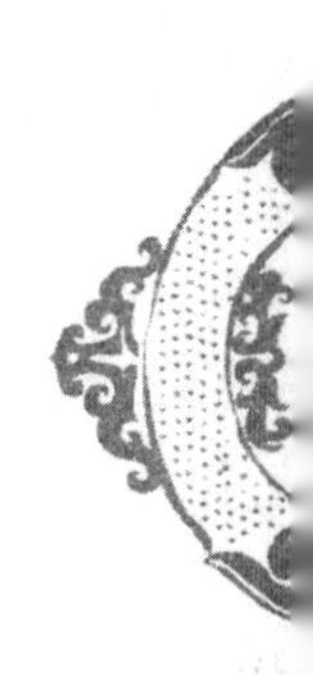

其他的口腔问题也会引起口臭,包括不良的口腔卫生习惯(尤其是牙缝间残留蛋白质食物颗粒)、牙龈发炎、不当的牙齿修补、不洁义齿以及脓疮。由于唾液的持续流动会冲走细菌及其发臭的化学产物,因此任何促使口腔干燥的动作,像是用嘴巴呼吸、禁食、长时间说话、压力以及用药等,都会让口臭的情况恶化。抽烟是造成口臭的著名元凶。虽然抽烟也许可以降低细菌活性,但这项潜在好处却淹没于众多坏处之中。抽烟使口腔干燥、损坏牙龈并恶化鼻涕倒流情况,而且残留物的气味还会与原有的口腔异味混杂在一起。有些口臭与真正的牙周病(牙龈的损坏)有关。综合言之,临床上口臭可分为特发性口臭及症候性口臭两种。特发性口臭是由蛀牙、口内炎、齿髓炎等口内疾病所引起的;至于症候性口臭则是因鼻喉部、气管及肺部、食道及胃部有病,或罹患糖尿病、慢性便秘、热性疾病等所引起的。

(二)中医观点

中医学认为口臭主要是由脾胃湿热、心肾阴虚及肝火肺热引起。由于饮食不节制及进食过多油腻食物引致消化不良、肠胃不适,因而散发气味。除有口气外,亦会感到口干、口苦。要改善这种情况,最有效的方法是避免吃燥热和油炸的食物,多吃水果。近代中医药学研究表示,口臭是阴虚火旺,导致胃府积热、内脏功能失调、机体免疫力降低的早期信号。

1.脾胃湿热型:本型为脾胃积热,不得下泻,上逆于口,熏发口舌,形成口臭。有时并发有口腔黏膜溃疡,充血明显,渗出物较多,疼痛,口臭或口苦,大

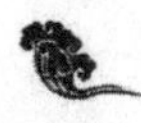

便燥结，舌质红、苔黄腻，脉滑数。治疗原则采用清热解毒、利湿除腐法。由于脾胃积热多与饮食关系密切，所以应特别注意饮食调节，多食新鲜水果和蔬菜，忌吃辛辣之物，禁烟酒；口腔内用2%黄芩水漱口，每日3~5次，以清热生津；伴有大便秘结者，因腹气不通，胃热不得下泻，燥热愈炽，可配合用润便通泻药，大便通畅，则里热可祛，阴液得保，口臭或口腔黏膜溃疡可改善。

2.心肾阴虚型：本型为肾阴不足，肾水无以上济，心火上炎所致，为本虚标实之证。常见五心烦热，夜寐多梦，头晕耳鸣，腰膝酸软，舌质红、苔少，脉细数。治疗原则采用滋肾养阴、清心降火。由于阴虚火旺，应尽量早睡，并注意调节饮食，多食淡薄滋润类食物，如银耳、番茄等，同时应多吃水果，多饮水或用莲子心、石斛、玉竹等煎汤漱口或饮之，忌食助火食品，注意养心宁神，增加睡眠，充分休息，则机体阴阳平衡，阴长阳消，虚火乃除。

3.肝火肺热型：本型为情志失调，肝阴不足或素体阴虚，肺经积热所致。肝阳上亢、肝郁化火，肺火伤津，是本证的病理基础。症见口干口苦，烦躁易怒，大便燥结，小便短黄，面赤失眠，或见咽干肿痛，咳嗽痰黄，鼻流浊涕，舌质红、苔黄或腻，脉弦数，治疗采用清肺泻肝法。嘱病人配合食用清淡食物，或用鲜芦根煎汁代茶饮，或用银花、桑白皮煎汁漱口，每日4~6次。

（三）药茶

药茶名：薄荷茶。

组成：薄荷3克、茶叶适量

煎法：以上二味药，加水适量滚沸，闷泡5分钟。

服法：当茶饮，日服一剂。

使用：薄荷茶具有消炎、抑菌、清凉作用，适用于特发性口臭。但对因食积或上呼吸道炎产生的口臭亦有效。薄荷茶对于一般性头痛也有缓解作用。

（四）研究

1.《本草纲目》：

（1）薄荷（唇形科）：治宿食不消、利咽喉、口齿诸病，令人口气香洁。

（2）茶叶：去痰热、破热气、除瘴气、下气消食。

2.《本草备要》：

（1）薄荷：辛、凉。治头痛头风、中风失音、痰嗽口气、语涩舌苔、眼耳咽喉、口齿诸病、皮肤隐疹、瘰疬疥疮、骨蒸惊热、破血止痢。

（2）茶叶：苦、甘、微寒。下气消食、去痰热、除烦渴、清头目、醒昏睡、解酒食油腻烧炙之毒、利大小便，多饮消脂、寒胃。

3.现代药理：

(1)薄荷：对上呼吸道有消炎作用、健胃作用、抑菌作用。

(2)茶叶：消除口气、利尿作用。

(五)预防与护理

1.平时应少吃葱蒜等辛辣食物，因其容易在用餐后迟迟不散。

2.避免辛辣的熏肉制品，以免因挥发性精油而使气味残留口腔内。

3.某些特殊的芝士等乳制品容易残留在口鼻中，减少摄取为宜。

4.避免某些鱼类，例如比萨里的缇鱼、三明治里的鲔鱼，都可能造成口腔异味。

5.以开水代替酒精饮料，如咖啡、啤酒、葡萄酒、威士忌等都要尽量避免饮用。

6.随身携带牙刷随时刷牙，可使某些气味暂时或完全地消失，若无法刷牙，可以漱口取代。

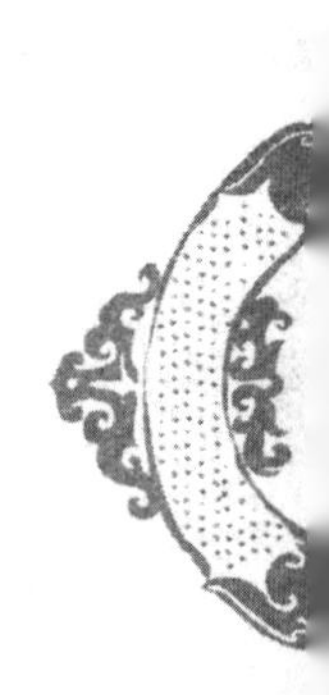

7.嚼薄荷或口香糖，或把芫荽放入口中咀嚼，皆可净化口气，暂时遮盖口气。

8.除了常喝薄荷茶外，可多喝生莲藕汁，多吃丝瓜、萝卜、马蹄(荸荠)等食物，可减少口臭。

9.此外试试烹调用的香料，也可净化口气。

10.刷牙别忘了刷舌头，以免细菌残留在口中作怪，造成腐化加重口气。

11.若经常性找不到原因的口臭应该进一步检查，例如癌症、肺结核、梅毒等疾病，皆有可能引起口臭。

(六)临床常用方法

处方：清胃散、黄连上清丸、凉膈散、清咽利膈汤、玉女煎、泻黄散。

穴位：内庭、合谷。

七、声音嘶哑

(一)概述

声音嘶哑是一种症状，意指声音不扬，严重者甚至嘶哑不能出声，称为失音。声音嘶哑和失音一般在临床上可分为急性和慢性两种。所谓急性声音嘶哑是指感冒所引起的急性喉头发炎所导致的急性声音嘶哑；相反的，若是急性感染没有治疗完全，导致反复发作，最容易形成慢性喉头发炎，或因职业所需常常讲话、唱歌、喊叫，或是发音方法不正确使声带创伤以至于声音嘶哑，长期下来容易形成声带结节、声带息肉等疾病，则会导致慢性声音嘶哑。喉咙痛、声音嘶哑是常见的症状，最容易被人忽视。但是如果声音沙哑持久没有改

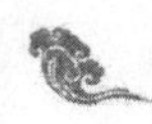

善的话，千万不能马虎，因为除了可能是一般常见的喉头炎之外，也可能是癌症的前兆，或是身体有其他潜在的问题，最好请专科医师诊察。

（二）中医观点

中医学指出，形成声音嘶哑的原因是多方面的，有风寒、风热、肺燥津伤、肺肾阴虚等病因，其中以感受外邪，肺气壅遏，声道失于直畅以及精气耗损肺肾阴虚，声道失于滋润所致，为最常见的情形。外邪又可分为风寒与风热，风寒犯肺，使得肺气不宣，气道不利，故声音不扬，甚则声音嘶哑、咳嗽、鼻塞；风寒束表，则皮毛闭塞，故见头痛，恶寒发热，舌苔薄。风热伤肺，肺津被灼，咽喉失于滋养，故喉燥音哑；干咳无痰，口干，鼻唇干燥，为风热燥盛之象；风热伤阴，故舌红，脉细数。临床上分为实证、虚证两种类型，分述如下。

1.实证型：实证型又可分为两种。

（1）风寒型：症见声音不扬，甚则嘶哑；或兼咽痒、胸闷、咽痛、头痛等，舌苔薄白，脉浮。治疗原则宜疏风散寒，宣利肺气。可用金沸草散或桔梗汤等随症加减。

（2）风热型：症见语声嘶哑，重浊不扬，咳痰稠黄，口燥，舌苔黄腻，脉象滑数。治宜清肺泻火，化痰利咽。可用桑菊饮或桑杏汤等随症加减。

2.虚证型：虚证型也可分为两种。

（1）肺燥津伤：声嘶，音哑，咽痛，喉燥，口干，舌红，脉象细数。治宜清肺利燥。可用清咽利膈汤或清燥救肺汤等随症加减。

（2）肺肾阴虚：声音嘶哑逐渐加重，日久不愈，虚烦不寐，手足心热，耳鸣目眩，舌光红，脉细数。治宜滋养肺肾，降火利咽。可用百合固金汤或麦味地黄汤等随症加减。

（三）药茶治疗

药茶名：杭菊胖果茶。

组成：杭菊10克，胖大海7个，罗汉果1个（击碎），甘草7片。

煎法：以上4味药，加入滚水500毫升，密盖5分钟。

服法：不拘时、不拘次、趁热服之。

使用：杭菊胖果茶适用于一般声音嘶哑，若有感冒则不宜使用。

（四）研究

1.《本草纲目》：

（1）杭菊（菊科）：治头目风热、利血脉、除胸中烦热。

（2）胖大海（梧桐科）：开音治喑、爽嗽豁痰。

(3)罗汉果(葫芦科):止咳清热、利咽喉。

(4)甘草(豆科):泻火热、去咽痛、解毒。

2.《本草备要》:

(1)杭菊:甘、苦、平。治头目眩晕、散湿痹游风。

(2)胖大海:甘淡、凉。治嗽痰肺热。

(3)甘草:甘、平。补脾胃不足,而泻心火。生肌、止痛、通行十二经、解百药毒。

3.现代药理:

(1)杭菊:抗菌、抗病毒作用,镇静、解热作用。

(2)胖大海:抗炎作用、抗病毒作用、镇痛作用。

(3)罗汉果:退热、祛痰。

(4)甘草:解毒作用、抗炎及变态反应作用、镇咳作用、镇痛作用。

(五)注意事项

1.胖大海甘淡而凉,主治嗽痰肺热,适用于风热邪毒侵犯咽喉所引起的音哑,若是风寒外感邪气则不适用,所以并非所有的音哑者皆能适用。

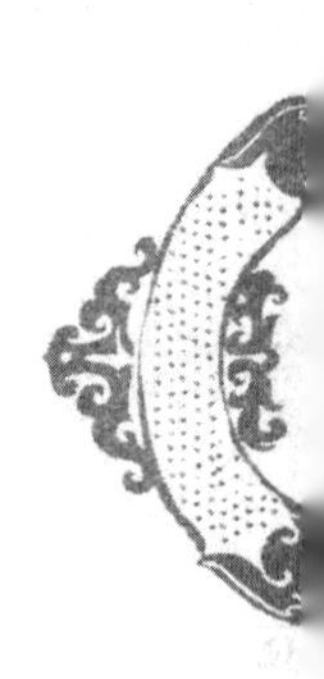

2.根据中医五行学理指出,肝属木、肺属金,"肝肺藏象",倘有"燥热"存在,出现紧张烦躁,时而咳痰,咽喉往往会感到诸多不适,如似痛非痛等情状,甚而说话时发音沙哑。

3.切勿过度唱歌、朗读及大声讲话,以保护嗓子。

4.加强饮食营养,多吃新鲜蔬菜、水果,忌食辛辣、肥腻食品,切勿饮酒、吸烟。

(六)临床常用方法

处方:铁笛丸、沙参麦冬汤、麦味地黄丸。

八、眼病

(一)概述

眼睛为心灵之窗,人过了40岁,中老年人的视力退化问题浮出台面,近年来幼儿的弱视、斜视、近视问题也呈现严重化,眼睛的保健与治疗不可不慎。《黄帝内经》说:"五脏六腑之精气,皆上注于目而为精。"这句话的含义是说人体脏腑功能正常,眼睛即明亮有神。相反的,如果眼睛有问题,人体脏腑功能可能就有问题。现依中医的观点提供眼睛常见疾病的防治方法。

(二)常见病症防治

1.干眼症。干眼症是常见的眼科慢性病,眼睛干涩、酸热疲劳、怕光畏风、眼睛充血、视力不稳定、头痛等为主要症状。干眼症是由于患者泪液层的稳定性较差,因而容易产生眼睛干涩、有异物感与烧灼感、视力模糊、怕光、眼睛红

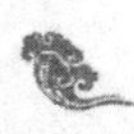

痒等症状，甚至会有疲劳、眼睛睁不开的情形。导致干眼症的原因有很多，例如年纪老化、慢性发炎、缺乏维生素、化学性灼伤、翼状赘肉、沙眼等，此外，颜面神经麻痹或红斑性狼疮、甲状腺炎等自体免疫系统疾病，也有可能会导致干眼症的产生。常常使用电脑的族群，整天盯着显示器看，少有眨眼的动作，以致眼睛过度疲劳而缺氧，没有充分休息而容易罹患干眼症；隐形眼镜族也是干眼症的高危险群。总之精神紧张、焦虑、自律神经失调、内分泌失调、免疫力差都是恶化干眼症的凶手之一。干眼症若没有适当处理，有可能会恶化成角膜溃疡，严重者可能要换角膜。治疗方面还当以找出导致干眼症的原因为主。西医一般治标的方法是用含有类固醇的眼药或广效性抗生素来处理，也可使用人工泪液支持治疗。中医的治疗大都从"目涩"或"白涩"等范畴了解，以活血凉血清热、滋补肝肾的方药为主，亦可辅以针灸的疗法，都有不错的效果。中药方面一般可选用明目地黄丸、清上蠲痛汤、半夏天麻白术汤等随症加减变化，并且用人工泪液辅助治疗。食补方面亦可用炒黑决明子、枸杞泡开水服之。除药物治疗之外，应该避免直接面对空调出风口处，远途开车者偶尔要将车窗摇下以通风，避免空气过于干燥，使眼睛更干涩；养成适度"眨眼"的习惯，不要在强光下看书写字，最好不要熬夜；干眼症患者不适宜戴隐形眼镜。若是因身体其他疾病引起的干眼症，则须针对其病因加以治疗。

2.飞蚊症。飞蚊症基本上是一种病人自觉的征候，即在视野范围内有似蚊子或苍蝇的黑点或黑线，甚至蛛网状的黑影在眼前飘游，此乃因眼球内玻璃体有微物。眼球结构在水晶体之后视网膜之前有透明似蛋清半流动的填充组织，称为玻璃体，玻璃体约占眼球总体积的四分之三，如果因老化、近视、外伤或眼球内发炎产生了液化，而使其中所含的蛋白原凝聚成不透明的点或线而漂浮在其中，或因血液、钙盐、发炎细胞，甚至寄生虫漂浮在玻璃体中，也就是俗称的玻璃体混浊，以上的微物、漂浮物投影在眼底视网膜上形成形状怪异的黑影，这些黑影在眼前飘来飘去抓拍不着，就像展翅飞舞的蚊子，故临床上称之为飞蚊症。绝大多数的飞蚊症都不影响视觉机能。

但是有以下现象时必须特别提高警觉，及时找眼科医师详细检查。

(1)伴有视力的严重减退、视物变形或扭曲。

(2)伴有眼睛发红、疼痛、畏光及泪水分泌过多。

(3)伴有高度近视或糖尿病、高血压等全身性疾病。

(4)伴有固定的视野缺损，或似帘幕状的黑影。

(5)伴有闪光性幻视(即闭眼或眼球转动时有光点、光圈、闪光或发光物体的感觉）。

（6）突然且快速大量出现的黑点。

总之，虽然绝大多数的飞蚊症都是一种无害的症状，但其中有少数却是严重眼疾，如视网膜剥离或是玻璃体积血等的先驱症状，实在不该掉以轻心。中医典籍有云：“有诸内，必形于外。”飞蚊症是一种警世信号，它传达五脏六腑、经络气血违和之信息，要提早就医，防患未然。在临床上中药可用滋肾明目丸随症加减变化服之，疗程需要 3 ~ 5 个月。

3.青光眼。人的眼球非常精密，可比喻为一个照相机，最前面是一透明的角膜，即黑眼珠的部分，接着是虹膜与瞳孔，虹膜的收缩也就是瞳孔大小的变化，可以控制进入眼睛光线的强度与光量，如同照相机的光圈，再经过调节水晶体的厚薄，可使光线聚焦在网膜而成像，网膜再将视觉的信息经神经而传入大脑。眼球前部的前房后房充满了一种称为房水的循环体液，维持眼球内正常的压力（即眼压），以免眼球坍陷。房水不断由睫状体分泌出来，由后房流经瞳孔进入前房，再由前房隅角的小梁网排出眼球外，进入血液循环。房水的分泌与排出在正常情况下成为平衡状态，使眼压维持在 20 ~ 30 毫米汞柱以下。

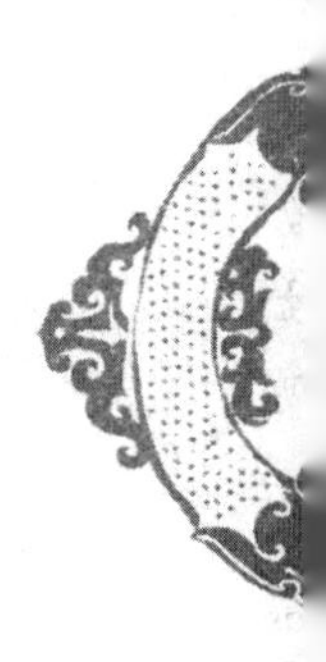

青光眼又称“绿内障”，是成年人失明的主要原因之一。当某些因素导致房水分泌增加或排出受阻时，会造成眼压升高。若眼压超过正常眼所能忍受的程度时，会使某些视神经受到伤害，于是在视野上出现缺损，这就是青光眼，伴随其他的症状如头痛眼胀、眼球变硬、睫状冲血、眼睑下垂、视物不清，常见灯火星红绿色圆晕。西医都以点眼药水或激光治疗之。虽然它不会传染，也不会危及生命，但是若没有尽早发现，没有控制眼压，病情将逐渐恶化，视神经受损愈来愈明显，视野缺损的程度渐渐扩大，最后将导致视力完全丧失。由于患青光眼时，中心视力的影响大都发生在末期，初期的影响都是开始于视野外围，所以不容易发觉。有些族群属于高危险群，例如糖尿病或高血压患者，高度近视、家族中有青光眼患者，最好定期做眼部青光眼检查，以便早期诊断及尽早进行适当的治疗。

青光眼在临床上可分为四大类：隅角开放性青光眼、隅角闭锁性青光眼、先天性青光眼及绝对期青光眼。

（1）隅角开放性青光眼又分为原发及次发性两种。它经常没有症状，所以最容易被忽略。因为其眼压慢慢升高，病人不会觉得头痛，一般均在做眼科检查时才被发现。只有在末期，病人才会发现看东西模糊不清，看的范围变窄。长期点类固醇眼药引起的青光眼也属于此类，所以须小心使用，以免遗憾终身。

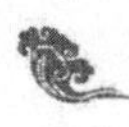

(2)隅角闭锁性青光眼急性发作时,症状最明显的患者会突发视力模糊、眼睛红痛、头痛、恶心或呕吐,常会被误以为是肠胃炎、心脏病、高血压而延误急救时间。慢性隅角闭锁性青光眼的症状较轻,有时甚至没有症状,轻者晚上看电灯会有彩虹圈,偶尔眼球会酸痛或头痛,但睡觉时会觉得较舒服,进到暗房(或电影院、隧道)眼球会觉胀痛,甚至头痛。

(3)先天性青光眼是小孩出生后,房水排出管道的先天性缺陷,当眼压升高时常会引起眼球变大,角膜直径较大,严重者角膜呈混浊状态,好像车子的风挡玻璃被一层雾盖住,小孩会有怕光、泪水过多的现象,又称"牛眼"。

(4)各种型的青光眼末期,导致视力丧失,眼压无法控制,眼睛非常疼痛时,统称为绝对期青光眼,至此地步,也只能以冷冻法或激光破坏睫状体来减少房水的分泌,减轻疼痛,或者只好摘除眼球。现代医学治疗青光眼只是控制病情不再恶化,并不能使此病"根治"。治疗方法有药物治疗、激光治疗与手术治疗。中医临床上一般使用滋肾明目丸配合五苓散或苓桂术甘汤随症加减变化使用,有助于对眼压的控制,并建议按时到医院追踪检查,治疗期约半年。不论是接受药物、激光治疗或手术治疗,一旦视神经已被破坏,治疗后只能控制眼压,使其不再继续破坏视神经;而已遭破坏部分的视神经是不能再生的。总之一定要接受医师的定期追踪检查,避免兴奋、愤怒、烦恼或失眠,刺激性饮料如咖啡、茶、酒。

4.红眼症。已知流行性角结膜炎能由腺病毒及克沙奇病毒引起。尤其以腺病毒 8 型及 9 型所引起的流行性角结膜炎(俗称"红眼症")及由腺病毒 3 型及 7 型引起的咽结膜热最受人注意。至于克沙奇病毒所引起的流行性角结膜炎,与腺病毒所引起的有所不同,克萨奇病毒引起的流行性角结膜炎来也匆匆,去也匆匆,其潜伏期只需 6 ~ 12 小时,即可发病,而腺病毒之潜伏期需 2 ~ 6 天。但两者皆具高度传染力,传染途径是"接触传染",游泳池的污水,被污染的公用物品,如毛巾、面盆等,都可传染流行性角结膜炎。

临床症状主要是眼睛红肿不适、怕光,伴有水性分泌物,偶有轻度发烧、耳前淋巴肿痛,严重时,还会有结膜下出血及结膜水肿。通常先发生于一眼,但有时候会感染另一眼,成为一个对称的"红眼人"。流行性角结膜炎的病人会伴有角膜病变,其大部分发生在红眼症后第 7 ~ 10 天,先形成弥漫性上皮性角膜炎,甚至发生上皮下角膜混浊及角膜实质病变。所幸大部分角膜病变在 2 周内皆会痊愈,只有少数之角膜混浊持续数月或甚至数年之久。至于咽结膜热的红眼症,只有 20%伴有角膜病变,但病人伴有明显喉咙肿痛、吞咽困难、全身酸痛、高烧、流鼻涕、咳嗽等类似感冒的症状。

治疗方面西医以类固醇为主要药物，其用意在减轻患者眼部不适，对疾病本身并无特异疗效。一般流行性角结膜炎约需2周才会痊愈，但要病毒完全消失，则需4~8之久。中医学指出本病的病因为外感风热邪气，引动肝火上扬，肺热上扰清窍，或病人素体肝肾亏损，虚火上亢，外加风邪逼迫，以致风火相煽，上扰目精，灼伤血络，迫血妄行，临床常用中药为龙胆泻肝汤、凉膈散、泻白散等随症加减治疗，并且辅以针刺疗法，常用穴位如太冲、曲池、合谷等。

(1)感染流行性角结膜炎后，应注意下列事项：避免烟酒、辛辣等刺激东西；充分的休息；切勿冲洗眼睛，因结膜周围有大量抗体，可增加抵抗力，若被冲洗，易使红眼症更为严重。

(2)本病属病毒感染，流行期间应注意下列事项，可减少感染红眼症的机会：勿去公共场所，如游泳池、电影院、理发店等；勿使用公共物品如毛巾、面盆等；勿与人握手；常常洗手，勿揉目。

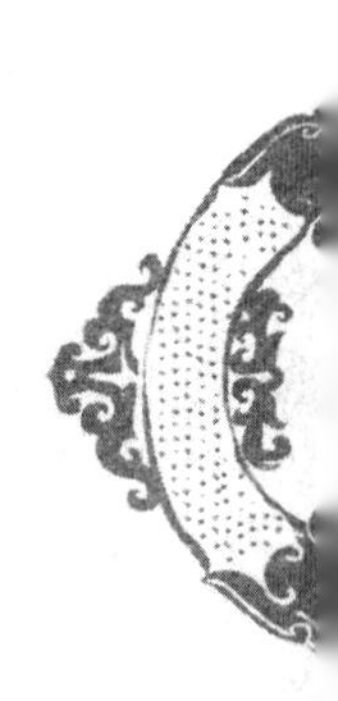

5.睑眼炎。“针眼”是很常见的眼科病症。虽然有人说，看了不该看的东西才会长针眼，但这仅是穿凿附会的说法，完全没有医学依据。“针眼”在医学上的正式名称为“睑眼炎”，俗称“目针症”，是一种眼皮脂腺的急性化脓炎症，常为葡萄球菌感染。健康的眼睑，其腺体的分泌与排泄均正常，细菌不容易在腺体内部繁殖发炎；但若腺体排泄不顺畅，或接触不洁的东西而感染细菌引起发炎，便会产生针眼，以下几种情况比较容易产生针眼。

(1)过度疲劳，情绪紧张，引起内分泌失调，皮脂腺排泄不畅。

(2)油性体质，皮脂腺分泌旺盛，分泌出口容易阻塞。

(3)用不洁的手搓揉眼睛，容易感染细菌。

由于针眼是急性发炎，所以会有红、肿、热、痛发炎症状。一般说来，轻微的针眼约在3~5天内便会痊愈。治疗方式为局部涂抹抗生素药膏，热敷可加速针眼的消退；若脓点出现，则应切开排脓；若感染症状严重，便须口服抗生素。中医在临床方面可用洗肝明目散加葛根汤或越婢加术汤，再配合清热解毒中药如银花、夏枯草、蒲公英等服之。

另外有一种也是发生在眼皮的病症，称为“睑板腺囊肿(霰粒肿)”。睑板腺囊肿与针眼的症状非常类似，但睑板腺囊肿是眼睑麦氏腺体慢性发炎脂性肉芽肿。其特征是腺体在无痛状况下逐渐肿大，外观并没有发炎的现象。若睑板腺囊肿体积微小且无发炎症状，则无须治疗，通常在数个月内便会自然消失；但若睑板腺囊肿体积过大，则会压迫眼球产生乱视，进而影响视力，这时

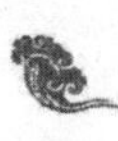

可以热敷、按摩挤压肿块部位，使腺体分泌物排出；局部类固醇药膏涂抹或局部病灶注射类固醇药物，可以加速缓解；若肿块持续不退，则应进行手术切开治疗。要特别注意的是，若切除后仍在同一处一再复发睑板腺囊肿，则应怀疑是否有睑板腺癌的可能。

6.弱视。弱视是指一眼或两眼视力无法用眼镜矫正到0.8以上，但眼球组织并没有病变，称为弱视，以孩童居多。

(1)弱视的原因：斜视；不等视，两眼视力差别太大；高度近视、远视、散光；遮蔽性眼疾，例如先天性白内障、先天性眼皮下垂等。以上都是因为没有清晰的影像或光线刺激视觉神经系统的发育而导致弱视。

(2)治疗方法：依医师处方，配戴眼镜；遮眼治疗，强迫小朋友用弱视的眼睛去看，以刺激视觉神经系统的发育；遮眼治疗效果较差者，可配合弱视训练；有些斜视或先天性白内障、眼睑下垂须开刀矫正。但是以上治疗总是耗时，而且必须要有恒心，最好的治疗时机是在3~6岁，8~9岁以后便无法治疗。

(3)弱视容易产生的问题：视力差，若无法恢复，开学就业容易有挫折及自卑感产生；若正常眼受伤或有眼疾时，弱视眼无法取代正常眼的功能。

患有弱视的人，无法建立"立体感"及"深度感"，无法从事精密的工作。中医学认为本病导因于肾精亏虚、先天不足等，因此临床治疗可用龟鹿二仙丸调理，再配合遮眼治疗效果更佳。

7.假性近视。近视，简单而言，就是眼睛只能看清近的物体。以医学的观点来说，则是远处平行的光线经过前眼部的折射后，焦点落在视网膜的前方，而视网膜黄斑部上的成像却是模糊的，必须戴上凹透镜，才能把成像清晰地聚焦延长落在黄斑部上。例如，近视200度的眼睛只能看清楚眼前50厘米以内的东西，若想要和正常的眼睛一样看清楚远方，就必须戴上200度的近视眼镜。至于假性近视则是由于近距离读书或工作太久，使负责调节水晶体的睫状肌发生痉挛，不能放松调节所产生的。

罹患假性近视，睫状肌麻痹剂的治疗是有一定的效果，所以孩童发生视力不良时，应尽早检查。目前眼科医师皆以睫状肌麻醉剂先做瞳孔放大，进一步检查以便尽早治疗，把握尚属"假性近视"时期的治疗先机，否则久而久之，也就变为真性近视了。使用的睫状肌麻痹剂，只能抑制真性近视的增加速度。

医学上将近视分为轴性和屈光两种。所谓轴性，是指眼睛视轴过长所产生的近视，而屈光近视则是由于角膜的屈光能力太强所引起的，这两种因素是分别独立遗传的。一个人眼睛的屈光度数决定于先天上眼轴长度与角膜屈率的组合。中学生的近视比例比小学生大,大学生的近视比例又比中学生大。

眼镜需不需要经常戴?一般来说,假如近视度数在200~300度以下者,看远或看黑板时看不清楚,则需要戴上眼镜,眯着眼睛看是不好的习惯。看近物时,只要读书习惯良好,姿势正确,戴与不戴是差不了多少的。轻度近视的人近距离工作不戴眼镜,因而减少睫状肌的紧张,也许是比较有利的。当然,戴不适合的眼镜或假性近视的人戴上眼镜,都对眼睛有害。若是近视在300~400度以上,不论看远物或看近物,都需要戴上合适的眼镜,看书时,仍须保持适当的距离。其他尚须注意的问题:

距离:阅读或写字姿势要端正,眼睛与书本的距离要保持30厘米,不要太近;

光线:阅读或写字时光线要适宜,不要太强或太弱;

时间:阅读或写字时间不要过长,连续1小时左右要休息片刻;

场所:阅读或写字的场所要适宜,例如躺在床上则不宜看书;

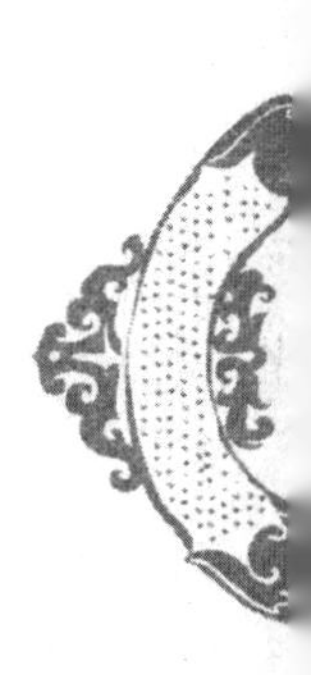

均衡的养分摄取,多看远方景物,假日多到郊外接触绿色的大自然,并且定期接受眼科医师的检查对于防治假性近视都很重要。

中医学指出可用补肝散、定志丸等随症加减服之,一般观察疗程约半年方可显现效果。

8.白内障。白内障是老年人最常见的眼疾之一。水晶体位于瞳孔后面,是一个小小的凸透镜的构造,负责聚焦进入眼内的光线,成像在视网膜上。年轻时候水晶体透明清澈,光线可通行无阻,年纪老了水晶体逐渐变得混浊,就称为白内障。混浊逐渐增加时,水晶体呈现黄白色,光线的透过受到影响,程度愈深,阻挡光线愈大,视力就愈模糊,到了影响日常生活的程度时,就要靠开刀来治疗。患白内障的年龄因人而异,通常在50~60岁开始发生,有的较早,有的较迟,不论迟早,一旦发生后,目前西医还没有药物可以治疗白内障。一般所谓的白内障眼药水,最多只能减缓白内障进行的速度而已,而且其药效还有争议,所以唯一的治疗方法是手术将白内障摘除。

近年来由于手术仪器精进、显微手术的发达,再加上人工水晶体的发现及改进,使得白内障手术的成功率增高,所以从前手术的适应对象是要等到白内障成熟,才考虑动白内障手术。现在的标准是经过眼科医师的理学检查有水晶体的混浊,再依个人对视力的需求而定,需要较好视力才能生活和工作的人,可以早一点手术,否则可以等到视力降到0.3以下再行手术。有些人的水晶体过熟,此时水晶体蛋白质自晶囊渗透出来,或者水晶体膨胀过度,这

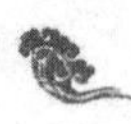

些都会引起青光眼,此时才予以摘除白内障,则手术的成功率就得大打折扣了。

(三)眼部保健操

根据中医的针灸经络学说,通过穴位按摩刺激,以缓解肌肉疲劳,促进气血循环,可达到预防近视、改善视力的作用,但必须持之以恒,方见效果。

1.按摩攒竹穴(眉头):食指按住攒竹穴,中指放在食指上,拇指放在太阳穴上(眉毛终点和外眼角之间向后1寸的凹陷处),先向里揉后向外揉。

2.按摩鱼腰穴(眉毛中央、下对瞳孔):食指按住眉中间,中指放在食指上,拇指放在太阳穴,先向里揉后向外揉。

3.按摩太阳穴:食指按摩太阳穴。

4.按摩承泣穴(眼眶下缘上方正中与眼球之间,直对瞳孔):食指轻揉承泣穴。

5.轮刮攒竹穴:食指按住攒竹穴,拇指放在太阳穴,食指自攒竹穴沿眉刮。

6.按摩风池穴(颈项大筋的两旁凹陷与耳垂相平处):食指、中指二指并在一起,按住风池穴,揉按之。

(四)按摩注意事项

1.按摩穴位要正确,手法要轻缓,以感觉酸为度。

2.每天早晚各做1次,每次每个动作各10次。

3.指甲要剪短,且洗净双手。

4.眼睛、脸部有发炎时,暂停按揉。

(五)日常保养

1.一般人眼睛常红肿痛痒涩,点眼药水无效,可用蒲公英、金银花、牛膝各5克,甘草3克服之,熏之。用法如下:以4碗水煎成1碗,在煎制过程以适当距离(不会引起眼睛不适)熏眼睛,熏完再喝药水。

2.眼睛毛病的预防不外乎《黄帝内经》所说的"饮食有节、起居有序、不妄劳作",平时睡眠要充足,饮食重均衡,眼睛多休息,不要沉迷于电视网络之中。

3.平常人平时可用菊花、桑叶、枸杞各5克,滚水泡开当茶饮用,保养。

4.有些人迎风泪眼,躺下睡觉眼泪不觉而出,或看电视书籍,眼泪直下,尤其以老年人最为多见,中医学指出此因肝血不足,肝气不能条达所致,可用夏枯草、香附、女贞子各5克,生甘草2克,滚水泡开当茶饮用。

九、耳鸣

(一)概述

所谓耳鸣是指耳朵在没有外来声音的刺激下,却能感受及听到声音。根据统计报告显示，耳鸣患者约占耳科门诊病患的 1/10，仅次于听力不良的患者。这些患者中约有 5%的人，抱怨因为严重的耳鸣情形而影响其日常生活，造成其身心疲乏不堪，足见这耳鸣的严重性。耳鸣临床的表征呈现非常多样化，可以是单侧性或双侧性，也可以是连续音或间断音、高频音或低频音，及各种不同的音色。目前最常用的分类法有两种：他觉性耳鸣；自觉性耳鸣。前者，即他人（包括医师）可以用仪器或耳朵，听到患者所抱怨的耳鸣声；而后者只有患者本人能听得到，别人却无法听得到耳鸣声（大部分的耳鸣患者属于这一类）。

（二）原因

他觉性耳鸣最常见的原因，是血管性疾患（例如静脉、动脉及动静脉瘘管等问题）及肌肉性疾患（例如中耳肌、耳咽管肌及喉咙肌等问题）造成的脉动性耳鸣及痉挛性耳鸣。大部分患者深受自觉性耳鸣所困扰，可能造成的原因相当繁多，外耳疾患（耳垢阻塞、外耳道炎）、中耳疾患（鼓膜穿孔、浆液性中耳炎、耳硬化症）、内耳疾患（梅尼尔氏症、耳毒性药物、噪音损伤）、听神经及神经传导路径疾患（听神经瘤、脑干血管硬化）、大脑皮质疾患（脑中风、退化症、失忆症），只要这个听觉传导路径任何一处出了问题，就可能产生不正常的声音。除此之外，精神压抑、过度疲劳、低血压、高血压、药物之副作用、鼻病等症状，也会导致耳鸣。也有一种说法是，耳鸣时如果出现高音耳鸣的现象，大都是内耳炎所引起；若出现蝉鸣般的耳鸣，则多是由内耳老化、精神疲劳或低血压所引起。

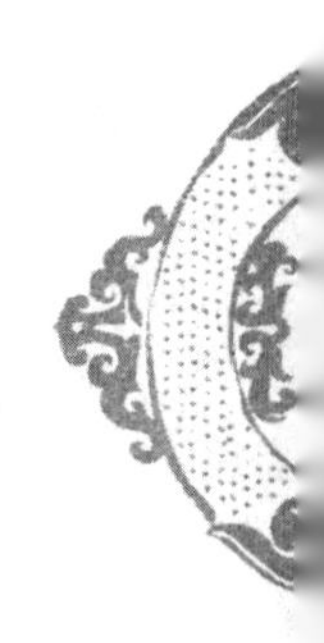

（三）中医观点

耳鸣一词最早见于《黄帝内经》。《灵枢·口问篇》说："人之耳中鸣者，何气使然?岐伯曰：耳者，宗气之所聚也，故胃中空则宗脉虚，虚则下溜，脉有所竭者，故耳鸣。"又说："上气不足……耳为之苦鸣。"至于导致耳鸣的病因病理有多方面，一般而言，常见之因包括风热外邪侵袭、肝火上扰清窍、痰火壅结耳窍、肾经亏虚以及脾胃虚弱等。

1.风热侵袭的耳鸣，症见耳鸣，起病较急但症状较轻微，耳内憋气作胀和阻塞感较明显，有外声难闻而自声增强的特点，舌苔薄白，脉浮数。

2.肝火上扰的耳鸣，症见耳鸣，发病常较突然，但也有暂行缓解者，耳鸣如闻潮声、风雷声（音声较响而低沉），症状与情志的变化有关，常在郁怒之后发生或加重，便黄或大便秘结，口苦咽干，舌红苔黄，脉弦数有力。

3.痰火壅结的耳鸣，症见两耳内鸣响，如闻呼呼之声（音调较为低沉），头

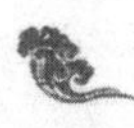

昏沉重，耳内闭塞憋气感明显，或兼有咳嗽痰多，胸闷脘满，口苦或口淡无味，二便不畅利，舌红苔黄腻，脉弦滑。

4.肾经亏虚耳鸣，症见耳内常闻蝉鸣之声（高音调）昼夜不息，夜间较甚，听力逐渐下降，常兼有虚烦失眠、头晕目眩、腰膝酸软等，舌质红少舌苔，脉细弱或细数。

5.脾胃虚弱耳鸣，症见过劳则耳鸣更甚，或蹲下站起时更甚，耳内有突然空虚或发凉的感觉，倦怠乏力，纳少，或食后腹胀，大便时溏，面色萎黄，唇舌淡红，苔薄白，脉虚弱。

（四）食疗方法

食疗名：桑葚方。

组成：桑葚 200 克，白糖 500 克，菜油适量。

制法：将白糖放入锅中，加水适量，以文火煎熬至稠时，再加入桑葚末，调匀，继续熬至用锅铲挑起呈丝状时，停火。将此汁倒入涂有熟菜油的盘内，待凉后切成小块食用。

服法：不拘时，不拘次。

使用：桑葚方能滋补肝肾，适用于肾阴虚之耳鸣。

（五）临床常用方法

处方：滋肾通耳汤、益气聪明汤、耳聋左慈丸、龙胆泻肝汤、半夏白术天麻汤。

穴位：中渚、听宫、听会、耳门。

（六）研究

1.《本草纲目》：

桑葚（桑科）：令人耳聪目明、利五脏血气、利水气、消肿。

2.《本草备要》：

桑葚：甘、凉，色黑。入肾而补水、利五脏关节、安魂镇神、聪耳明目、生津止渴、利水消肿、解酒、乌髭。

3.现代药理：

桑葚：补血作用。

（七）预防

1.桑葚方除了可用于肾虚耳鸣之外，其他如阴虚便秘、头发早白、眼睛干涩或失眠等也可利用。

2.肝火上扰型的耳鸣在食疗方面，可多用胡萝卜、荸荠（马蹄）煮水；或用雪梨配雪耳、文火煮 1～2 小时，加点蜜枣调味；或将上述材料一起煮水。

3.肾经亏虚型的耳鸣在食疗方面,可多用新鲜鱼,配以枸杞、莲子、百合、怀山等常用中药。日常亦可以用黄耳(雪耳对于肾虚者来说,属性太凉)、核桃、百合、莲子等,补肾经而又平和不会燥热。

十、打鼾

(一)概述

一般人都认为打鼾这种事,最多影响的是枕边人的睡眠品质,所以会因为打鼾而去求诊的情况相当少。印象中所熟知会打鼾的人似乎均是体重过重、年纪较大、有抽烟喝酒习惯的人,要不就是鼻子过敏、鼻塞,必须张口呼吸以致呼吸声大作,所以将它归类于鼻腔或是呼吸道方面的疾病。但近年来美国医学界发现,年纪轻、身材苗条、不抽烟喝酒的女性,也同样会出现打鼾症状。而经过研究发现,睡眠时打鼾的这些人大都有睡眠时呼吸中断现象,影响所及的就不只是枕边人的安宁,恐怕连自身的睡眠品质都会受到影响,日久也会造成容易疲劳、精神不集中及工作效率低等后遗症。

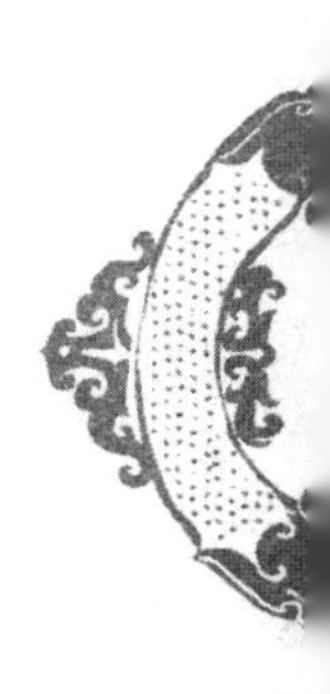

有一种"呼吸中断症"所导致的睡时打鼾,主要是由于空气供应不够顺畅,因而导致呼吸道狭窄、脑部及身体氧气不足、睡眠品质低等问题。之所以造成这种呼吸中断的现象,目前原因不明,但根据研究发现,与潜在性的心脏病和高血压有明显的关联。直到近30年来,睡眠呼吸暂停症候群才被发现是一种很常见的疾病。据调查,在美国约有9%的中年男性及4%的中年女性有睡眠呼吸暂停症候群,打鼾的人当中相当一部分人伴有睡眠呼吸暂停症候群。这个病好发于40~50岁的中年男性,这些人正当社会中坚,但大都没有被诊断出来,因为这个问题都发生在睡眠时,患者及家人较难察觉,常常要靠患者及有高度警觉性的医师才会察觉到。晚上睡觉时会打鼾,且常伴随呼吸不顺的症状,此症多见于鼻腔腺体增生或扁桃腺肥大的小孩,尤其是好发于3~7岁的儿童,这个年纪的小孩易罹患感冒,而引起腺体的增生,阻塞了后鼻孔,若再加上扁桃腺肥大,除了打鼾外,更会引起呼吸道不顺畅。此外打鼾也好发于儿童仰睡,因为仰睡时软腭会往鼻咽陷落,造成鼻塞,因此小儿须张口呼吸,所以容易打鼾。因此一旦发现枕边人或是家中小孩出现打鼾问题,绝对不可大意。倒是可以先评估一下其睡姿是否正确,以及是否有呼吸道的阻塞、感染等问题,并做改善,进一步请医师诊治。以下提供一些简易有效的方法与注意事项,以供参考。

1.如果因为感冒鼻塞,必须张口呼吸时,可以戴口罩睡觉,使吸入的空气先经过温热,如此可以改善鼻塞、流鼻涕的情况,也可避免因张口呼吸导致口

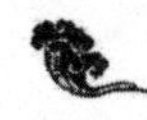

干舌燥。

2.检查一下自己的枕头高度。一般正常支撑头部的枕头大约是10~15厘米的高度,如果过高,可以换个适当的枕头,让头颈部有合适的支撑,又可避免枕头过高阻碍呼吸道的畅通,至于小孩枕头的高度大约以5~10厘米为宜。

3.睡觉时,避免仰睡。因为仰睡使得重力和舌肌张力降低,容易阻塞呼吸道,尽量采用右侧睡,既不阻碍血液循环,也可以防止鼾声大作。有一些医学研究指出,右侧睡最能提升副交感神经之活性,最有利于健康。

4.如果上述的做法仍无法改善鼾声大作,尽快请医师做个详细的健康检查,如有睡觉呼吸中止的情况,须早点接受呼吸治疗来改善,才是保养身体的正确观念。

5.每天适度做有氧运动30分钟,并加强练习腹式呼吸(吸气时肚子凸出来,吐气时肚子凹进去),此法虽无法治愈睡觉时呼吸中断症,但可以让新陈代谢与呼吸日渐顺畅,可有效改善夜间的打鼾现象,使睡眠状态更稳定。

(二)药茶

药茶名:辛夷茶。

组成:辛夷9克,苍耳9克,茶叶2克。

煎法:以上3味药,捣碎,加适量水,煮成药茶。

服法:当茶饮,日服1剂。

使用:辛夷茶适用于鼻腔腺体增生所引起的打鼾、鼻窦炎、鼻塞。

(三)研究

1.《本草纲目》:

(1)辛夷(木兰科):治鼻渊、鼻窒、鼻疮、痘后鼻疮,通鼻塞涕出、利九窍。

(2)苍耳(菊科):治鼻渊流涕。

(3)茶叶:治破热气、除瘴气、去痰热、清头目。

2.《本草备要》:

(1)辛夷:辛、温。治鼻渊鼻塞、头痛、目眩齿痛、九窍风热之病。

(2)苍耳:甘、苦、温。治头痛目暗、齿痛鼻渊、肢挛疸痛、瘰疬疮疥、遍身瘙痒。

(3)茶叶:苦、甘、微寒。下气消食、去痰热、除烦渴、清头目、醒昏睡、解酒食油腻烧炙之毒、利大小便,多饮消脂、寒胃。

3.现代药理:

(1)辛夷:收敛作用、消炎作用、抑菌作用。

(2)苍耳:兴奋呼吸作用、抑菌作用。

(3)茶叶:收敛及增强毛细血管抵抗力、松弛平滑肌,可治支气管哮喘。

(四)预防

1.时常用手按摩鼻翼两旁的迎香穴,对于缓解鼻塞有不错的效果。

2. 应避免饮酒和服用中枢神经抑制剂,这类药物不仅会降低舌咽肌肉张力,使上呼吸道狭窄恶化以致完全阻塞,更因抑制觉醒反应,使呼吸中止更久。

3.切勿因夜间失眠而失察病情,随便予以安眠药,反而会加重病情。

4.报告指出减轻体重对肥胖的病人,能明显减少呼吸中止的次数。

(五)临床常用方法

处方:小柴胡汤、小建中汤、荆芥连翘汤、柴胡清肝汤。

穴位:迎香、鼻通、膻中。

十一、过敏性鼻炎

(一)概述

所谓过敏性鼻炎(鼻过敏),是指在鼻黏膜上发生过敏反应引起的炎症状态。古代称之为"鼻鼽",其特征为突然和反复发作性鼻塞、鼻痒、喷嚏、鼻流清涕,有时会感到怕光而流泪,并有轻微头痛。其特征是发作1~2个小时之后,就会自动康复。中医认为过敏性鼻炎不外邪气实与正气虚,两者又互为影响,皆脏腑不调,邪气侵犯于鼻,因此属于本虚标实的疾病。《诸病源候论》曰:"夫津液涕唾,得热则干燥,得冷则流溢,故使津液不能自收。"本病与体质有很大的关系。

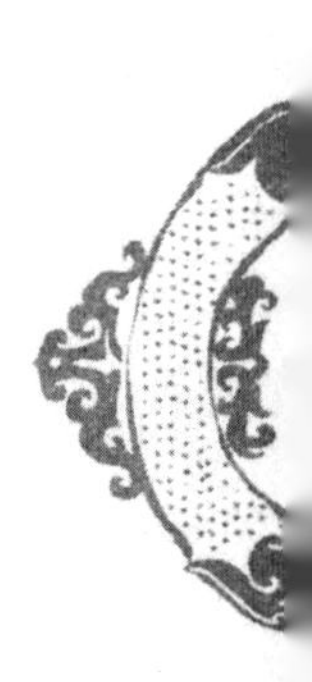

(二)原因

过敏性鼻炎的致病原因是过敏性体质。患者多有家族史,再加上精神因素的诱发与过敏原接触,如花粉、动物皮毛、引起过敏之食物等。其他如冷热变化、内分泌失调、体液酸碱平衡失调等,都会引起过敏性鼻炎。

(三)中医观点

本病的发生,内因多为脏腑功能失调,外因多为感受风寒、异气之邪侵袭鼻窍而致。脏腑功能失调以肺、脾、肾之虚损为主,其病主要在肺,但与脾、肾有密切关系。

1.肺气虚寒:涕清色白、量多、无臭但觉有腥味、鼻塞、不闻香臭,稍遇风寒则鼻塞流清涕加重,短气自汗,面色苍白、舌质淡、苔薄白、脉虚无力。

2.脾气虚弱:涕多黏稠色白、鼻塞不利、香臭难辨、头晕目眩、少气懒言、四肢倦怠、食少、大便不实或溏泄、面色萎黄、舌质淡、苔薄白、脉缓无力。

3.髓海不充:涕出浓稠,或如鱼脑,涓涓不止,眩晕、耳鸣、视糊、健忘、腰脊

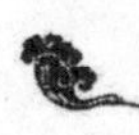

酸软。阴虚则盗汗、颧红、咽干、舌燥、舌质红、苔少而干，脉细数。阳虚则面色苍白、形寒肢冷、腰膝酸软、舌淡而胖苔薄白，脉沉细无力。

4.肺经郁热：患者遇热气或食燥热之品，即鼻塞、酸痒不适、喷嚏频作、鼻流清涕、鼻下甲肿胀，色稍红或紫，或见咳嗽咽痒、口干舌燥、脉弦或弦滑、舌质红、苔白。

（四）中医治疗

1.肺气虚寒：益气温肺，散寒通窍。

2.脾气虚弱：健脾益气，升清降浊。

3.髓海不充：补肾填精，滋阴补阳。

4.肺经郁热：清宣肺气，化热通窍。

5.针灸疗法：以邻近取穴与远端取穴，循经取穴相配合为原则，以达到通调经气，宣通鼻窍的作用。常用之穴位有风池、迎香、禾髎、肺俞、脾俞、曲池、足三里等。若伴有虚证，可配合灸法，常用的穴位有五柱穴、大椎、身柱等，灸法一般来说有强壮呼吸道器官的作用。

6.按摩疗法：将双手鱼际互相摩擦至发热，然后按于鼻之两侧，沿鼻根至迎香，往返摩擦至局部有热感为止，每日2～3次。此方法主要通过鼻部穴位按摩，疏通面部经络，促进气血畅通，以达到宣泄邪气、通利鼻窍的作用。

（五）选方

处方名：黄芪红枣汤。

组成：黄芪30克，红枣8枚，辛夷花6克。

煎法：以上3味药，加2碗水，煮成1碗，煎2次。

服法：此为1日份，早晚温饮1杯。

使用：黄芪红枣汤对体质较弱、抵抗力差的鼻过敏患者，有预防保健作用。一般使用时机为缓解期，在急性期不可使用。

（六）研究

1.《本草纲目》：

（1）黄芪（豆科）：治五劳羸瘦、补虚劳自汗、补肺气、泻肺火、实皮毛。

（2）红枣（鼠李科）：治虚损、补中益气、和百药。

（3）辛夷花（木兰科）：治鼻渊流涕，及一切风气。

2.《本草备要》：

（1）黄芪：甘、微温。益元气、温三焦、壮脾胃、生血生肌、排脓内托、疮痈圣药、痘证不起、阳虚无热者宜之。

(2)红枣：甘、温。补土益气、滋脾土、润心肺、调营卫、缓阴血、生津液、悦颜色、通九窍、助十二经、和百药，伤寒及补剂加用之，以发脾胃升腾之气。

(3)辛夷花：辛、温。治鼻渊鼻塞及头痛、目眩齿痛、九窍风热之病。

3.现代药理：

(1)黄芪：增强免疫功能、促进机体代谢、强化心脏收缩。

(2)红枣：增强肌力、抗过敏作用。

(3)辛夷花：收缩鼻黏膜血管作用、促进分泌物吸收、使鼻腔畅通、抗过敏作用、抑菌作用。

(七)护理及预防

1.饮食方面：戒除烟、酒，少吃不良的刺激食物，避免过食生冷鱼虾或发酵之品，此外应根据个人体质选择食物。

2.运动方面：生活起居有节，注意冷暖，平时注意身体锻炼，增强人体的防御功能，避免受凉，勤练气功、太极拳，慢跑。

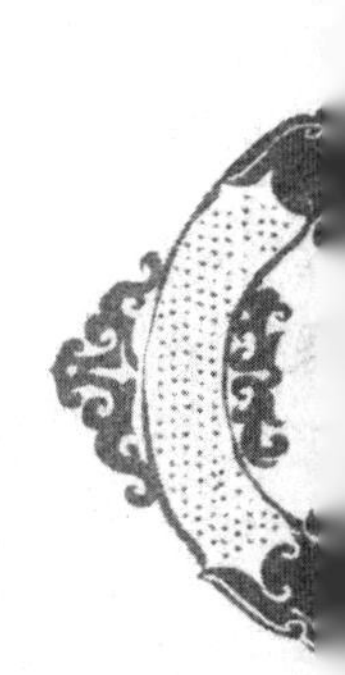

3.其他方面：早起掀开棉被前，先用手按摩鼻翼，直至发热为止。用淡盐水清洗鼻腔，保持排便通畅，保持心情愉快，避开过敏原；电风扇、空调不宜直吹或吹过久。

4.工作环境保持空气流通，避免或减少接触尘埃、花粉、异气及容易引起过敏的物质等。

5.注意观察，寻找诱因，发现易发因素，应尽量去除或避免接触。

(八)临床常用方法

处方：清鼻汤、辛夷散、苍耳子散、玉屏风散。

穴道：迎香、风池、合谷、曲池、列缺。

十二、鼻出血

(一)概述

鼻出血又称鼻衄，是临床常见症状之一，鼻腔黏膜中有许多细小的微血管，这些血管若因某种原因而破裂，则称鼻出血。尤其是鼻中隔的前方，因血管密集且黏膜较薄，因此最容易出血。鼻出血多为单侧，亦可为双侧，可间歇反复出血，亦可持续出血；出血量多少不一，轻者仅鼻涕中带血，重者血流不止。患过敏性鼻炎的小朋友常因手指搓揉或挖鼻孔，有时会造成鼻部皮肤发炎形成鼻前庭炎，或使鼻腔人口黏膜受伤而容易引发鼻出血。

(二)原因

鼻出血多因鼻腔病变引起，也可由全身性疾病所引起，偶尔也有因鼻腔

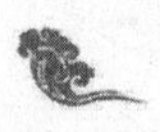

邻近组织病变导致鼻出血,一般可将鼻出血的原因分为局部性和全身性病因两类。

1.局部性病因:

(1)外伤:鼻腔和鼻窦外伤,也可能并发颅前窝底或颅中窝底骨折,以上一旦损伤筛前动脉或颈内动脉,一般出血较剧烈,恐危及生命。此外挖鼻、用力擤鼻涕、剧烈喷嚏、鼻腔异物等损伤鼻黏膜血管均可引起出血。

(2)鼻腔和鼻窦炎:各种鼻腔和鼻窦的非特异性或特异性炎症,均可因黏膜病变而损伤血管引发出血。

(3)鼻中隔病变:鼻中隔变形扭曲,鼻中隔糜烂、溃疡或穿孔是鼻出血常见原因。

(4)肿瘤:鼻腔、鼻窦或鼻咽部恶性肿瘤溃烂出血,早期常反复少量出血,晚期有可能因破坏大血管而导致大出血。

2.全身性病因:凡可引起动脉压或静脉压增高、凝血功能障碍或血管张力改变的全身性疾病,均可发生鼻出血。

(1)急性发热性传染病:如流行性感冒、出血热、麻疹、疟疾、伤寒和传染性肝炎等。

(2)心血管疾病:如高血压、血管硬化和充血性心力衰竭等。

(3)血液性疾病:凝血机制异常,如血友病、结缔组织病和大量使用抗凝药物等。

(4)营养障碍或维生素缺乏:如维生素C、K、P或钙缺乏。

(5)肝肾等慢性疾病和风湿热等:肝功能损害常造成凝血障碍,尿毒症易致小血管损伤,风湿热患儿常造成鼻出血。

(6)中毒:磷、汞、砷、苯等化学物质中毒会破坏人体造血系统,如长期服用水杨酸类药物可导致血管内凝血原减少。

(7)遗传性出血性毛细血管疾病:通常有家族史。

(8)内分泌失调:少数女性在青春发育期,月经期间容易出现鼻出血和先兆性鼻出血,此外妇女接近经绝期或在妊娠的最后3个月亦可能发生鼻出血。

(三)中医观点

传统医学认为本病可因肺经热盛、胃热炽盛、肝火上逆、肝肾阴虚、脾不统血等原因引起上述诸症,各类型分述如下。

1.肺经热盛型:症见鼻孔干燥,出血血色鲜红,血量较少,点滴而出,咳嗽痰少,口干身热,舌质红,舌苔薄白而干,脉数,病人或兼有鼻塞,留涕黄浊,咽喉疼痛，或兼有发热恶风寒、头痛等症状。

2.胃热炽盛型：症见鼻血量多，血色深红，鼻燥口干口臭，烦渴引饮，大便燥结，小便短赤，舌质红，苔黄脉滑数，兼有齿龈肿胀，糜烂出血，或有胃脘不舒，嘈杂胀满，嗳气吞酸。

3.肝火上逆型：症见鼻出血血量较多，血色深红，不时举发，头痛头晕，口苦咽干，胸胁苦满，舌质红，苔黄，脉弦数，或兼有烦躁易怒，多梦不寐，或耳鸣耳聋。

4.肝肾阴虚型：鼻出血血色淡红，时作时止，口干津少，五心烦热，舌质红或红绛少津，舌苔少，脉细数，或兼有头晕眼花，失眠心悸，潮热盗汗。

5.脾不统血型：鼻出血渗渗而出，时作时止，面色无华，神疲懒言，舌淡脉弱，或兼有食少纳呆，四肢倦怠，大便溏薄。

本病治疗原则遵照“急者治其标，缓者治其本”，再配合通、开、清、补四法，可以消除长期困扰患者的诸症。

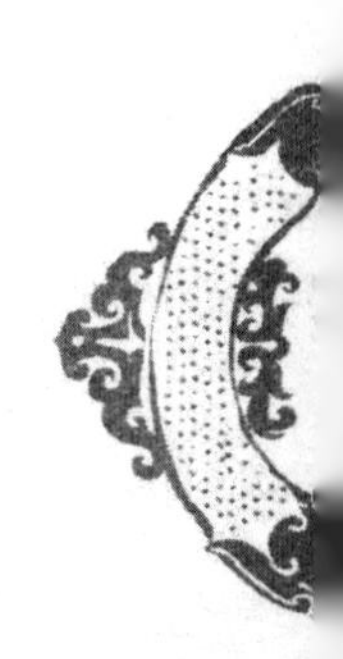

（四）药茶疗法

药茶名：白茅根茶。

组成：白茅根100克。

煎法：白茅根加水适量，煮成药茶。

服法：当茶频饮。

使用：白茅根茶除了鼻出血者可运用之外，其他如血尿、水肿、小便不畅等患者也可适时运用。

（五）研究

1.《本草纲目》：

白茅根（禾本科）：止吐衄诸血、除淤血、血闭寒热、肺热喘急补中益气。

2.《本草备要》：

白茅根：甘、寒。治吐衄诸血、血闭寒热、淋漓崩中、伤寒哕逆、肺热喘急、内热烦渴、黄疸水肿。

3.现代药理：

白茅根：止血作用、利尿作用、抗菌作用。

（六）注意事项

1.鼻出血时，应保持镇静，坐正，将头部向前倾，用冰袋冷敷额部及后颈部，可用拇指与食指捏两侧鼻翼上方，约5～10分钟，以防继续出血，若仍流血不止，应尽快就医治疗。

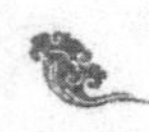

2.一般止血方法:

(1)冷敷法:以冷水浸湿毛巾或冰袋敷于患者的前额或颈部。血液遇寒凉而流动减缓,以达止血目的。

(2)压迫法:用手指紧捏一侧或两侧鼻翼至鼻中隔处,以达止血目的。

(3)导引法:让病人双足浸于温水中,或以大蒜、栀子捣烂,敷于足底涌泉穴上,有引热下行减少上炎的作用,而达协助止血目的。

(4)后鼻腔填塞法:用上法未能止血时。可把有止血作用的药放在棉片、棉条上,填塞患侧鼻腔。若仍未达止血目的,需要行后鼻腔填塞法,或由专科医生处理。

3.预防鼻出血要注意锻炼身体,预防感冒,天气干燥时要常饮清润饮料,少吃刺激、辛辣、燥热的发物,尤忌暴怒,除去挖鼻习惯,避免鼻部损伤。

(七)临床常用方法

处方:凉血地黄汤、凉膈散、泻白散。

穴位:迎香、印堂。

十三、慢性肾炎

(一)概述

肾脏是由100万个肾单位形成,肾单位是由肾小球及肾小管形成。当肾小球发炎时,便无法过滤血中废物及体内多余的水分;如果发炎无法得到有效控制,则肾脏功能会衰退,最后会导致肾脏衰竭。慢性肾炎(全名为慢性肾小球肾炎)是一种自身免疫反应疾病,由于免疫机能紊乱,引起肾小球组织损伤而发病。大多数的慢性肾炎起病就属于慢性肾炎。本病或因扁桃腺炎慢性感染或乙型肝炎病毒感染,使人体血管与肾脏之病理反应持续发展或加剧,因而发展成为慢性肾炎,只有少数病人是急性肾炎没有治愈转变成慢性肾炎。从临床上分类,慢性肾小球肾炎的病因主要有遗传因子、免疫系统问题,还有部分原因不明,而大部分的慢性肾小球肾炎的起因都是原因不明。

在诊断方面如有下述症状时,需要进一步的检查才能证明是否得了肾小球肾炎:小便检查出现血尿及蛋白尿;抽血检查,可帮助医师了解肾脏功能受损的程度,及患上哪种肾小球肾炎;切片检查,有时医师会要求做肾脏切片检查,利用很细的针打到肾脏,抽取10~20个肾元做病理诊断。

本病以男性患者较多,并多发病在青壮年期(20~39岁),大部分呈不同程度水肿,常反复发作,至晚期常因肾机能衰退而引起尿毒症。调节免疫机制和降低血压是目前控制慢性肾炎发展的主要方法。慢性肾炎起病缓慢,病情迁延，时轻时重，如果不加以控制容易引起肾功能减退，最终导致肾衰竭。例如病程中出现高血压没有控制好的话，会导致肾小球内高压，进一步促使肾小球硬化，使病情更加恶化，最终造成肾衰竭。

(二)症状

慢性肾小球肾炎的早期症状有高血压、血尿或蛋白尿、下肢水肿(脚踝部位)、小便有泡泡等，临床典型症状为水肿、蛋白尿、血尿及高血压，但也可以无症状。患者大多数有头痛、头晕、倦怠乏力、面色无华、腰膝无力、食欲缺乏、晚间频尿、一动则喘、心悸等症，晚期可出现贫血、视网膜病变及尿毒症。临床多分为肾变型和高血压型，水肿尤以肾变型肾炎最为显著，呈持续性全身性水肿，并以双下肢为重，伴有畏寒肢冷、腰酸等症；高血压型则血压明显升高，伴有头痛、眩晕、视物模糊等症。慢性肾炎病患，在尿沉渣检查中，常可见红细胞与尿蛋白。

(三)中医观点

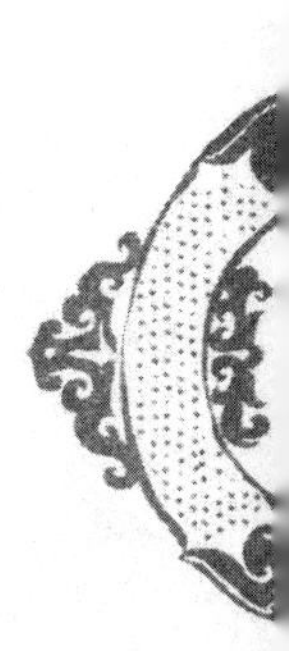

根据本病的临床表现，类似中医学的水肿、虚劳、腰痛、血尿等范围。慢性肾炎的主要病理变化在于水液代谢发生障碍，其病变在于肾、膀胱及三焦。《黄帝内经》说："三焦者，决渎之官，水道出焉。膀胱者，州都之官，津液藏焉，气化则能出矣。"可见本病与水分的代谢具有密切关系。

在临床上依照体质上的差异，中医将本病分成以下五种证型：

1.肺脾气虚型：晨起眼睑水肿，或四肢水肿，或午后下肢或全身水肿。唇淡或唇甲色淡，自汗，脘腹胀或脘痞，食欲缺乏或厌食，口淡，头昏，大便稀或便数多。舌质淡，胖嫩或齿痕，苔白腻。

2.肝肾阴虚型：眩晕，耳鸣，腰膝酸软，微肿，五心烦热，失眠多梦。舌质红，少苔，脉象弦细数。

3.脾肾阳虚型：形寒怕冷，四肢不温，精神疲惫，食欲缺乏，面色淡白，腰以下水肿较为明显。舌质淡胖，苔白，脉象沉细无力。

4.下焦湿热型：口黏口苦，心烦失眠，食欲缺乏，口干少饮，尿少色深。舌质红，苔黄腻，脉象滑数。

5.精关不固型：面色淡白无华，神疲体倦，腰膝酸软，遗精，早泄，水肿，尿中蛋白多。舌质淡，苔薄白，脉象细而无力。

对于本病的治疗原则有三个方向：扶正补虚，活血化瘀，解毒利湿。

(四)饮食疗法

食疗名：冬瓜鲤鱼汤。

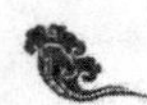

组成:冬瓜 500 克、鲤鱼 1000 克。

煎法:冬瓜和鲤鱼处理好后,清炖。

服法:食冬瓜、鱼及饮汤,常吃有益。

使用:冬瓜鲤鱼汤能利小便、消水肿,适合慢性肾炎伴随水肿的病患。

(五)研究

1.《本草备要》:

(1)冬瓜:甘、寒。寒泻热、甘益脾、利二便、消水肿、止消渴、散热毒痈肿。

(2)鲤鱼:甘、平。治颏逆上气、脚气黄疸、妊娠水肿。

2.现代药理:

(1)冬瓜:利尿作用、消肿作用,含钠量低是肾脏病人的理想蔬菜。

(2)鲤鱼:利尿作用。

(六)护理与预防

1.慢性肾炎患者,应避免过度疲劳及精神刺激,以及防止受寒受湿而致上呼吸道感染,以减少疾病的复发及病情恶化的诱因。

2.饮食以清淡为宜,减少蛋白质(肉类)饮食,有水肿及高血压的患者要控制钠盐的摄入,每日要控制在 2 克以下,戒烟酒,避免燥热刺激性食物。

3.生活正常,规律运动,保持充足睡眠,定期测量血压,以观察血压变化情况,并且要贯彻控制血压。

4.患者须多补充维生素 C,如绿叶蔬菜、西瓜、奇异果、番茄和天然果汁等食品。

5.保持大便畅通。

6.不要乱服用药物。

(七)临床常用方法

处方:济生肾气丸、越婢加术汤、六味地黄丸。

穴位:三阴交、肾俞、足三里。

十四、尿道炎

(一)概述

男性在 1 岁以前因为较大比例有先天性泌尿道结构异常(如膀胱输尿管逆流)以及包皮感染的关系,泌尿道感染的发生率是女性的四倍,但 1 岁以后终其一生,男性泌尿道感染的比例远低于女性。从解剖结构来说,男性平均尿道长度为 14 ~ 20 厘米,而女性仅 3 ~ 4 厘米。加上女性阴道口潮湿的黏膜环境,尿道口的微生物较易滋生并且长驱直入造成感染。因此一般来说,女性比男性较容易得泌尿道感染。大部分的女性一生至少得过一次泌尿道感染,调查显示,14～61 岁的男性只有 12%曾经得过泌尿道感染。尿道口通常或多或少都有细菌存在,但较深入处应该是无菌状态,若是被细菌感染了或被异物侵入,就会引起尿道炎。

尿道炎依发病情形可分为急性和慢性两类。当尿道急性发炎时,大多数患者都会有外尿道胀痛、灼热感或小便会胀痛如刀割般,并伴随有黄色或白色的分泌物(脓)。其潜伏期约为一星期左右,若没有治好,就会转为慢性尿道炎。若转为慢性时,患者会出现小便胀、痛、痒等不舒服症状,且分泌物会变少,这也是两者间最明显的区别点。依其起因之不同可分为"淋菌性"和"非淋菌性"两种。淋菌性尿道炎是因性行为时,被带菌者所传染,以淋菌感染最为常见,经过一星期的潜伏而发病,尿道会有黄色浓稠的分泌物,属于急性淋菌尿道炎。其次为阴道鞭毛滴虫,男女皆易感染,但分泌物则没有淋菌那么黄、那么浓稠。非淋菌性尿道炎主要是由披衣菌感染,和沙眼的细菌一样,只不过它是侵入到尿道而不是眼睛,大多数是因为不干净的性行为所感染的,分泌物是比较清、比较白的;其他则包括葡萄球菌、链球菌或大肠菌等。尿道炎及膀胱炎的发生仍以性行为较活跃的年轻人居多,常伴有血尿出现。

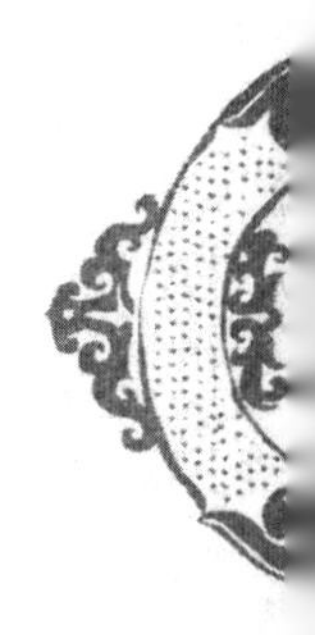

(二)注意事项

依不同的细菌施以不同的抗生素和治疗模式，而且一定要治疗完全,否则当转为慢性时就很容易再发作,尤其在抵抗力差或喝酒时,更容易复发。尿道炎若因为性接触而感染时,建议性伴侣双方要一并接受治疗,以免治疗好一方后又让另一方感染,无法真正断根治疗。尿道炎,特别是淋菌性尿道炎,容易产生尿道狭窄,引起排尿方面的疾病,甚至造成膀胱、肾脏功能受损,也可能引起慢性前列腺炎,造成频尿、夜尿、小便变细不舒服等症状。若细菌跑到生殖器,如副睾丸,会造成副睾丸炎,严重时会使输精管阻塞造成不孕;女性若感染到生殖器,也会引起生殖器发炎。

(三)中医观点

淋的名称最早出现在《黄帝内经》,到了汉朝《金匮要略》对本病的症状做了说明,指出淋病是以小便不爽、尿道刺痛为主证;隋朝《诸病源候论》还把淋证分为石淋、劳淋、气淋、血淋、膏淋、寒淋、热淋等七种,而以"诸淋"统称之,此外,《诸病源候论》中还有"宿病淋,今得热而发者"的论述,指出淋证有复发的情况存在。从临床观察泌尿道感染(尿道炎、膀胱炎)可突然发生血尿、脓尿,或排尿时尿道烧灼感,有严重的尿频、尿急、尿痛、脓尿,有时会有急迫性

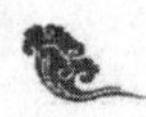

尿失禁，膀胱区不适或拘急疼痛，但无明显的全身症状，少数患者有轻度腰痛，发热多在38.5℃以下，但伴有尿潴留时，膀胱区持续胀痛。

（四）药茶疗法

药茶名：马齿苋红糖茶。

组成：马齿苋200～250克（鲜品加倍），红糖150克。

煎法：以上2味药，加水适量，煮成1碗。

服法：趁热，1次服1碗，日服3次。

使用：本方适用于急性尿道炎及泌尿系统感染发炎期。

（五）研究

1.《本草备要》：

马齿苋：酸、寒。治诸淋疸痢、血擗恶疮、小儿丹毒、利肠滑产。

2.现代药理：

马齿苋：抗菌作用、促进溃疡愈合作用。

（六）预防

1."预防胜于治疗"。尿道炎最佳预防法则，就是不要有不干净的性行为，使用安全套可以减少感染机会；在性行为结束后，最好马上解小便，将尿道里的分泌物排出，以降低细菌停留体内的可能。若尿道被感染，千万不可自行服用药物，应立即找医师治疗，以免延误治疗时机。

2.平时的保健工作除了多喝水、不憋尿外，还要保持个人良好的卫生习惯。

（七）临床常用方法

处方：八正散，五味消毒饮，五淋散。

穴位：中极、水分、水道、阴陵泉、复溜。

十五、膀胱炎

（一）概述

膀胱是贮存从肾脏流出的尿液的器官。当膀胱注满后，尿液会由狭窄的管（尿道）排出体外，膀胱炎是一种常见的尿路感染性疾病，约占尿路感染总数的15%～20%。膀胱炎可分为"细菌性"和"非细菌性"两种。

细菌性膀胱炎是指细菌从黏膜侵入膀胱的内部而发病，而且较为常见，约有一半的膀胱炎是由感染引起的。感染通常由存在于肛门的细菌所引起，这些细菌会在某些情况下（如当性交或如厕后由后向前抹拭肛门时）进入尿道，然后循尿道向上走，在膀胱繁殖，导致感染和发炎。其致病菌最常见的是革兰氏阴性杆菌，其中以大肠杆菌为常见，其次是副大肠杆菌、变形杆菌、克雷白氏菌、类链球菌、绿脓杆菌和葡萄球菌。

非细菌性膀胱炎则包括邻近器官炎症的蔓延，如肾炎、输尿管炎、前列腺炎、尿道炎、阴道炎、子宫内膜炎，炎症很容易蔓延至膀胱，引起膀胱炎；其次是机械性损伤，如导尿管损伤、膀胱结石、膀胱内有异物等原因，都会刺激黏膜发生炎症。根据统计资料显示，女性较男性容易发生膀胱炎，因为她们的肛门和尿道的末端比较接近，而且女性的尿道比男性的短。

膀胱炎发病时都有尿频、排尿痛和混浊三种症状，治疗的重要原则是大量摄取水分，尽量排尿，保持膀胱排空的状态，方法是疾病开始后的 4 小时内，每小时喝 600 毫升水，然后在之后的 8 小时内，每 2 小时喝 300 毫升水。有些复发性膀胱炎的症状，有排尿困难和急迫感，但检验却无细菌感染迹象，如肾盂积水、先天性泌尿道憩室、输尿管反流及老年人内分泌减少等，其次，上班工作忙碌、憋尿也会形成。至于新婚期间的蜜月性膀胱炎，常有尿意感觉，则是由于尿道口受到外伤刺激所致。

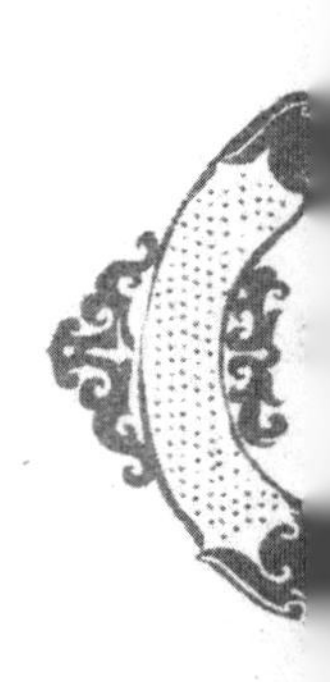

（二）间质性膀胱炎

间质性膀胱炎是一种非单一病因的慢性疾病，也是一种非感染所引起的慢性膀胱发炎。90%的患者是中年女性，在患者当中，25%有过敏体质，20%有大肠症候群，另有 20%会有偏头痛。典型的症状是尿频、尿急、夜尿、下腹疼痛，可能会导致膀胱纤维化、膀胱容量减少，甚至输尿管尿液回流、肾水肿及肾脏发炎。当胀尿时疼痛加倍，疼痛的位置可能还会有尿道口和会阴部，排尿后疼痛可稍缓。血尿也是常见的症状之一。另外，患者也会呈现焦虑、紧张的现象。

（三）中医观点

膀胱炎属于中医“淋证”的范畴，依照个别体质上之不同，进行辨证论治.

1.膀胱湿热证型：小便频数、急迫、灼热涩痛，或混浊，或短赤，小腹胀痛，发热口渴，舌质红，苔黄腻，脉滑数。治法采用清热泻火、利湿通淋。方药可选用八正散加减。

2.肝胆郁热证型：小便频数、短赤、热涩疼痛，伴寒热往来，心烦欲呕，腰胁及小腹胀痛，口干口苦，舌质红，苔黄，脉弦数。治法采用清利肝胆：通利小便。方药可选用龙胆泻肝汤加减。

3.阴虚湿热证型：尿频不畅，解时淋涩灼热，口苦口腻，午后颧红，五心烦热，肢体困重，腰酸乏力，舌红苔黄腻，脉细滑。治法采用滋阴清热，化湿通淋。方药可选用知柏地黄汤加味。

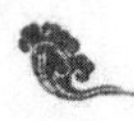

4.气滞血瘀证型:小腹胀痛,尿频急而热,排尿不畅,有时尿血色暗,口苦涩黏,烦躁易怒,情绪激动,舌质暗或有瘀斑,脉弦涩或弦细。治法采用活血行滞、利尿通淋。方药可选用逍遥散加减。

(四)选方

处方名:木通方

组成:木通10克。

煎法:加水2碗,煎成1碗。

服法:饭后服,早晚各1次。

使用:木通方适用于膀胱炎、尿道发炎、水肿。

(五)研究

1.《本草备要》:

木通:甘、寒。治胸中烦热、遍身拘痛、大渴引饮、淋漓不通、水肿浮大、耳聋、目眩、口干舌燥、喉痹咽痛、鼻齆、失音、脾热好眠、除烦退热、止痛排脓、破血催生、行经下乳。

2.现代药理:

木通:利尿作用、抗菌作用、镇痛作用。

(六)预防

1.多喝开水,每天至少喝1~2升水或清淡的液体,这样可增加小便次数,清洗膀胱,将细菌排出,禁止憋尿。

2.女性便后由前往后抹净,使肛门附近细菌不致经由尿道进入膀胱。

3.女性保持局部卫生干净,因为潮湿和不洁会助长细菌的繁殖。

4.避免触碰公共卫生用具。

5.含有香水的肥皂、阴道除臭剂、泡泡浴、消毒药水、化学药品等具有过敏反应,尽量减少使用,同时避免或减少喝酒、咖啡,少吃辛辣食物。

6.性生活上的预防方法:性交前洗手和清洗下体,尝试性交后立刻去排尿,使用润滑剂以减少摩擦和淤伤,避免触摸肛门。

7.在腹部上用热水袋热敷对于缓解疼痛也有帮助。

8.康复前避免性交或喝酒。

9.避免穿紧身裤。

10.改穿棉质而非合成纤维的内裤。

(七)临床常用方法

处方:八正散、导赤散、清心莲子汤、猪苓汤、五淋散。

穴位：中极、水分、水道、阴陵泉。

十六、肥胖症

（一）概述

近年来由于人们饮食习惯的逐渐西化，肥胖也有逐年增加的趋势。肥胖不但会带来高血压、心脏病、糖尿病、血脂异常的危险，更是中风、睡眠呼吸停止症候、不孕、胆囊疾病的相关因子。在十大死因中，癌症、心血管、脑血管、糖尿病等都与肥胖有密切关系。因此，探讨肥胖病因病机及预防与治疗已成为21世纪预防与保健的热门主题。所谓肥胖指的是体内脂肪堆积过多的状态，也就是身体摄取热量超过消耗热量，导致能量以脂肪的形式贮存过多而造成。但是测量身体脂肪并不是那么容易，目前是以身体质量指数（BMI）来评估身体的脂肪含量，欧美各国的标准与亚洲标准略微不同。在中国，BMI值在27以上为肥胖；BMI值介于24.0与26.9之间为过重；BMI值介于18.5与23.9之间为理想。腰围则采用亚太标准，男性腰围超过90厘米，女性腰围超过80厘米者为肥胖。近年来由于对肥胖原因有进一步的认识，肥胖近似一种慢性疾病，使得此议题被重视，成为21世纪重要的医疗与公共卫生项目，甚至是全球性的流行病。另外有一种简单的计算法，认为理想体重就是具有最低死亡率的体重。男：62+[身高（厘米）~170]×0.6，女：52+[身高（厘米）~158]×0.6，所谓肥胖是指超过理想体重10千克以上。

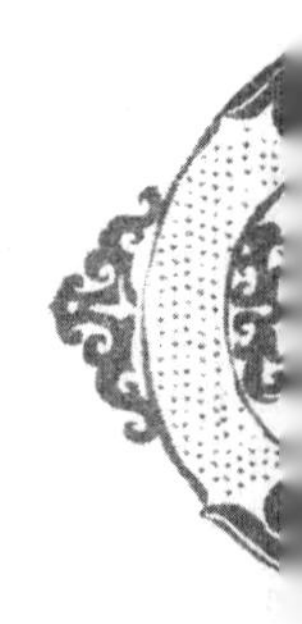

（二）中医观点

现代医学认为导致肥胖的原因是：摄取的热量超过身体正常活动及生长所需，或人体的新陈代谢率降低。其他原因如遗传（代谢、内分泌、饮食习惯失调，导致脂肪的堆积，都会引起肥胖症。中医学指出，肥胖可因饮食失调或长期食欲亢盛，偏食膏粱厚味、甘美甜腻之品且好逸恶劳导致营养过剩，蓄积于躯体而成。相对的，若脾胃气虚，运化失职，湿聚成痰，痰湿流注也可形成肥胖。若禀赋不足，真气虚弱，不能使物质气化则形成肥胖，本病发生与脾、胃、肾三脏最有关系。病因病机上有虚、实之分，因此可分为先天禀赋、饮食不节、劳逸不均、七情气郁、肝肾虚衰等原因。

1.先天禀赋。即肥胖之成因与先天体质有关。且现代医学的研究亦显示，在基因对肥胖所造成的影响中，发现不同家庭的人员的基础代谢率差异较大，同一家庭成员的基础代谢差异较小，并且发现基础代谢率较低的婴儿或是小孩，将来体重增加的概率较大。

2.饮食不节。由于过食肥甘厚味，摄人食物过多，其多余部分化为膏脂，蓄

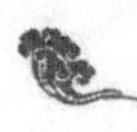

积过久则为“膏人”“脂人”“月巴人”。过度热量的摄取及饮食方式的改变的确是造成肥胖的重要原因，高油脂食物每单位的热量高、口感较佳、较不需要咀嚼、产生饱足感少又有促进食欲的作用，而且脂肪在体内贮存的效率较佳，然而过度饮食的摄取虽然是造成肥胖的必要原因，仍需要其他必要因素同时存在才会造成肥胖。

3.劳逸不均。久坐久卧活动过少，也是肥胖的原因。《素问·宣明五气篇》提到“久卧伤气，久卧久坐，气虚气郁，必使运化无力，转输失调，膏脂内聚，使人肥胖”，《医学入门》又论述“终日屹屹端坐，最是生死”。身体活动量的减少虽然没有明确直接证据的追踪研究显示有造成肥胖的危险，然而一些横断式的研究和族群研究都显示身体活动量与 BMI 成负相关。

4.七情气郁。五脏藏神，七情失调易生疾，乃因五脏之功能各有所司，遇有情志失调，功能就会受损，例如怒伤肝，思伤脾，忧伤肺，喜伤心，恐伤肾，使脏腑的气血不畅，功能受阻，进而影响运化机能，湿浊内停而发胖。

5.肝肾虚衰。《素问·阴阳应象大论》写道：“年四十而阴气自半也，起居衰矣，年五十体重，耳目不聪明矣。”中年以后，人体的生理机能由盛转衰，脂质代谢失调，活动减少，好坐少动，以致身体逐渐发胖，故称之为“体重”。

中医治疗肥胖症有两个显著特点。一是整体观念，人是一个有机的整体，局部的脂肪堆积容易造成功能的失调，因此通过调整脏腑功能，纠正气、血、水方面的混乱，使脂肪分布循其常道。二是在饮食方面，贯彻减肥防胖的进食原则。包括少吃动物类脂肪食物，这是为了防止胆固醇增多和脂肪的生长；限量主食，不求过饱，食物不求过饱是古今的养生之道；少吃甜腻食物，多吃谷菜类食物，以避免糖类在体内转化为脂肪；少吃盐，不饮酒，多喝汤，常饮茶，以避免高盐分水分过多滞留体内造成酒精对神经系统的损害。

肥胖症在中医临床辨证上约可分为胃热湿阻、脾虚湿盛、肝郁气滞、肝肾两虚等证型。

胃热湿阻型：常见症状为易口干舌燥，便秘，易饿善饥，体格壮实，脉数或滑数，舌质红，苔薄黄或黄厚。

脾虚湿盛型：常见症状为易疲劳，大便正常或易腹泻，四肢胀满，体格白胖，脉细或滑细，舌质胖大，苔湿润。

肝郁气滞型：常见症状为易胸闷、烦躁、多怒，失眠或眠差，女性月经失调，易暴饮暴食，脉弦，舌质红绛，苔少。

肝肾两虚型：常见症状为易腰酸背痛，头晕耳鸣，目昏眼花，虽努力少吃，仍不断发胖，脉沉细或沉溺，舌苔薄白。

在临床观察中，以胃热湿阻型及肝郁气滞型居多，也以这两型的治疗成果较为理想；肝肾两虚型较易出现在中老年人中，治疗成果较差，可能与肝肾虚衰代谢减缓有关；脾虚湿盛型患者在临床中属少数，易出现在产后妇女中。

(三)针灸减肥

中医学认为针灸可以刺激人体经络气血运行、联络脏腑、调整生理，达到抑制进食量，促进体脂消耗、转化和分解来达到减肥的效果。现代医学指出，动物实验亦证实针灸是通过对中枢系统和周边神经、脂肪组织、内分泌等多系统、多脏器的调整达到减肥作用。针灸减肥是一种物理减肥，根据过去针灸减肥文献报道，此方法在临床上有一定的疗效，若能结合更多临床试验以实证医学的角度来验证针灸减肥的有效性，势必能将之发扬光大，推广于全球，造福全人类。

(四)药茶疗法

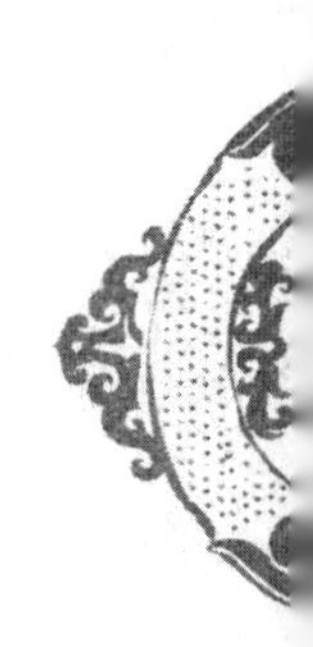

药茶名：荷楂茶。

组成：鲜荷叶 12 克、山楂 15 克。

煎法：以上 2 味药捣碎，以适量滚水冲泡 5 分钟。

服法：当茶饮，日服 1 剂。

使用：荷楂茶对水肿型的肥胖有很好的疗效。

(五)研究

1.《本草纲目》：

(1)荷叶(睡莲科)：治水肿、生发元气、补助脾胃、消水肿、臃肿。

(2)山楂(蔷薇科)：治痰饮痞满吞酸、补脾、化饮食、消肉积症瘕、健胃、行结气。

2.现代药理：

(1)荷叶：利湿作用、解热作用及降脂作用。

(2)山楂：降血脂作用、助消化作用、增加冠状动脉流量、降压作用、强心作用。

(六)护理与预防

1.肥胖的盛行率不论在小孩或是成人，男性或是女性，于世界各国都有明显增加的趋势，其中与慢性疾病的关联实在不容忽视，也因此成为全世界公共卫生与预防医学的重要议题。然而随着生活形态的改变，预期在此议题上人们对药物的依赖性将持续增加，这也是一个不得不重视的问题。

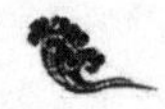

2.有一些食材对于肥胖者应有帮助,如下所述:

(1)冬瓜:减肥佳品,本品脂肪及含钠量都很低,故胖人常食之可减肥。

(2)黄瓜:鲜嫩翠绿的黄瓜,含有丙醇二酸,可抑制糖类在体内转化为脂肪,故常食可使人减肥。

(3)紫菜:具有软化血管,改善脂质代谢的功能,可治疗肥胖症。

(4)兔肉:为富含蛋白质,但脂肪含量低的肉类,既营养丰富,又不使人增加脂肪而发胖,有利于减肥者。

(七)临床常用方法

处方:防风通圣散、防己黄芪汤、大柴胡汤、大承气汤、桂枝茯苓丸。

穴位:阴陵泉、水分、足三里。

第三章　中医外科病证及疗法

第一节　颈椎病

一、概述

颈椎病又称颈椎综合征，是颈椎骨关节炎、增生性颈椎炎、颈神经根综合征、颈椎间盘脱出症的总称；是一种以退行性病理改变为基础的疾患。主要由于颈椎长期劳损、骨质增生，或椎间盘脱出、韧带增厚，致使颈椎脊髓、神经根或椎动脉受压，导致一系列功能障碍的临床综合征。表现为颈椎间盘蜕变本身及其继发性的一系列病理改变，如椎节失稳、松动；髓核突出或脱出；骨刺形成；韧带肥厚和继发的椎管狭窄等，刺激或压迫了邻近的神经根、脊髓、椎动脉及颈部交感神经等组织，并引起各种各样症状和体征的综合征。

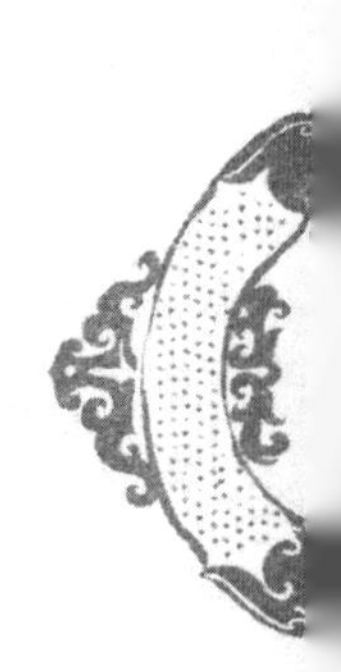

二、症状

（一）颈部症状

颈项部疼痛，颈部僵硬感、颈部强直、活动受限、颈部肌痉挛、颈活动困难、有捆绑感、“发纣”、颈部胀筋感、“落枕”感等，抬头、低头、旋转困难。

（二）上肢症状

肩部、手臂、背部的麻木、疼痛、运动和感觉障碍、痛觉过敏、有触电感，手指麻木或蚁行感、手部无力、沉重感、持物不稳、震颤麻痹等症状、上肢肌萎缩、肩周活动受限。

（三）下肢症状

下肢可出现放射性痛、冷、麻、凉、或热窜痛、无力、不能站立、不能行走、不能下蹲，活动后加重，休息后减轻，或休息后刚起来加重，少有活动后好转，再活动后又加重。与天气变化有关，遇冷加重，遇热减轻，或不明显等。重则肌萎缩、跛行、功能下降。

（四）眼部症状（颈眼综合征）

不能睁眼，只能闭目平卧，眼胀、眼沉、睁眼无力、伴视物不清、视力减弱、

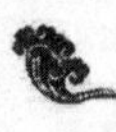

眼前闪光、暗点、视野缺损,在颈部过度活动时出现眼痛、眼肌痉挛、一过性失明、结膜充血等症状。

(五)头痛

放射痛、窜痛、麻痛、胀痛、沉痛、热痛、凉痛、局部痛、前额痛、两侧痛、巅顶痛、轻痛、中痛、重痛,重则"碰墙"止痛,甚则呕吐。

(六)头晕目眩

头痛、眩晕、甚则恶心、呕吐、一过性失明伴头昏、头沉等,甚则有欲晕倒的感觉或突然晕倒、过后苏醒、已如常人。

(七)记忆力障碍

记忆力明显下降、丢三落四、到此位忘记做此事、昨天的事情记不清楚,甚则是否吃饭都不能记忆。

(八)心脏(颈心症)

心悸、心慌、气短、胸闷、憋气、思想恐惧感、心前区疼痛等颈性冠心病的表现(心电图无相应的改变)。

(九)高血压(颈高症)

血压升高、头晕、头痛、视物模糊,甚则恶心、呕吐等症状。血压升高没有规律,忽高忽低,药物降压降之又升、升之又降,或治疗后血压降至过低等。

(十)胆囊炎(颈胆症)

腹痛、腹胀、恶心、食欲缺乏、四肢乏力、肝胆区疼痛等症状。

(十一)慢性咽炎(颈咽症)

咽部稍有充血,进食无碍,口干舌燥似有异物感,吐之不出,咽之不下。

(十二)半身不遂(颈性半身不遂)

单侧肢体偏瘫、麻木、窜胀,甚则口角歪斜、语言功能障碍、穿鞋脱袜困难、步态不稳等,脑 CT 基本正常。

(十三)自汗症(颈自汗)

肢体发热、发红,单侧肢体或一个肢体或头部、双手、双足、四肢远端出现多汗,过时自然消退,不定时的发作。

(十四)无汗症(颈无汗)

肢体发凉、怕冷、单侧肢体或一个肢体或头部、双手、双足、四肢远端出现少汗,甚则全身绝对不出汗,干燥不适,情绪不稳。

(十五)失眠(颈性失眠)

失眠不能入睡,用镇静药物逐渐加量才能入睡,短时间内不影响第二天的工作，久则影响工作和学习，各种方法治疗效果差。

三、推拿治疗

在急性期或急性发作期禁止推拿，否则会使神经根部炎症、水肿加重，疼痛加剧。颈椎病伴有骨折、骨关节结构紊乱、骨关节炎、严重的老年性骨质疏松症等，推拿可使骨质破坏，感染扩散，应禁此疗法。

（一）不能随意、盲目、错误的推拿按摩

随意、盲目、错误的推拿按摩是有害的。颈椎病临床主要分为神经根型、脊髓型、椎动脉型、交感神经型四种类型。正确的推拿、按摩可以缓解局部肌肉痉挛、改善局部血液淋巴循环并增加颈椎稳定性，是常用的治疗方法之一。

（二）不能重力按摩

重力按摩，特别是带有损伤性质的揉法如果在同一个部位反复使用，即使操作力度不大，亦将造成相应肌肉组织的损伤或加重炎症反应，反而导致症状加重，病人常于次日晨起出现颈痛加重、活动受限加重。扳法也应谨慎使用，特别是专业水平不高的人员，对禁忌证的掌握不清，勉力施术，可能造成患者高位截瘫甚至死亡，椎动脉型病人错误使用扳法可能导致病人当场晕厥。

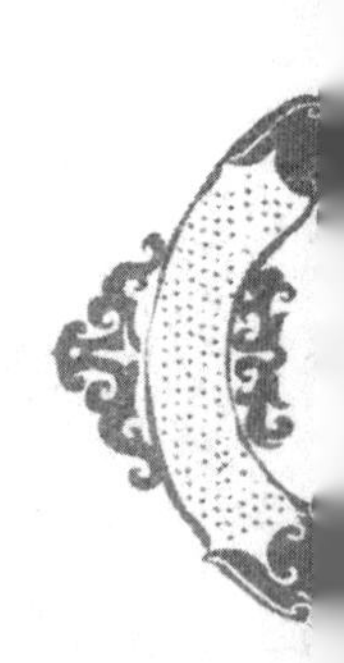

（三）推拿按摩前，必须注意鉴别病人是否有其他并发症

骨质疏松症者应禁止使用扳法，如果合并颈椎骨折、骨结核、骨肿瘤等疾病时是绝对禁止推拿按摩操作的，如合并高血压、严重心脑血管疾病者也应注意手法操作力度不得过重。

四、牵引治疗

“牵引”在过去是治疗颈椎病的首选方法之一，但近年来发现，许多颈椎病患者在使用“牵引”之后，特别是那种长时间使用“牵引”的患者，颈椎病不但没有减轻，反而加重。

使用“牵引”的预期作用：增加椎间隙；放松颈后部肌肉；松解神经根压迫。但实际的临床运用发现这些作用并不明显适合按摩。

五、颈椎病治疗四大误区

（一）不恰当的反复牵引

颈部牵引是目前治疗颈椎病较有效的方法之一，但不恰当的反复牵引可导致颈椎附着的韧带松弛，加快退行性病变，降低了颈椎的稳定性。

（二）反复盲目按摩、复位

颈椎病发病机理复杂，在做按摩复位治疗前必须要排除椎管狭窄、严重的椎间盘突出、颈椎不稳定等等，脊髓型颈椎病绝对禁止重力按摩和复位，否

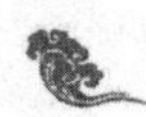

则极易加重症状,甚至可导致截瘫。

(三)不注意颈椎生理弯曲的恢复

盲目牵引,使颈部的肌肉韧带等长期处于非生理状态,会造成慢性损害,所以在治疗过程中应注意颈椎生理弯曲的恢复和保持。建议采用中药治疗,绝大部分生理弯曲恢复,症状消失。

(四)轻视颈椎病的预防

长期固定一个姿势,容易造成颈部软组织劳损,逐渐发展为颈椎病。

第二节 肩周炎

一、概述

肩周炎,全称为肩关节周围炎,是肩关节周围肌肉、韧带、肌腱、滑囊、关节囊等软组织损伤、退变而引起的关节囊和关节周围软组织的一种慢性无菌性炎症。它的临床表现为起病缓慢,病程较长,病程一般在1年以内,较长者可达到1~2年。发病年龄大多40岁以上,女性发病率略高于男性,且多见于体力劳动者。由于50岁左右的人易患此病,所以本病又称为五十肩。患有肩周炎的患者,自觉有冷气进入肩部,也有患者感觉有凉气从肩关节内部向外冒出,故又称"漏肩风"。其病变特点是广泛,即疼痛广泛、功能受限广泛、压痛广泛。

二、症状体征

本病女性多于男性,左侧多于右侧,亦可两侧先后发病。多为中、老年患病。逐渐出现肩部某一处痛,与动作、姿势有明显关系。随病程延长,疼痛范围扩大,并牵涉到上臂中段,同时伴肩关节活动受限。如欲增大活动范围,则有剧烈锐痛发生。严重时患肢不能梳头、洗面和扣腰带。夜间因翻身移动肩部而痛醒。病人初期尚能指出疼痛点,后期范围扩大,感觉疼痛来于肱骨。

(一)主要表现

1.肩部疼痛:起初时肩部呈阵发性疼痛,多数为慢性发作,以后疼痛逐渐加剧或顿痛,或刀割样痛,且呈持续性,气候变化或劳累后,常使疼痛加重,疼痛可向颈项及上肢(特别是肘部)扩散,当肩部偶然受到碰撞或牵拉时,常可引起撕裂样剧痛,肩痛昼轻夜重为本病一大特点,多数患者常诉说后半夜痛醒,不能成寐,尤其不能向患侧侧卧,此种情况因血虚而致者更为明显;若因受寒而致痛者,则对气候变化特别敏感。

2.肩关节活动受限:肩关节向各方向活动均可受限,以外展、上举、内外旋更为明显，随着病情进展，由于长期废用引起关节囊及肩周软组织的粘连，肌力逐渐下降，加上喙肱韧带固定于缩短的内旋位等因素，使肩关节各方向的主动和被动活动均受限，当肩关节外展时出现典型的“扛肩”现象，特别是梳头、穿衣、洗脸、叉腰等动作均难以完成，严重时肘关节功能也可受影响，屈肘时手不能摸到同侧肩部，尤其在手臂后伸时不能完成屈肘动作。

3.怕冷：患肩怕冷，不少患者终年用棉垫包肩，即使在暑天，肩部也不敢吹风。

4.压痛：多数患者在肩关节周围可触到明显的压痛点，压痛点多在肱二头肌长头腱沟。肩峰下滑囊、喙突、冈上肌附着点等处。

5.肌肉痉挛与萎缩：三角肌、冈上肌等肩周围肌肉早期可出现痉挛，晚期可发生失用性肌萎缩，出现肩峰突起，上举不便，后弯不利等典型症状，此时疼痛症状反而减轻。三角肌有轻度萎缩，斜方肌痉挛。岗上肌腱、肱二头肌长、短头肌腱及三角肌前、后缘均可有明显压痛。肩关节以外展、外旋、后伸受限最明显，少数人内收、内旋亦受限，但前屈受限较少。

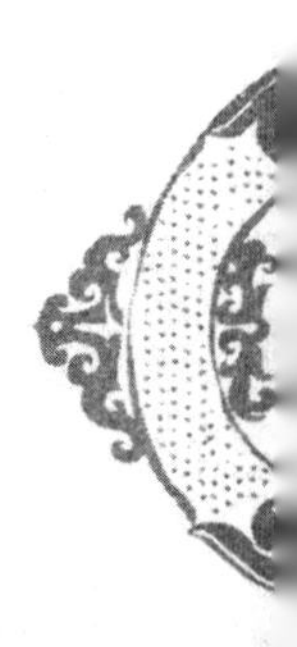

6.X 线及化验室检查：常规摄片，大多正常，后期部分患者可见骨质疏松，但无骨质破坏，可在肩峰下见到钙化阴影。实验室检查多正常。年龄较大或病程较长者，X 线平片可见到肩部骨质疏松，或肌腱、肩峰下滑囊钙化征。

（二）类型

1.按不同发病部位及病理变化分为四类。

（1）肩周滑液囊病变：包括滑囊的渗出性炎症、粘连、闭塞及钙质沉积等病理变化。可累及肩峰下滑囊或三角肌下滑囊、喙突表面的滑囊等。

（2）盂肱关节腔病变：“冻结肩或继发性粘连性关节挛缩症”早期均可有腔内的纤维素样渗出，晚期出现关节腔粘连、容量缩小。

（3）肌腱、腱鞘的退化性病变：肱二头肌长头肌腱及腱鞘炎、冈上肌腱炎（疼痛弧综合征）、钙化性肌腱炎、肩袖断裂及部分断裂、撞击综合征等。

（4）其他肩周围病变：如喙突炎、肩纤维组织炎、肩胛上神经卡压征、肩锁关节病变等。

2.按不同临床表现和病情轻重分为三型。

（1）轻型：肩部酸痛，夜间不影响睡眠，肩关节功能活动轻度受限，前屈后伸正常。

（2）中型：肩部疼痛较重，可影响夜间睡眠，个别体位可引起剧烈疼痛，肩关节功能活动中度受限。

（3）重型：肩部疼痛严重，夜间影响睡眠，多个体位均可引起剧烈疼痛，活

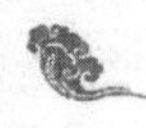

动受限，影响日常生活和工作

中医认为肩周炎的形成有内、外两个因素。内因是年老体弱，肝肾不足，气血亏虚；外因是风寒湿邪、外伤及慢性劳损。

三、中医治疗

（一）中药

以祛风散寒、解痉通络、活血化瘀为目的。

（二）拔罐

拔罐治疗肩周炎常选用的穴位有：肩井、肩髃、肩前、肩贞、天宗等穴位。每次选两个穴位，交替使用。

（三）刮痧

刮痧治疗肩周炎常选用的经络有：手臂外侧的肺经、大肠经。每周可刮1~2次。

（四）针灸

针灸治疗肩周炎常选用的穴位有：肩井、肩髃、肩前、肩贞、大椎、曲池、外关、腕骨等穴位。选用1~1.5寸针灸针，用75%酒精棉球消毒皮肤，刺入穴位，留针20~30分钟。每日1次。2周为1疗程。

（五）理疗

选用镇痛安眠枕或超短波等高频电磁疗法，每日1次，10天为1疗程。可起到消炎、镇痛、解痉、改善血液循环、松弛肌肉的作用。

四、功能锻炼

功能锻炼对肩周炎的患者来说十分重要。“医三分练七分”，应鼓励患者多做肩关节的运动，特别是适当做大幅度的运动，对预防肩关节的粘连，肩部软组织的拘谨、挛缩，大有好处。若患者能坚持功能锻炼，预后相当不错。以下介绍几个肩关节功能锻炼的动作：

（一）前后摆动练习

躯体前屈（即弯腰），上肢下垂，尽量放松肩关节周围的肌肉和韧带，然后做前后摆动练习，幅度可逐渐加大，作30~50次。此时记录摆动时间，然后挺直腰，稍作休息。休息后再做持重物（0.5~2千克）下垂摆动练习，做同样时间的前后摆动（30~50次），以不产生疼痛或不诱发肌肉痉挛为宜。开始时，所持的重物不宜太重。可以先用0.5千克，再逐步添加到1千克，慢慢再添加到2千克。

（二）回旋画圈运动

患者弯腰垂臂，甩动患臂，以肩为中心，做由里向外或由外向里的画圈运动，用臂的甩动带动肩关节活动。幅度由小到大，反复作30~50次。

（三）正身双手爬墙

患者面向墙壁站立，双手上抬，扶于墙上，用双侧的手指沿墙缓缓向上爬动，使双侧上肢尽量高举，达到最大限度时，在墙上作一记号，然后再徐徐向下返回原处。反复进行，逐渐增加高度。

（四）侧身单手爬墙

患者侧向墙壁站立，用患侧的手指沿墙缓缓向上爬动，使上肢尽量高举，到最大限度，在墙上作一记号，然后再徐徐向下回原处，反复进行，逐渐增加高度。

（五）肩内收及外展

患者仰卧位，两手十指交叉，掌心向上，放在头后部（枕部），先使两肘尽量内收，然后再尽量外展。

（六）梳头

患者站立或仰卧均可，患侧肘屈曲，作梳头动作。

以上六种动作不必每次都做完，可以根据个人的具体情况选择交替锻炼，每天3~5次，一般每个动作做30次左右，多者不限，只要持之以恒，对肩周炎的防治会大有益处。

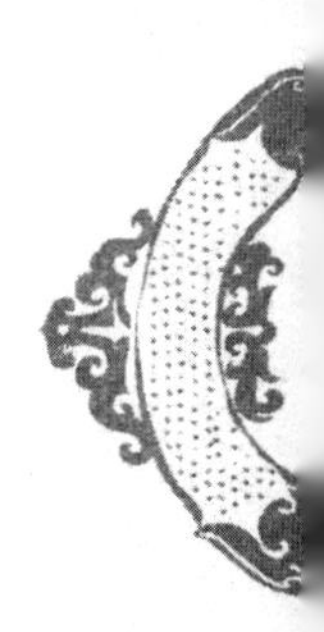

五、预防锻炼

（一）屈肘甩手

患者背部靠墙站立，或仰卧在床上，上臂贴身、屈肘，以肘点作为支点，进行外旋活动。

（二）手指爬墙

患者面对墙壁站立，用患侧手指沿墙缓缓向上爬动，使上肢尽量高举，到最大限度，在墙上作一记号，然后再徐徐向下回原处。反复进行，逐渐增加高度。

（三）体后拉手

患者自然站立，在患侧上肢内旋并向后伸的姿势下，健侧手拉患侧手或腕部，逐步拉向健侧并向上牵拉。

（四）展臂站立

患者上肢自然下垂，双臂伸直，手心向下缓缓外展，向上用力抬起，到最大限度后停10分钟，然后回原处。反复进行。

（五）后伸摸棘

患者自然站立，在患侧上肢内旋并向后伸的姿势下，屈肘、屈腕，中指指腹触摸脊柱棘突，由下逐渐向上至最大限度后停住不动，2分钟后再缓缓向下回原处。反复进行，逐渐增加高度。

（六）梳头

患者站立或仰卧均可，患侧肘屈曲，前臂向前向上并旋前（掌心向上），尽量用肘部擦额部，即擦汗动作。

（七）头枕双手

患者仰卧位，两手十指交叉，掌心向上，放在头后部（枕部），先使两肘尽量内收，然后再尽量外展。

（八）旋肩

患者站立，患肢自然下垂，肘部伸直，患臂由前向上向后划圈，幅度由小到大，反复数遍。

六、运动疗法

（一）徒手体操

做肩关节三个轴向活动，用健肢带动患肢进行各种练习。

（二）器械体操

利用体操棒、哑铃、吊环、滑轮、爬肩梯、拉力器、肩关节综合练习器等进行锻炼。注意：应在无痛范围内活动，因为疼痛可反射性地引起或加重肌痉挛，从而影响功能恢复。每次活动以不引起疼痛加重为宜。反之则提示活动过度或出现了新的损伤，宜随时调整运动量。

（三）下垂摆动练习

躯体前屈，使肩关节周围肌腱放松，然后做内外、前后、绕臂摆动练习，幅度可逐渐加大，直至手指出现发胀或麻木为止。此时记录摆动时间，然后直腰稍做休息放松，再做持重（1～2千克）下垂摆动，做同样时间的前后、内外、环绕摆动（30～50次），以不产生疼痛或不诱发肌肉痉挛为宜。

（四）点穴按摩与被动运动

肩部按摩能达到改善血液循环、减轻肌痉挛和松懈关节粘连的作用。按摩配合被动活动，可增大肩关节的活动范围。但手法一定要轻柔，以免症状加重。一般先在肩部施以推、揉、滚等手法，以放松肌肉，缓解痉挛。再拿或按肩井、肩髃、肩贞、中府、天宗等穴。用推按理筋法，弹拨肱二头肌肌腱、肱三头肌长头及胸大肌止点。再做肩关节的抖动，同时做肩关节各方向轻巧的被动运动，逐渐扩大活动范围，最后以搓、抹等手法结束按摩。

七、康复疗法

（一）固定镇痛

急性期或早期最好对病肩采取一些固定和镇痛的措施，以解除病人疼痛，如用三角巾悬吊，并对病肩做热敷、理疗或封闭等治疗。

（二）功能锻炼

慢性期主要表现为肩关节功能障碍。这时以功能锻炼和按摩为主，配合理疗进行治疗。肩周炎康复治疗的方法主要是医疗体操。

1.体操练习。双手握住体操棒，在体前，手臂伸直，然后反复用力向上举，尽量向头后部延伸；在体后，双手握棒，用力向上举。

2.手指爬墙练习。侧面或前面站立，抬起患炎侧的前臂，以食指和中指贴墙，然后沿墙向上慢慢做爬墙式运动。

3.患侧手臂上举。反复摸后脑勺，并侧手于体后，上抬摸背部。如果患侧手臂活动不便，可用健侧手帮助患侧手上抬。

第三节　腰椎间盘突出症

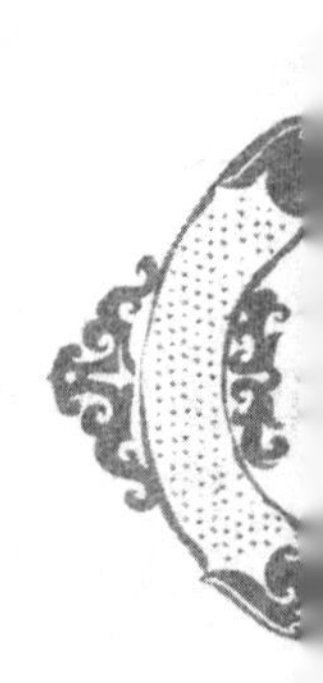

一、概述

腰椎间盘突出症是临床上较为常见的腰部疾患之一，是骨伤科的常见病、多发病。腰间盘存在于腰椎的各个椎体之间，为腰椎关节的组成部分，对腰椎椎体起着支撑、连接和缓冲的作用，它的形状像个压扁的算盘珠，由髓核、软骨板、纤维环三部分组成。当因外伤、退变等原因造成纤维环后凸或断裂，髓核脱出，就称为腰椎间盘突出。由于脊髓由间盘的后方经过，当突出的间盘压迫脊神经或马尾神经引起腰腿痛或大小便失禁、甚至引起瘫痪时，就称为腰椎间盘突出症。

二、临床表现

（一）腰部疼痛

多数患者有数周或数月的腰痛史，或有反复腰痛发作史。腰痛程度轻重不一，严重者可影响翻身和坐立。一般休息后症状减轻，咳嗽、喷嚏或大便时用力均可使疼痛加剧。

（二）下肢放射痛

一侧下肢坐骨神经区域放射痛是本病的主要症状，常在腰痛消失或减轻时出现。疼痛由臀部开始，逐渐放射至大腿后侧、小腿外侧，有的可发展到足背外侧、足跟或足掌，影响站立和行走。如果突出部在中央，则有马尾神经症状，双侧突出则放射可能为双侧性或交替性。

（三）腰部活动障碍

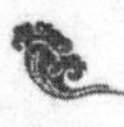

腰部活动在各方面均受影响,尤以后伸障碍为明显。少数患者在前屈时明显受限。

(四)脊柱侧弯

多数患者有不同程度的腰脊柱侧弯。侧凸的方向可以表明突出物的位置和神经根的关系。

(五)观麻木感

病程较长者,常有主观麻木感,多局限于小腿后外侧、足背、足跟或足掌。

(六)患肢温度下降

不少患者患肢感觉发凉,客观检查,患肢温度较健侧降低;有的足背动脉搏动亦较弱,这是由于交感神经受刺激所致。须与栓塞性动脉炎相鉴别。

三、中医诊断

(一)气滞血瘀型

患者一般可有明显外伤史。伤后即感腰部不能活动,疼痛难忍,脊柱侧弯。腰4、5或腰5、骶1一侧有明显压痛点,并向下肢放射,咳嗽加重;后期可见下肢疼痛麻木,甚至肌肉萎缩,直腿抬高试验阳性。舌质紫暗,脉涩弦数。此为受伤后,气血淤阻经络,气血运行不畅,不通则痛。

(二)风寒湿型

无明显外伤史,病因不明显,逐渐感到腰部伴下肢重着疼痛,转侧不利。渐渐加重,脊柱侧弯,亦有椎旁压痛及放射痛。遇天气变化时,疼痛加重。

(三)肾虚型

患者素体禀赋不足,或长期患有慢性病,以致肾脏精血亏损,无以滋养经脉,出现腰腿疼痛,酸重无力,缠绵数年,时轻时重。属肾阳虚者,伴有畏寒肢冷,面色浮白,尿后余沥甚则不禁,气喘;属肾阴虚者,多有头晕目眩、耳鸣耳聋、面部潮红、口干咽燥、五心烦热等。

四、针灸治疗

(一)体针

常用穴:肾俞、白环俞、环跳、承扶、殷门、委中、阳陵泉。

方法:每次选用3~5个穴位,用泻法。选穴以常用穴为主,根据其疼痛可加夹脊穴、阿是穴及循经取穴。

(二)耳针

常用穴:坐骨、肾上腺、臀、神门、腰椎、骶椎。

方法:用中强刺激,留针10~10分钟。针刺疗法取肾俞、环跳、委中等穴,每日1次,10次为一疗程。

五、物理治疗

物理治疗的方法众多,一般医院的理疗科和康复科等科室均有专门的物理治疗设备。物理治疗包括:按摩推拿、牵引、三维牵引、红外线照射、针灸、火罐、电针、中频电疗、磁疗(如腰痛治疗带)等等不一而绝。建议几种物理治疗方法一起使用,效果比较好。按摩推拿(也有叫手法复位的),对于椎间盘膨出和轻度突出的患者,可以使用手法正骨配合牵引,中药局部热敷配合进行,但是突出巨大或者椎间盘脱出的病人,不建议进行牵引。其他的物理治疗方法没有什么禁忌证,可以随意选择。

六、外用热敷药疗法

中药热熨用狗腿骨、乌梢蛇、附片、秦艽、木瓜、田三七适量配制成药酒,用纱布4~8层浸湿,覆于治疗部位,再用理发用的电吹风调至中挡,对准治疗部位进行热熨。

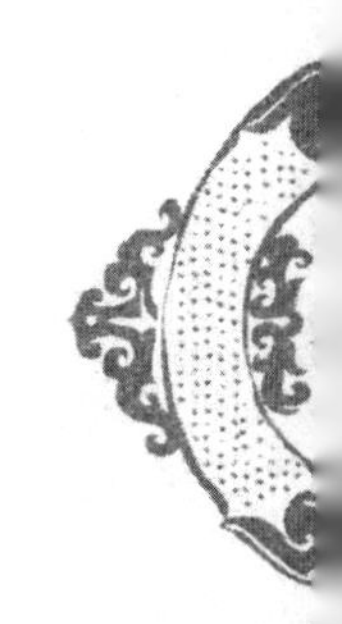

亦可借助于红外线灯或100~200W的白炽灯照射至药酒纱布干燥为止。或用当归、川芎、威灵仙、透骨草、川芎、草乌、制乳没等药各适量研末,将100克装入20厘米×15厘米布袋内,滴上几滴食醋,置于患处,用声效应治疗仪作热熨,效果良好。

第四节　急性腰扭伤

一、概述

急性腰扭伤,俗称闪腰,为腰部软组织(包括肌肉、韧带、筋膜、关节、突关节)的急性扭伤。急性腰扭伤多见于青壮年。主要因肢体超限度负重,姿势不正确,动作不协调,突然失足,猛烈提物,活动时没有准备,活动范围过大等原因造成。一旦出现腰扭伤,患者立即腰部僵直,弯曲与旋转陷入困境,疼痛剧烈且波及范围大,肌肉痉挛,咳嗽或打喷嚏会使疼痛有加,难以行走,有的患者尚需家属搀扶,或抬至附近医院急诊。X线检查可见脊柱变直或有保护性侧凸。

二、症候分类

(一)气滞血瘀

闪挫及强力负重后,腰部剧烈疼痛,腰肌痉挛,腰部不能挺直。俯仰屈伸转侧困难。舌暗红或有斑点,苔薄,脉弦紧。

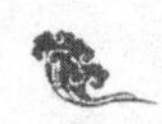

（二）湿热内蕴

劳动时姿势不当或扭闪后腰部板滞疼痛，有灼热感，可伴腹部疼痛，大便秘结，尿黄赤。舌苔黄腻，脉濡数。

三、治疗原则

本病中医认为“腰者，一身之要，仰俯转侧无不由之”。急性腰扭伤的治疗采用推拿、针灸、理疗、中药内服等方法，能促进血液循环，缓解腰肌痉挛与腰部疼痛症状，恢复腰部功能。治疗上为非手术疗法：卧床（硬板床）休息，骨盆牵引，局部痛点封闭，局部热敷或照红外线，旋转推拿法对椎间小关节滑膜嵌顿有效，疼痛减轻后可做腰背肌功能锻炼。

四、治疗方法

（一）针灸治疗

近20年来针灸治疗急性腰扭伤有几个特点：

1.各种穴位刺激法的广泛应用，除传统的刺灸拔罐外，耳针、电针、穴位激光针灸、火针、穴位微波针灸等几乎都用于治疗本病，并取得较好的效果。

2.在大量病例的对比观察基础上，筛选有效穴位和配方。最近有人分析验证，发现损伤在足太阳经的以后溪疗效最好；伤在督脉，水沟效果明显；伤在足太阳和足少阳的，取腰痛穴最理想。

3.强调针灸同时配合自身运动，取同样的穴位，配合自身运动者疗效明显高于不配合者。

（二）拔罐治疗

1.取穴：

主穴：阿是穴。

配穴：委中、养老。

2.治法：

阿是穴必取，施拔罐法。可分为以下三法：

（1）针罐法：患者取坐位或俯卧位，在阿是穴直刺进针，得气后，再在其四周进针数枚，待得气后，将针缓缓拔出，仅留中心一针，采用架火法（即在针尾置一沾有95%酒精的棉团点燃），或用真空拔罐器抽气吸拔。留罐15~20分钟。每日1次，4次为1疗程。

（2）拔罐法：在阿是穴及其附近，以闪火法吸拔2~3个，留罐30分钟，直至局部出现瘀斑。取罐后，在该部位用手掌面由轻－重－轻手法按摩数分钟。每日或隔日1次，不计疗程。

(3)刺络拔罐法,其操作为:医者首先在压痛最明显之阿是穴,用手掌按压推揉片刻,使周围之络脉怒张。消毒后,用三棱针快速点刺3~5下,使之出血2~5毫升,即以投火法将罐具吸附其上,留罐10~15分钟,直至局部出现红晕。起罐后以药艾条施温和灸5~7分钟。隔日1次,不计疗程。

配穴每次取一穴,养老穴提插捻转强刺激不留针;委中穴以三棱针点刺出血6~8滴。一般须配合拔罐法。

4.中药治疗:

(1)中药方剂一:

辨证:腰部损伤,伤及肾气。

治法:补肾壮腰,理气止痛。

方名:桃仁杜仲汤。

组成:红花,桃仁,羌活,赤芍,炒杜仲,川断,木香,小茴香,破故纸。

用法:水煎服,每日1剂,日服2次,以黄酒为引,饭后服用。

(2)中药方剂二:

辨证:气血阻滞,腰络不通。

治法:行气活血,舒筋解痉。

方名:解痉汤加味。

组成:白龙须,钩藤根,当归尾,紫丹参,乳香,没药,延胡索,白芍,炙甘草,伸筋草,生麻黄,熟地,草红花,川续断,香附。

用法:水煎服,每日1剂,日服2次。

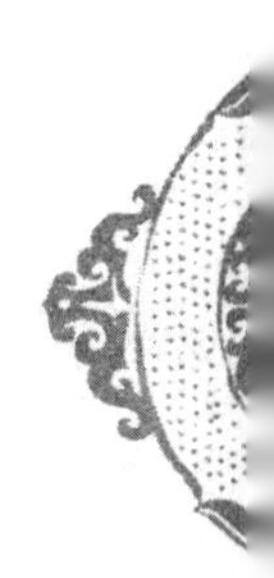

第五节　膝关节疼痛

一、推拿点穴法

(一)点揉痛点

用手指按压,找到膝关节周围的压痛点,用拇食指腹在压痛点处进行点揉,压痛点多位于膝关节内外侧、髌骨上下及膝后腘窝处。膝后腘窝处可以用食中指点揉。按揉每个痛点时注意力度,先由轻至重点揉20次,再由重至轻点揉20次。此手法可以促进痛点炎症吸收,松解粘连,特别适用于各种慢性膝关节疾病。

(二)点揉穴位

点揉膝关节周围的一些特定穴,每个穴点揉1分钟,以酸胀为佳。关节水

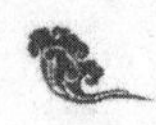

肿时，点揉穴位疗效较好。

1.血海穴、梁丘穴：

位置：下肢绷紧，膝关节上侧肌肉最高处，内为血海，外为梁丘。

作用：刺激此两穴可有效增加股四头肌的血液供应，配合股四头肌锻炼可以防止肌肉萎缩，尤其对改善膝关节骨性关节炎的抬腿无力、屈伸困难，效果显著。

2.犊鼻穴、膝眼穴、委中穴：

位置：屈膝，在膝部，髌骨与髌韧带外侧凹陷处为犊鼻穴，内侧凹陷处为膝眼穴。委中穴位于腘横纹中点，股二头肌腱与半腱肌肌腱的中间。

作用：刺激此三穴可增加关节内血液供应和润滑液的分泌，防止因摩擦造成的疼痛。

3.阴陵泉穴、阳陵泉穴：

位置：阴陵泉穴位于小腿的内侧，膝下高骨后侧凹陷处。阳陵泉穴位于膝盖斜下方，小腿外侧高骨稍前凹陷处。

作用：刺激此两穴可以疏通下肢经络，改善小腿无力、疼痛等异常感觉。

4.三阴交穴、足三里穴：

位置：三阴交穴位于内踝高点上四横指处。足三里穴位于外膝眼下四横指处。

作用：刺激此 2 穴可以令下肢有力。具有补益肝脾肾，健步强身的作用。

（三）掌揉髌骨

以掌心扣按髌骨，在保持足够压力的情况下，使髌骨产生向内向上的轻微运动，在此基础上，带动髌骨做环转运动 2~3 分钟。按压时，以髌骨下产生酸胀温热为宜。此手法适用于膝关节骨质增生、髌骨软化症、膝关节水肿及伸膝装置外伤性粘连、风湿类风湿性关节炎等。

（四）拿捏股四头肌

以拇指和其余四指相对拿捏股四头肌（即膝盖上丰厚的肌肉）约 1~2 分钟，以微微酸胀为度。此手法可有效增加股四头肌内的血液供应。特别是对于膝关节骨性关节炎的患者，股四头肌内侧头萎缩，膝关节不能伸直者。

（五）弹拨膝关节内外侧肌腱

用双手除拇指外其余四指触摸膝关节后窝内的两侧，可以摸到两侧有两根“大筋”，此即是大小腿主要肌腱穿行处。膝关节病患者多由于膝关节不能充分伸直而引起这些肌腱“挛缩”，久之腿就会无法伸直。用双手四指经常弹拨此两处“大筋”,可以起到舒筋通络的作用,松解挛缩,恢复肌腱原来的长度。这样,渐渐地膝关节就能伸直了。

(六)拿揉小腿肚

用手掌轻揉地拿揉小腿肚。每侧各 1 分钟,以小腿肚微微发热为佳。此手法的作用是松解患者小腿肚痉挛的肌肉,增加小腿后侧肌群的血液供应。

(七)擦膝盖

可在膝盖周围涂擦少量红花油或双氯劳酸,然后用一只手快速在膝盖周围的皮肤上来回擦动,以关节周围产生热感为佳。能够有效增加血供,改善因血供不良而出现的麻木、僵硬感。

(八)转膝提腿

站立,双下肢并拢,膝关节微屈,身向前倾,两手掌分别按在两膝上,膝部左右旋转 40 次;然后坐下,让两下肢悬空,提起左腿,如踢球状 30 次,左右轮换。此方法主要是活动关节内部各组织,促进关节内润滑液的分泌和滋润。

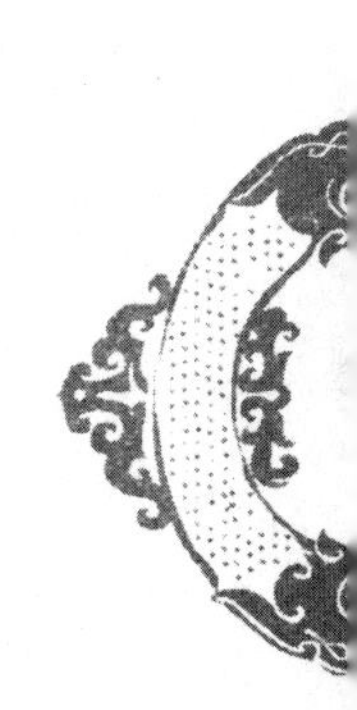

结束手法,以双手手掌按压并吸附住患者的腿部双侧皮肤及皮下组织,做快速的搓动,由大腿向小腿方向操作,以深层组织有热感为宜。

二、药浴法

(一)治疗目的

改善物质代谢和微循环,抑制退行性变的进一步发展,消炎止痛,促进关节功能的恢复。

(二)处方

肉桂 50 克,鸡血藤 80 克,川芎 50 克,木瓜 50 克,独活 50 克,苏木 50 克,川续断 50 克,络石藤 80 克,路路通 50 克,海桐皮 50 克,豨莶草 50 克,仙灵脾 50 克,刘寄奴 50 克,土茯苓 50 克,秦艽 50 克,伸筋草 80 克。

(三)方法

药浴的温度保持在 43℃左右。煎药浸泡双下肢为佳,上述药水煎去渣取液 2500 毫升,分为 5 份,每份再加清水 3 升,浸泡双下肢,每次 45 分钟,1 天 1 次,1 份药液可用 5 天,但每次用完后要注意低温冷藏(不要冰冻),15 天为 1 个疗程。注意每次药浴宜加入少量白酒(35 ~ 45 度,10 毫升左右)。药浴后要注意保暖,避免感冒。

三、针灸治疗法

(一)小骨空贴压法

取 4 厘米 × 4 厘米胶布,中置一粒磁珠或王不留行子备用。在患侧小骨空

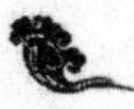

穴(位于小指背侧第一指关节之中央)附近用火柴棒或特制的按压棒按压,找到压痛点后,将磁珠或王不留行子贴在上面,然后用手按压,强度以患者耐受为度,时间约1~2分钟。按压时嘱患者活动患膝。本法对膝关节疼痛、畏寒效果最为明显。

(二)交经巨刺法

根据患膝疼痛位置的不同,取对侧肘部之曲池、尺泽、天井、小海等穴。得气后,施以提插捻转泻法,至患处疼痛减轻或消失为止,并留针30分钟。

(三)针刺内关法

取患侧内关穴,进针得气后,持续缓缓捻针,同时嘱患者活动患膝或以手按压患处,疼痛减轻或消失后,留针20分钟。

(四)膏肓穴刺络拔罐法

取背部患侧膏肓穴,以拇指在其附近按压,找到压痛点后,以三棱针点刺数下或以皮肤针叩刺出血后,加拔火罐,留罐10分钟。拔出淤血后,往往数年之疾,立见轻快。

(五)局部刺络拔罐法

在膝关节疼痛部位寻找青色之静脉,以三棱针点刺后,则出血如豆,然后加拔火罐。为了预防火罐漏气,可在罐口涂上超声耦合剂。留罐10分钟。若无静脉,则可在压痛点上以皮肤针叩刺后再拔火罐。本法对久痛不愈及扭伤所致者,疗效显著。

(六)委中刺血法

患者取俯卧位,在患膝下垫上塑料纸、草纸或药棉。如见委中附近有怒张之络脉,则以三棱针点刺,任其血液流出,始为深紫色,渐变为淡红,后自停止。以75%酒精棉球揩去污血。

(七)腹部敏感点针刺法

膝痛患者在腹直肌第4节处可有明显的敏感点,且多以患侧为明显。患者取仰卧位,以拇指在其腹部找到敏感点后,以1.5寸针缓缓刺入,得气后留针30分钟。

四、调护常识

(一)膝关节损伤恢复期和膝关节慢性病

比较适合运用自我按摩保健疗法。注意每次操作适可而止,不可急于求成,应持之以恒循序渐进,以保持关节平衡。

(二)膝关节在半蹲位是最容易受损伤的

半蹲位时切不可左右旋转上半身以免伤及膝关节内外侧副韧带。一旦关节韧带发生损伤,一定注意休息。否则今后容易因膝关节稳定装置受损而造成关节不稳,最终发展成为膝关节骨性关节炎。

(三)膝关节里最易磨损的部位是髌骨

因为髌骨是下肢屈伸动力中的"加力"装置,也可以说是伸直膝关节时的一个"支点"。锻炼膝关节的关键是要在膝关节尽可能承受小一些压力的状态下进行周围肌肉和骨质的锻炼。其中,直腿抬高运动就是一个很简单易行的锻炼方法。方法如下:平躺在床上,把腿伸起,让大腿上的肌肉收紧、绷直,与床成45度夹角,每次都维持1秒,让伸直的腿停留在半空中,再慢慢地放下。如此重复50个,50个为一组。此种运动方式也可以站着练习。初次做的时候,次日大腿肌肉会有一些酸痛感,但是持续练习一周以后,酸痛感就会逐渐消失,取而代之的是膝关节的抗负荷能力逐渐得到加强。

第六节　坐骨神经痛

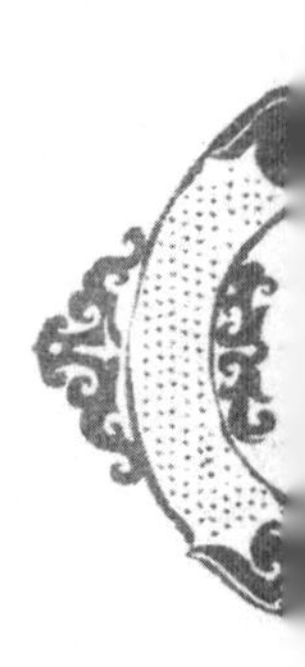

一、概述

坐骨神经痛是指坐骨神经病变,沿坐骨神经通路即腰、臀部、大腿后、小腿后外侧和足外侧发生的疼痛症状群。坐骨神经是支配下肢的主要神经干。坐骨神经痛又属于腰腿痛的范畴,有部分是由腰椎突出压迫坐骨神经所致。

二、临床表现

本病男性青壮年多见，尤其常见于做办公室工作和使用电脑时间过长的人群。病症表现为:单侧为多,疼痛程度及时间常与病因及起病缓急有关。

(一)根性坐骨神经痛

起病随病因不同而异。最常见的腰椎间盘突出,常在用力、弯腰或剧烈活动等诱因下,急性或亚急性起病。少数为慢性起病。疼痛常自腰部向一侧臀部、大腿后腘窝、小腿外侧及足部放射,呈烧灼样或刀割样疼痛,咳嗽及用力时疼痛可加剧,夜间更甚。病员为避免神经牵拉、受压,常取特殊的减痛姿势,如睡时卧向健侧,髋、膝关屈曲,站立时着力于健侧,日久造成脊柱侧弯,多弯向健侧,坐位进臀部向健侧倾斜,以减轻神经根的受压。牵拉坐骨神经皆可诱发疼痛,或疼痛加剧,如Kernig征阳性(病员仰卧,先屈髋及膝成直角,再将小腿上抬。由于屈肌痉挛,因而伸膝受限而小于130度并有疼痛及阻力);直腿抬高试验(Lasegue征)阳性(病员仰卧,下肢伸进、患肢上抬不到70度而引起腿部疼痛)。坐骨神经通路可有压痛,如腰旁点、臀点、腘点、踝点及跖点等。患

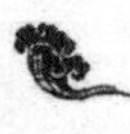

肢小腿外侧和足背常有麻木及感觉减退。臀肌张力松弛,伸拇及屈拇肌力减弱。跟腱反射减弱或消失。

(二)干性坐骨神经痛

起病缓急也随病因不同而异。如受寒或外伤诱发者多急性起病。疼痛常从臀部向股后、小腿后外侧及足外侧放射。行走、活动及牵引坐骨神经时疼痛加重。压痛点在臀点以下,Lasegue 征阳性而 Kernig 征多阴性,脊椎侧弯多弯向患侧以减轻对坐骨神经干的牵拉。

三、病情诊断

根据疼痛的部位及放射方向、加剧疼痛的因素、减痛姿势、牵引痛及压痛点等,诊断不难但确定病因十分重要。

(一)腰椎间盘突出

病员常有较长期的反复腰痛史,或重体力劳动史,常在一次腰部损伤或弯腰劳动后急性发病。除典型的根性坐骨神经痛的症状和体征外,并有腰肌痉挛,腰椎活动受限和生理前屈度消失,椎间盘突出部位的椎间隙可有明显压痛和放射痛。X 线摄片可有受累椎间隙变窄,CT 检查可确诊。

(二)马尾肿瘤

起病缓慢,逐渐加重。病初常为单侧根性坐骨神经痛,逐渐发展为双侧。夜间疼痛明显加剧,病程进行性加重。并出现括约肌功能障碍及鞍区感觉减退。腰椎穿刺有蛛网膜下腔梗阻及脑脊液蛋白定量明显增高,甚至出现 Froin 征(脑脊液黄色、放置后自行凝固),脊髓碘水造影或 MRI 可确诊。

(三)腰椎管狭窄症

多见于中年男性,早期常有"间歇性跛行",行走后下肢痛加重,但弯腰行走或休息后症状减轻或消失。当神经根或马尾受压严重时,也可出现一侧或两侧坐骨神经痛症状及体征、病程呈进行性加重,卧床休息或牵引等治疗无效。腰骶椎 X 线摄片或 CT 可确诊。

(四)腰骶神经根炎

因感染、中毒、营养代谢障碍或劳损,受寒等因素发病。一般起病较急,且受损范围常常超出坐骨神经支配区域,表现为整个下肢无力、疼痛、轻度肌肉萎缩、除跟腱反射外,膝腱反射也常减弱或消失。

另外,还需考虑腰椎结核、椎体转移癌等。干性坐骨神经痛时,应注意有无受寒或感染史,以及骶髂关节、髋关节、盆腔和臀部的病变,必要时除行腰骶椎 X 线摄片外,还可行骶髂关节 X 线摄片,肛指、妇科检查以及盆腔脏器 B

超等检查以明确病因。

四、治疗

（一）中药熏蒸疗法

中药熏蒸疗法治疗坐骨神经痛，最大的优点在于，依靠热力蒸气直接渗透作用，不用口服，不通过胃吸收，所以伤不到肝、胆、脾、肾等，从病理上进行根治。中药熏蒸疗法是遵循中医通则不痛的原理，效果很理想，没有副作用，治疗坐骨神经痛疗效彻底。

（二）中西医治疗

1.卧床休息：特别是椎间盘突出早期卧硬床休息 3～4 周，有的患者症状自行缓解。

2.药物治疗：西药：止痛剂，维生素 B 族，短程皮质类固醇激素口服可有利恢复。

中药：风湿骨痛外用贴剂，中药外敷药对坐骨神经痛有较好的治疗效果。

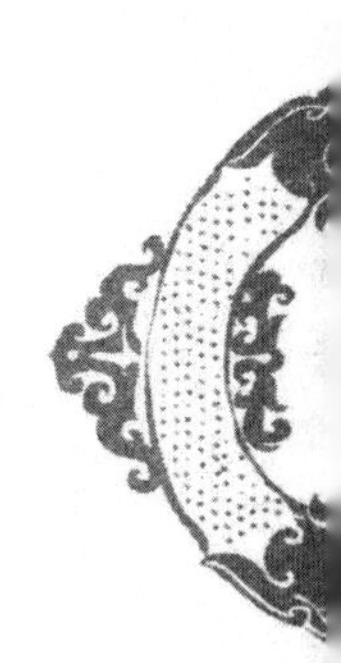

3.理疗：急性期可用超短波疗法、红斑量紫外线照射等治疗。慢性期可用短波疗法直流电碘离子导入。

4.中医治疗：

（1）蠲痹镇痛汤：

辨证：寒湿闭阻。

治法：散寒除湿，通痹止痛。

组成：制川乌 10 克，制草乌 10 克，细辛 6 克，牛膝 15 克，苍术 12 克，防己 12 克，制乳香 10 克，制没药 10 克，川芎 15 克，桂枝 12 克，甘草 6 克。

用法：水煎服，每日一剂，日服两次。

（2）皂独附姜汤：

辨证：风寒湿邪凝滞，经络淤阻。

治法：祛风除湿，散寒止痛。

组成：皂刺 30 克，独活 9 克，附子 9 克，肉桂 6 克，姜黄 15 克，苍术 15 克，薏仁 30 克，防己 9 克。

用法：水煎服，每日一剂，日服两次。

（3）舒筋活络饮：

辨证：风寒湿邪阻滞经络，气血运行不畅，筋脉失养。

治法：舒筋活络，行血止痛。

组成：独活 15 克，灵仙 12 克，千年健 10 克，杜仲 12 克，牛膝 15 克，续断

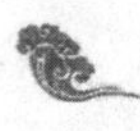

12克，木瓜10克，鸡血藤30克，红花9克，当归12克，川芎9克，地龙10克。

用法：水煎服，每日一剂，日服两次。

（4）通经止痛汤：

辨证：风寒湿气侵入肌肤，流注经络，湿凝为痰，痰淤互结，闭塞隧道，营卫失其流畅。

治法：祛风除湿，活血化瘀，涤痰通络。

组成：制南星10克，白芷10克，黄柏10克，川芎10克，红花10克，羌活10克，威灵仙25克，苍术15克，桃仁15克，防己15克，元胡15克，独活15克，龙胆草6克，神曲12克，桂枝12克。

用法：水煎服，每日一剂，日服两次，三天为一疗程。

（5）驱痹汤

辨证：寒湿阻络。

治法：通阳开痹，驱湿逐寒。

组成：细辛6~12克，制草乌6~12克，制川乌6~12克，麻黄15克，牛膝20克，木瓜20克，乳香10克。

用法：水煎服，每日一剂，日服两次，细辛、制川草乌的药量即先从小量开始，逐渐增量。

（6）蛇蝎汤：

辨证：风寒侵袭，脉络阻滞。

治法：祛风散寒，活血通络。

组成：乌梢蛇10克，炒地龙10克，僵蚕10克，桂枝10克，川芎10克，甘草10克，全蝎6克，制川乌6克，制草乌6克，蜈蚣4克。

用法：川、草乌先煎半小时以减少毒性，后入它药，取药液300毫升，每日一剂。

（7）薏苡附子散合芍药甘草加味：

辨证：阳虚气弱，寒湿阻滞经脉，气血运行不利。

治法：温阳益气，散寒祛湿，和血通络。

组成：薏苡仁70克，制附子25克（先煎），炙甘草30克，赤芍20克，黄芪30克，党参20克，当归15克，卷柏12克，木通10克，秦艽18克，海风藤10克，鸡血藤12克，乳香10克，没药10克，牛膝10克。

用法：水煎服，每日一剂，日服两次。

（8）方一加味：

辨证:寒热淤阻。

治法:散寒祛湿,舒筋活络。

组成:川牛膝 60~120 克,黄柏 9~12 克,生苡仁 30~40 克,川芎 10~12 克,木瓜 12~18 克,细辛 4~6 克,苍术 10~15 克,独活 10~15 克,土鳖虫 10~15 克,桑寄生 30 克,淫羊藿 30 克,鸡血藤 30 克,伸筋草 30 克,赤芍 15 克,白芍 15 克,生地 15 克,熟地 15 克。

用法:水煎服,每日一剂,日服两次。

(9)坐骨丸:

辨证:气血两虚,寒湿痹阻。

治法:益气活血,舒筋止痛。

组成:党参 60 克,当归 60 克,木瓜 60 克,延胡索 60 克,甘草 60 克,续断 90 克,全蝎 30 克,落得打 30 克,甘松 30 克,蜈蚣 20 条,蜂房 2 只。

用法:研末炼蜜为丸,每服 6 克,日服三次。

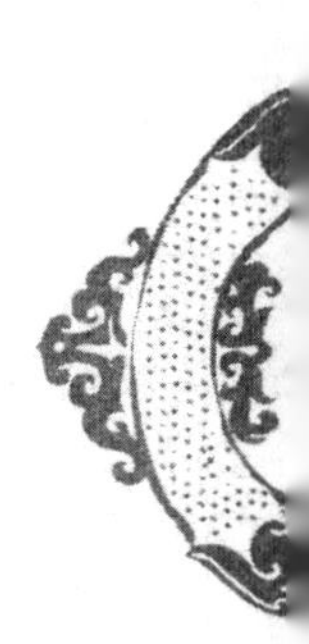

(10)痛痹汤:

辨证:寒湿之邪侵袭,气血流行不畅。

治法:温经通络,祛风散寒。

组成:乌蛇 20 克,延胡索 10 克,申姜 10 克,鸡血藤 25 克,牛膝 15 克,丹参 15 克,当归 15 克,白芍 15 克,炙甘草 15 克,乳香 7.5 克,没药 7.5 克。

用法:水煎服,每日一剂,日服两次。

(11)新方桂枝汤:

辨证:风寒湿痹,阻滞经络。

治法:除湿散寒,温通经脉。

组成:桂枝 30~60 克,白芍 15~30 克,生姜 3~5 片,甘草 5~6 克,大枣 5~10 枚,北黄芪 15~30 克,当归 10~15 克,川牛膝 10~15 克,独活 10~15 克。

用法:水煎服,每日一剂,日服与、两次。

(12)当归回逆汤:

辨证:风寒湿邪,阻闭经络。

治法:散寒利湿,祛风通络。

组成:全当归 15 克,嫩桂枝 10 克,酒杭芍 10 克,北细辛 3 克,小木通 10 克,川牛膝 12 克,香独活 10 克,宣木瓜 10 克,生甘草 3 克,干地龙 10 克,全蝎 5 克,川蜈蚣 3 条,防己 10 克,川断 15 克。

用法:水煎服,每日一剂,日服两次。

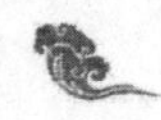

(13)加味桂乌汤:

辨证:寒湿之邪,内传经络,气血淤阻,经遂不通。

治法:祛湿散寒,温通经脉,化瘀止痛。

组成:桂枝12克,白芍30克,丹参30克,制川乌9克,炙甘草9克。

用法:水煎服,每日一剂,日服两次。

(14)加减阳和汤:

辨证:寒凝气滞,淤阻经脉。

治法:温阳散寒,化淤通络。

组成:麻黄10克,熟地20克,油桂5克,白芥子15克,焦白术15克,鹿角霜50克,玄胡25克,桃仁15克,赤芍15克,茯苓15克,生甘草15克。

用法:水煎服,每日一剂,日服两次。

(15)加味芍药甘草汤:

辨证:劳伤筋脉,气血不运,经遂不通。

治法:舒筋活络,缓急止痛。

组成:生白芍50克,炙甘草50克,元胡15克,罂粟壳15克。

用法:水煎服,每日一剂,日服两次。

5.针灸治疗:

主要作用:镇痛,但只作为辅助疗法,不可作为主要疗法。

主穴:腰2~5夹脊穴、阿是穴、环跳。

(1)风寒湿痹:

诊断要点:腰腿冷痛,上下走窜,屈伸不便,遇阴雨寒冷气候加重,或伴下肢肿胀;苔薄白或白腻,脉浮紧或沉。

处方:秩边、阳陵泉、命门。

(2)淤血阻滞:

诊断要点:有腰部内挫伤史,腰腿刺痛,痛处拒按,按之刺痛放散,夜间痛甚,不能俯仰,转侧不利;舌紫暗或有瘀斑,脉滞涩。

处方:阳陵泉、膈俞、血海、委中。

(3)正气不足:

诊断要点:腰腿隐痛,反复发作,遇劳则甚,下肢萎软,恶风畏寒,喜揉喜按,神疲乏力,面色无华;舌淡苔少,脉沉细。

处方:阳陵泉、委中、足三里、三阴交。

(4)其他疗法:

耳穴贴压：坐骨神经、臀、腰骶椎、肾、压痛点。

皮肤针：叩刺腰骶部及在压痛点刺络出血，加拔火罐。

五、预防常识

需要进行突然的负重动作前，应预先活动腰部，尽量避免腰部“扭伤”，平时多进行强化腰肌肌力的锻炼，改善居住环境，常可降低本病的发病率。

第七节　踝关节扭伤

一、概述

踝关节扭伤是以踝部肿胀、压痛，足着地或被动外翻时疼痛加剧为主要表现的疾病。

二、初期治疗

（一）治法

活血祛淤，消肿止痛。

（二）方药

1.主方：舒筋活血汤。

处方：羌活 6 克，防风 9 克，荆芥 6 克，独活 9 克，当归 12 克，续断 12 克，青皮 5 克，牛膝 9 克，五加皮 9 克，杜仲 9 克，红花 6 克，枳壳 6 克。水煎服，每日一剂。

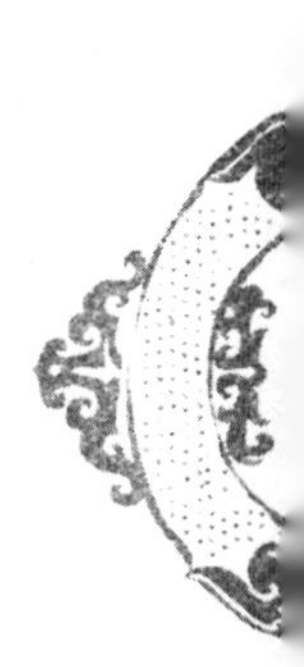

2.外用方：活血消肿散。

处方：大黄 2 份，侧柏叶 2 份，泽兰 1 份，黄柏 1 份，防风 1 份，乳香 1 份。共研细末，用水、蜜糖调煮，外敷患处。

3.败酱草糊剂。

处方：鲜败酱草，盐各适量。将败酱草用清水洗净，加少许盐，捣成稀糊，直接敷于扭伤处，用纱布或绷带包扎即可。每日换药一次（主治踝关节扭伤，症见局部肿痛、皮下淤血、踝关节活动受限等）。

三、中后期治疗

（一）治法

舒筋活络，活血壮筋。

（二）方药

1.内服方：

处方：当归 12 克，赤芍 12 克，续断 12 克，威灵仙 12 克，生薏苡仁 30 克，

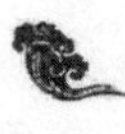

桑寄生30克,骨碎补12克,五加皮12克。水煎服,每日1剂。

肿胀难消者,加茯苓12克,防己12克。风寒湿邪滞留者,加独活12克,千年健10克,制川乌10克。气血虚弱者,加黄芪20克,熟地黄15克。

2.外用方:

处方:当归、羌活、红花、白芷、乳香、没药、骨碎补、续断、防风、木瓜、川椒、透骨草各12克。上药装入布袋,放于蒸笼内,蒸热后敷于患处,每次持续一小时左右,每日两次,也可煎水熏洗患处。

3.中成药

(1)狗皮膏,烘热外敷患处。

(2)伤湿止痛膏,外贴患处。

(3)舒活精,外搽患处。

四、固定方法

早期敷药后用绷带包扎,保持踝关节于受伤韧带松弛的位置,并暂时限制走路。韧带撕裂伤较严重者,可选用胶布或夹板固定踝关节,内翻扭伤采用外翻固定,外翻扭伤采用内翻固定,并适当抬高患肢,以利消肿。一般固定三周左右,若韧带完全撕裂者则固定4~6周。

踝关节扭挫伤的练功活动:固定期间做足趾屈伸活动,解除固定后做踝关节屈伸活动锻炼,并逐步练习下地步行。

第八节　骨质疏松症

一、概述

随着高龄人口的增加,骨质疏松症逐渐普遍,威胁人们的健康,医师呼吁人们多了解自身的骨质密度,这是预防骨质疏松症的最好方法。老之将至患者多不自觉,背痛、驼背、变矮、脊椎侧弯、骨折是骨质疏松症明显病征,骨骼在身体担负着支撑、保护、运动、造血及钙储存等功能,它是有生命的组织,会不断地分解及再生。

由于骨骼的新陈代谢在各年龄时期呈现不同的状态,因此两种进展过程速度也会有所变化。例如成长期的孩子,其骨骼形成的速度比分解的速度快,新骨可以大量积存,因而迅速长高;到了20~30岁时,全身骨质量达到最高峰;30岁以后,钙从骨骼移出的比积存的多,骨骼的密度渐渐变小,呈现中空疏松、脆弱而易骨折等现象,这就是骨质疏松症。大约从30~35岁,人的骨质量便开始减少，女性由于骨架及骨质量比男性小，患本症的机会就较高，加上更年期之后，雌性激素分泌停止，骨质流失就更快。

二、骨质流失

骨质疏松症是属于骨骼代谢异常的疾病，它的发生尚未有明确的原因，但医学界认为它和下列因素有关。

（一）衰老

骨骼随着年龄的增长，产生正常老化现象，骨骼变得愈来愈不那么致密。

（二）雌激素下降

雌激素能刺激骨质的形成、抑制骨质的分解，妇女一旦过了更年期或是切除卵巢，雌激素分泌停止，就会加速骨骼退化。

（三）营养失调

钙摄取不足，常食高蛋白、高盐食物，抽烟，酗酒等。

（四）生活不正常

不运动、不晒太阳等。

（五）某些疾病或服用某些药剂

会导致骨骼形成减少而分解增多，从而引起骨质疏松。

（六）遗传因素

骨质疏松有一定的遗传性。

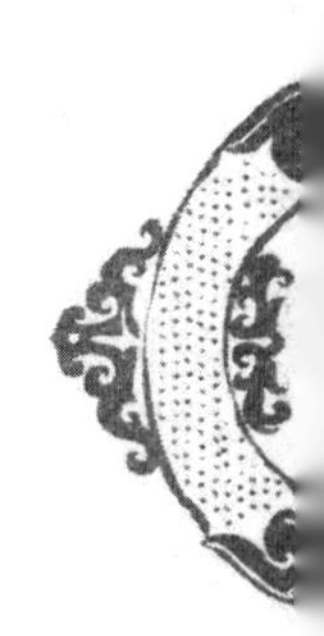

三、常见症状

骨质疏松症的产生，在早期并无明显症状，常常是无声无息的，直到骨折方知患此症，患者通常会有下列症状：

（一）疼痛

全身骨痛、无力，最常见于腰部、骨盆、背部区域，痛楚渐成持续性，并逐渐加剧。

（二）骨折

并非所有患者都有疼痛现象，往往到了骨折产生才知晓，患者可能轻碰一下或摔跤就骨折，50～60岁常见椎骨骨折及前臂桡骨骨折，70～80岁常见肱骨近侧端、胫骨、股骨头骨折，由于股骨头骨折有高达20%的死亡风险，所以不得掉以轻心。

（三）驼背

脊椎骨折后，长期受压迫，身高明显变矮，脊椎侧弯、关节变形。一旦症状产生，造成体型改变，对爱美的人是一种打击，加上疼痛、行动不便、骨折手术的

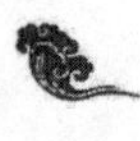

医疗支付等，对个人、家庭及社会更是极大的负担。目前医学界还未有安全而有效的方法，帮助已疏松的骨骼恢复原状，因此，预防保健很重要，不可认为"护骨"的工作还未轮到你，也不可认为自己年迈来不及了，保住骨本永远不嫌迟。

四、早期诊断

诊断骨质疏松症可通过一般化验检查及 X 光摄影检查，早期的 X 光摄影对发现初期骨质疏松效果不彰。现在采用骨质密度检查摄影仪来测量骨质的密度，在初期诊断上有相当帮助。

骨质密度检查不可认为做一次就行，必须定期追踪，最好能定期地在同一医院诊所，以同一仪器、同一部位来测定骨骼密度，如此可以明显地比较判断出骨质流失的情况。

五、防治

骨质疏松症一旦确定，一定要与医师配合，找出致病因素是原发性（老化、停经等引起）还是次发性（疾病、药物引起），并且对症下药，才能防止骨质疏松继续扩大。通常医师会指导患者在饮食及生活上做改善，并且给予下列药剂的治疗：

（一）钙剂

一次补充钙不宜超过 600 毫克，每日不超过 1.5 克，服用时不宜与含有植物酸的食物，如可乐、菠菜、面包、麦片等同时食用。不是每个人都适合服用钙剂，在使用前应先与医师讨论后再服用。

（二）雌激素（女性荷尔蒙）

更年期的女性及卵巢切除的妇女，适当地补充雌激素，能有效地防治骨质疏松症，并可减少心脏病的发生。然而有肝疾、高血压、高血脂、乳腺癌、子宫肌瘤、中风等患者，则不宜采用。

（三）抑钙素

它能抑制骨质的分解，并能达到止痛目的，目前有鲑鱼和鳗鱼抑钙剂，由于价格昂贵，所以无法广泛运用。

（四）活性维生素 D

促进维生素 D 的吸收，调节钙磷平衡，达到防治骨质疏松的效果。但是维生素 D 本身也会破坏骨细胞，故不宜过量使用。

（五）氟化钠

据美国研究指出，用来预防龋齿的氟化钠，与钙同时定期使用，可防止脊柱骨折，具恢复骨质之效。

六、饮食保健

钙的流失是造成骨质疏松的最大元凶。因此,在预防保健上钙的摄取是当务之急,并且愈年轻开始愈好,应将它视为一种终生的工作,终其一生都应注意钙的摄取。专家建议人们每日钙的摄取量,青少年约为1200毫克,成年妇女约为1000毫克,停经后的妇女约为1500毫克,以确保体内足够的钙。

(一)保持均衡的营养

保持均衡的营养不但能帮助体内吸收到足够的钙质,还可避免因偏食、营养不良等因素造成体内雌激素减少,影响钙的吸收。并且均衡的饮食中,含有足够的维生素C,矿物质锌、锰、铜等,可防止骨质流失。

(二)多喝牛奶及食用乳制品(如优格、乳酪、冰淇淋等)

饮用牛奶时,最好不要过度加热,以免破坏其中的酵素,妨碍钙的吸收;怕胖的人,则选择低脂奶品为宜;有乳糖不耐症者,可采取低量渐进方式饮用,或多吃其他含钙丰富的食物。

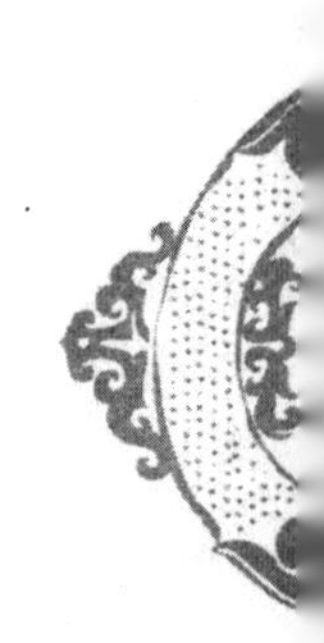

(三)避免食用过多的肉类及加工食品

因其中过高的蛋白质与磷质,会阻碍体内钙的吸收。

(四)采低盐低脂饮食

过高的盐分和脂肪会影响体内钙的吸收。

(五)多食骨质

多选食连小骨头一起吃下的食物,如小鱼干、罐头等。

(六)多食用含钙量高的食物

如豆类、豆类加工制品、鸡蛋、芹菜、油菜、鱼贝类、海藻、发菜等食物。

(七)适当食醋

饮食中,适当吃点醋,能加速人体对钙的吸收。另外,排骨或大骨含钙最多,在熬煮排骨或大骨汤时,可适当加一点醋,帮助钙质溶入汤中,以利吸收。

(八)少食甜食

少吃过甜的食物,因过多的糖分会影响身体对钙的吸收,造成骨质疏松症。

(九)睡前补钙

夜晚睡觉时,血液中所需要的钙,会从骨骼中分解出来使用,因此在睡前不妨喝杯牛奶或吃点鱼类食物,补充钙质,可减少骨骼中的钙质被分解。

(十)戒烟少酒

平时少喝酒、抽烟,以免降低机体内雌激素,妨碍钙的吸收。

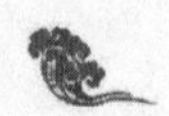

七、注意事项

(一)日晒

每天宜适度晒太阳,可帮助体内合成维生素D,而足够的维生素D可促进钙的吸收,强化骨骼。

(二)运动

运动可强化造骨细胞及骨骼的耐受力,促进骨骼血流量,并提高骨密度等。平时应有规律地进行慢跑、步行、太极拳、游泳、爬山、跳绳、打球、骑脚踏车、跳舞等运动或做做伸展操、仰卧起坐、健康操等。

(三)以步代车

掌握生活中可使自己增加运动的时机,如购物时多走路,不用汽车、摩托车、自行车代步,爬楼梯等。

(四)运动宜忌

运动前应做适当的热身运动,运动时,若发现筋骨有任何异样,应停止运动。过了40岁避免做剧烈运动及运动过度,防止女性月经不正常,增加骨质流失。若要做较激烈、负重力大的运动时,最好先做骨质密度检查,因为骨质疏松时,负荷过大的运动反而易导致骨折。

(五)注意姿势

平时保持正确的姿势,不要弯腰驼背,以免增加骨骼负担。

拿重物、搬东西时,应注意姿势的正确性,慎防损伤脊骨,尤其是老年人最好请年轻者代劳。

(六)老人防跌

老年人或是已有骨质疏松迹象者,应避免跌倒等意外的发生,如在浴室加装止滑垫,清除不必要的障碍物,改善阴暗的光线。

(七)良好习惯

养成正常生活作息习惯,不熬夜、不抽烟、不酗酒。

八、哪些人容易得骨质疏松症

据统计,下列人患骨质疏松的概率高于一般人,应提早预防并定期做骨密度测定。

不常晒太阳的人;晚婚、不婚妇女;长期坐办公室者;没有生小孩者;饮食偏高蛋白者;嗜抽烟、酗酒者;大量摄取咖啡、茶者;维生素D摄取不足者;家族有老年性骨折者;患有腰痛者;性机能不足者;长期卧病的人;40岁以前早期停经之女性;卵巢子宫或胃或小肠切除者;长期服用类固醇、抗痉挛药、利尿剂、抗凝血剂、胃药、止痛药等治疗者；患有肾病或肝病、糖尿病、肾结石、高血钙、甲状腺功能亢进、副甲状腺机能过盛、风湿关节炎、僵直性脊椎炎及某些癌症患者。

九、骨质疏松症自我检查

骨质疏松症往往是来得无声无息的，当出现骨折现象时，已是严重阶段了。有下列症状时，应立刻检查诊治：起步走或身体移动时，腰部感到疼痛；初期背部或腰部感觉无力、疼痛，渐渐地成为慢性痛楚，偶尔会突发剧痛；驼背，背部渐渐弯曲；身高变矮。

十、含钙丰富食物

主食类：燕麦、小麦、黑面包、麦片、糯米、甘薯(番薯)等。

海产类：条子鱼、鲍鱼、小鱼干、马头鱼、虾、牡蛎、蟹、干贝、海鲢、海带等。

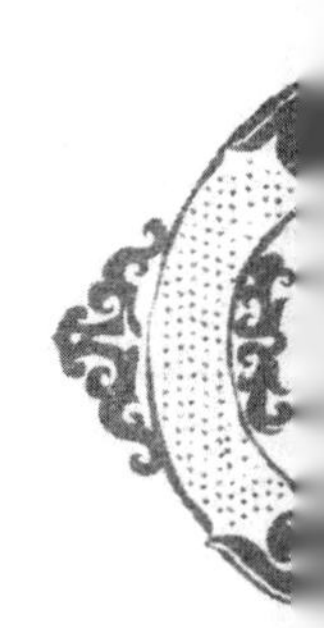

肉类：香肠、内脏、肉松、猪骨头等。

豆类：蚕豆、莲子、黄豆、豆腐乳、豆干、杏仁、豆豉、豆花、豆皮、黑豆、豆腐等。

蔬菜类：油菜、空心菜、白菜、海藻、发菜、紫菜、雪里红、芥蓝菜、木耳、金针、枸杞、苋菜、番薯叶、萝卜、芹菜、蒜苗、韭菜等。

水果类：柿子、橄榄、红枣、黑枣、栗子、木瓜干、葡萄、核桃等。

奶蛋类：蛋黄、奶粉、起司、乳酪、冰淇淋、牛奶及其他奶制品等。

其他：酵母粉、红糖、养乐多、冬瓜糖、菱角、腰果、健素糖、茶叶、蜂蜜、瓜子、白芝麻、黑芝麻等。

十一、饮食疗法

(一)黄豆排骨汤

材料：黄豆 100 克，猪排骨 500 克。

做法：将黄豆、猪排骨洗净入锅，加水 3000 毫升，加作料同煮。食黄豆、排骨，喝汤，每日一次。

适应证：老年手足抽筋、腰酸腿痛、关节疼痛的骨质疏松症，亦可作为预防缺钙长期食用。

(二)粳米大豆粥

材料：粳米 60 克，核桃仁 20 克，大豆 25 克。

做法：将以上三味洗净，加水 1500 毫升煮粥，每晚服一次。

适应证：年老体弱、精神不振、四肢关节疼痛等的骨质疏松症，或对钙的

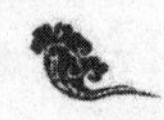

吸收功能较差者。

(三)发菜豆腐汤

材料:发菜100克,豆腐125克,虾皮5克。

做法:将以上三味加水1000毫升,加作料煮汤,每日一次。

适应证:可做预防骨质疏松症长期食用。

第四章　中医儿科妇科病症及疗法

第一节　小儿水痘

一、概述

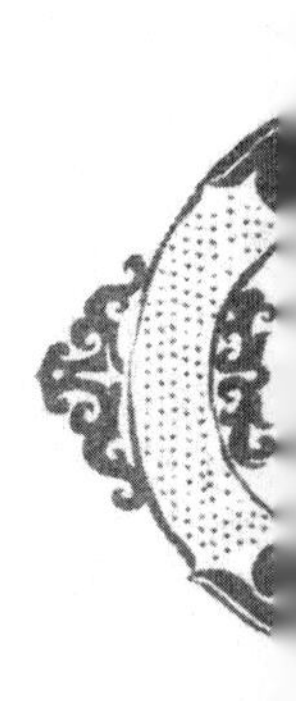

水痘是一种极易传染的疾病，可经人与人接触直接传播，通过患者的飞沫或散布在空气中的呼吸道分泌物传播，或接触到被患者伤口的分泌物弄污的物件而间接传播。水痘潜伏期为 2～3 个星期。从出现皮疹前 5 天(较常见为 1～2 天)，至水痘水泡变干、结痂为止(通常为出疹后 5 天)。患者初时会轻微发烧、疲倦和软弱无力。水痘疹最初出现于患童的头部皮肤和躯干上，然后向四肢散布，当中以出现在躯干的数目最多。水痘疹大概于 5 日内分批出现，并出现豆状的小水泡。水泡会有痒感，如果抓破水泡则容易发生感染，留下疤痕。一般水泡出现约 3 天后会变干、结痂。患者通常约于 2～4 周内痊愈。

在大部分情况下，症状都是轻微的，病人可不药而愈。但抵抗力弱的人会产生并发症，如皮肤发炎，患猩红热、肺炎及脑炎的机会较高。初生婴儿若染上水痘，病情会较严重，甚至危及性命。若妇女在怀孕初期染上水痘，会导致胎儿有先天性缺陷。约 90%的人在 15 岁以前感染过水痘，大人感染水痘会比小孩子来得严重。

水痘的病原体是水痘带状疱疹病毒，这种病毒属于脱氧核糖核酸类微生物，只能在人体细胞核内生存和繁殖，不能在动物细胞内生存和繁殖，所以水痘患者是唯一的传染源。水痘不像一般感冒，感染了之后还会被传染无数次，通常只要发疹过一次，身上就会自然产生抗体，可终身免疫。虽然发过一次水痘就不会再感染，但是由于病毒会潜伏在体内，到了年纪大一点时，可能会因为病毒的再度活化而引发带状疱疹(俗称生蛇或皮蛇)，另外也可能会引起其他并发症。

二、中医观点

本病的命名始于南宋，如南宋的《小儿卫生总微论方·疮疹论》说："前人言疮疹有表里证，其疮皮厚，如赤根白头，渐加赤肿有脓。差池者谓之大痘，此谓里证，发于脏也；其疮皮薄，如水泡，破即易干者，谓之水痘……"水痘的病因为感受时行邪毒，此邪毒，为风热温毒，属阳邪。水痘邪毒借外感之机，经口鼻侵入，上犯于肺，下郁于脾而发为病。临床上中医将本病分为三种证型。

(一)风热轻证型

表现为发热轻微，或无热，鼻塞流涕，伴有喷嚏及咳嗽，一天左右出疹，疹色红润，泡浆清亮，根盘红晕不明显，点粒稀疏，此起彼伏，以躯干为多。舌苔薄白，脉浮数。治疗采用疏风清热、佐以解毒，方药可选用银翘散加减。

(二)毒热重证型

表现为壮热烦躁，食纳减少，口渴欲饮，面红目赤，口舌生疮，痘疹分布稠密，根盘红晕较密，疹色紫暗，泡浆较浑，或伴有牙龈肿痛，大便干结，小便黄赤。舌苔黄糙而干，舌质红绛，脉洪数。治疗采用清热凉营、佐以解毒，方药可选用清胃解毒汤加减。

(三)变证型

基本上不多见，但亦有因体禀脆弱，邪毒炽盛，而内陷心肝，导致惊风发搐、神昏等证；若痘破污染邪秽，亦可加重病情。邪毒炽盛，而内陷心肝者，则表现为高热、头痛、嗜睡、抽搐、昏迷。舌苔黄厚，舌质红绛，脉数有力。治疗采用解毒熄风，方药可选用清胃解毒汤加减。痘破污染邪秽者表现为发热、疱疹破溃、流出脓液，皮肤鲜红肿痛，甚者溃烂、坏疽，舌苔黄厚、舌质红，脉数。治疗采用清热解毒、消肿止痛，方药可选用仙方活命饮加减。

三、药茶

药茶名：双花茶。

组成：甘菊花 15 克，金银花 15 克，绿豆 30 克。

煎法：以上三味药，加水适量，煮成药茶，可加冰糖调味。

服法：当茶喝。

使用：双花茶适用于小儿出水痘、麻疹、痘疮、疔以及中暑期间调理用。

四、研究

(一)《本草纲目》

1.甘菊花(菊科)：解暑生津、散湿除风明目。

2.金银花(忍冬科)：散热解毒，治寒热身肿、诸肿毒、痈疽疥癣、诸恶疮。

3.绿豆(豆科):治痘毒、丹毒、烦热风疹,压热解毒、消肿下气、止消渴。

(二)《本草备要》

1.甘菊花:甘、平。开胃散郁、止渴生津、退热解毒、清暑明目、祛风除湿、治头目眩晕要药。

2.金银花:甘、寒。治痈肿疮疡、杨梅恶疮、肠僻血痢。

3.绿豆:甘、寒。治泻痢,连皮用,粉扑痘疮溃烂良。

(三)现代药理

1.甘菊花:镇静作用、解热作用。

2.金银花:抗菌作用。

3.绿豆:有抑制葡萄球菌的作用、解毒作用。

五、护理预防

(一)多喝水休息

发热的患者应多喝开水和多休息,需要时可服用医生开的退烧药物。

(二)多食高营养易消化食物

多进食有营养及易于消化的食物,如鱼肉或肉粥。

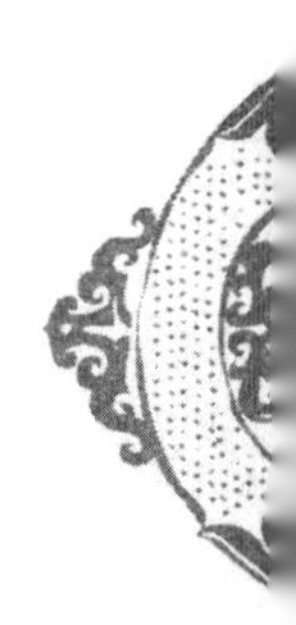

(三)止痒药

可在瘙痒处涂上医生开的止痒药。儿童睡眠时可替其戴上干净的棉手套,以免抓破小水泡,引致皮肤发炎。

(四)父母要留心观察儿童的病情

如出现高烧不退、不肯进食、呕吐、极度疲倦或神情呆滞等症状,应及早求医诊治。

父母亦要小心观察家中其他儿童是否在传染期内感染到水痘病毒。

(五)避免接触

患者应该避免接触孕妇与抵抗力弱的人群。

患上水痘的儿童不应上学,应留在家中约一周或直至所有水泡变干、结痂为止,以免把病毒传染给其他同学。

(六)个人卫生

保持个人及环境卫生,保持双手清洁,并用正确方法洗手。

(七)疫苗注射

白血病或免疫力差的病人宜接受水痘疫苗注射,一般接受防疫注射的人当中,九成可以免疫。水痘疫苗效果目前只能维持几年,且很少会引起严重的副作用。

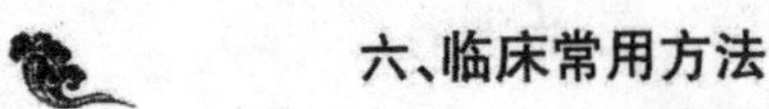

六、临床常用方法

处方:十味败毒散、普济消毒饮、凉膈散、黄连解毒汤、五味消毒饮。

第二节　小儿过敏

一、概述

近年来,有愈来愈多的研究指出,过敏病的罹病率和盛行率正逐年增加,而且病情日趋严重,住院率与死亡率也随之增加。全世界约有20%~30%的人,有过敏病的经历,现代社会为此付出巨大的成本。

二、为什么小儿过敏在持续增加

要了解过敏病病例增加的原因,首先应该明白过敏病的致病机转。近年来虽然有很多科学家致力于研究过敏病的成因,但是所知仍极为有限。从大体上来说,过敏病的致病机制是多因素的,没办法用单一原因来说明。

先天体质可能是一个应该注意的因素,流行病学调查显示,如果父母都有过敏疾病,那么小孩有过敏疾病的机会大于2/3;如果父母一方是过敏体质,则后代遗传发病的机会为1/4。同时,近年来盛行的骨髓移植术也发现,若捐赠者有异位性皮肤炎,受赠者于移植后数年也会发病,这显示体质占有过敏病致病机转的重要因素。预防之道,当然是尽量避免有过敏体质的婚姻,但是这种方法有时并不可行。尤其有些过敏遗传体质者,并不一定有临床症状。虽然体质因素具有相当影响力,但是有些流行病学调查显示,亚洲人移民至美国后发现,移民在美国西方化的社会居住10年后,过敏病例显著增加,这表示后天环境也有相当大的影响。

近20年来,社会环境无疑经历了巨大变化,这些变化中有些因素可能是过敏病例增加的元凶。

(一)环境污染

工业化结果所带来的空气等环境污染,尤其是"二手烟"、汽车和工厂所排放的废气。

(二)居家环境的改变

在20年前居家装饰非常简单,大部分居家环境光线和空气充足流通。近年来则相反,大部分为公寓住宅,且强调封闭性和繁杂的装潢,如地毯、布窗帘、布沙发、毛壁毡的大量使用。许多建筑室内浴室的设置,不注重湿气的排除,导致室内湿气增加。如此一来,室内过敏原,如灰尘、蟑螂和霉菌等,极容易大量滋长。

(三)室内环境

过去,儿童有较多时间在户外活动,现代人则花费较多时间停留在封闭的建筑内活动,这些建筑大部分又有密闭式空调,这使得过敏患者与室内过敏原接触的时间和机会变长、变多,这可能是最重要的原因。

(四)现代人生活态度的改变

过去是较悠闲不紧张的生活,现代则是激烈的生存竞争和沉重的生活压力。这些情绪的影响,可以左右自主神经的调控,可能导致呼吸道的过度反应。

(五)饮食习惯的改变

过去以素食和低热量饮食为主,现代饮食则以高热量、高蛋白质和高脂肪为主。从动物实验的数据显示,可使过敏 IgE 抗体和过敏原特异性 IgE 抗体大量增加。

(六)传染性疾病形态的改变

由于疫苗的进展,公共卫生学的进步,现代人对某些细胞内的感染降低,例如肺结核、甲型肝炎等,导致免疫功能的改变。

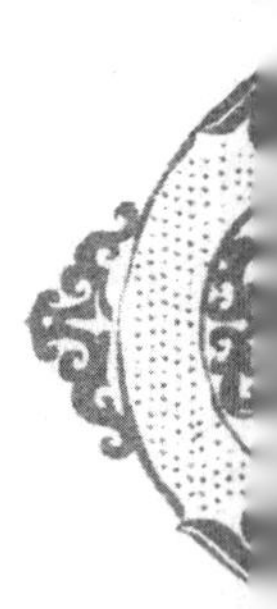

由上述讨论,可以明白过敏病例的增加,是由许多错综复杂的原因造成的,无法用单一原因解释。但是后天环境的影响绝对重要,因此对后天环境致敏因素的控制,也是预防和治疗过敏病的重要一环。针对可能引起过敏病的因素加以控制,就可以降低过敏病发作机会和严重度。并非只有喘鸣发作、呼吸急促才是气喘病,罹患气喘病的小朋友有半数以上,初期仅以慢性咳嗽来表现。因此,如果小朋友常常有夜咳、久咳不愈或运动过后有咳嗽的现象,且对普通感冒药反应不好者,皆应考虑是否有气喘病的可能。

对于气喘病者来说,环境控制最为重要,例如居家环境尽量控制于无尘螨、无真菌的环境,调节室内湿度及避免饲养宠物,是最便宜且可行的方法。市面上各种标榜可治疗气喘的特殊配方,事实上,仍有待更多的研究去证实其效果。

三、如何有效预防过敏发作

(一)避免接触过敏源

最好的方法是家中不铺地毯,不养宠物,少买填充玩具,窗帘应改为塑胶制品或竹制品,打扫时注意避免灰尘飞扬(使用吸尘器,并戴口罩)。

(二)注意个人生活起居

1.屋内潮湿或寒冷时,可使用除湿机或电暖器。

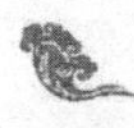

2.晨起宜先进行热身活动，不用冷水洗脸，早餐尽量吃热食，添加衣物再出门。出门时则可戴上口罩，保持鼻腔的温暖，隔绝外界的刺激。

3.感冒病毒是通过口鼻感染，所以尽量避免用手挖鼻孔。外出归来及进餐前也要养成洗手的习惯。

4.若小孩罹患感冒时，尽量不要出入公共场所及人多的地方。

(三)锻炼身体

改善体质，避免受凉。多做运动，如游泳、慢跑等。

(四)避免过于疲劳、忧虑，避免压力

应松弛肩膀，保持精神愉快。过于疲劳，情绪不好，或因受伤、细菌及病毒感染、睡眠与运动不足，容易消耗身体的营养，以致营养缺乏而生病。早期治疗，可按摩合谷(可刺激大脑产生干扰素)、迎香(可以使鼻子通畅，并减轻瘙痒感)。

(五)注意平日饮食

宜忌西瓜、香蕉、芒果(上述食物皆含过敏蛋白)等水果，其他如冰冷饮料、含咖啡因饮料(可乐、茶、咖啡)、橘子、海鲜、玉米、乳制品、鸡蛋、草莓、番茄、小麦、味精、巧克力等食物，均有可能致敏。

(六)禁烟、禁酒

禁烟、禁酒对预防过敏发作很重要。

(七)母乳喂养

因为母乳中含有丰富的免疫抗体(如免疫球蛋白 IgA)，可以保护婴儿的肠胃，避免吸收到过敏性物质，等宝宝满 6 个月，消化机能健全之后再喂食断奶食品。尤其是蛋类很容易引起过敏，最好等到周岁以后再喂食。另外，容易引起过敏症的副食品，如海鲜类(鱼、虾、蟹等)，建议最好在 1～2 岁以后再添加。

四、中药调理原则

因父母体弱(具遗传性疾病或为过敏体质等)，或母亲妊娠期失于调养，胎儿营养不足，造成禀赋薄弱，先天不足，小儿须注意先天之本(肾气)的调养。

(一)腰膝酸软、耳鸣、盗汗、舌红苔少、脉细数为肾阴虚

可用熟地、枸杞、女贞子、旱莲草、桑葚、龟板、鳖甲、黄精、紫河车这类的补阴药。不能因为身体疲累瘦弱就用高丽参、鹿茸类的补阳药，否则虚火更旺，反而会更不舒服。

(二)畏寒、身体稍微水肿、小便清长、脉沉迟为肾阳虚

可用鹿草、冬虫夏草、蛤蚧、骨碎补、苁蓉、核桃、巴戟天、破故纸、枸杞、杜仲、续断、菟丝子等。多补充可强化免疫功能的食品，如维生素 A、C、E、B_6、B_5、

辅酶 Q_{10}、锌(若发烧时则不能用锌)、锗、蜂王乳胶囊、粗制胸腺等。

五、注意事项

遵照医师指示,不随意停药,应试着去了解药物之作用机制与可能产生的副作用,如此会让你更有信心去接受治疗。天气温差大时,别忘了加件衣服,雨季时应为室内除湿,平常少进出公共场所,避免病毒感染,如此皆能有效减少喘鸣发作。足够的暖身活动(最少 30 分钟),另外适当地给予药物,都可大幅改善运动引起的咳嗽或喘鸣。绝不可因噎废食,不要因为小朋友会咳嗽,而禁止他们应有的运动与活动。每个气喘病儿皆应有足够的运动,才足以培养其团队精神与强健的体魄。

第三节　小儿调理

一、易患感冒小孩中药调理原则

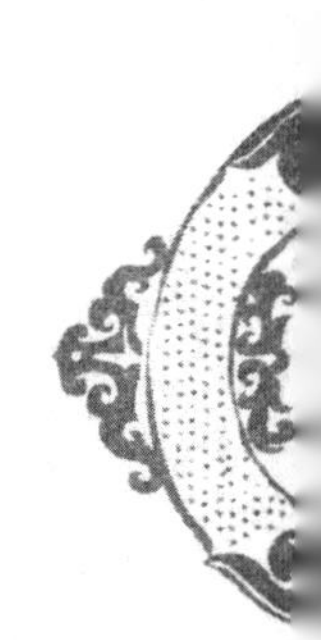

中医认为小儿脏腑娇嫩,肺脏功能不足,容易感冒、疲倦、流汗,为"气虚"。孩子一遇到气候转变就容易咳嗽、流鼻涕、容易流汗,也经常感冒,这是因为保护体表的卫气不足所致。所以中医主张从补肺气及滋肺阴来着手,主要目的在于补益,保护体表卫气,提升体内各器官的抵抗力,而达到恢复充盛正气的效果。

(一)因为肺气亏虚所以要补肺气

可用的中药材有人参、党参、黄芪、黄精、扁豆、怀山药(山药)、麦芽糖、五味子、紫河车、蛤蚧、太子参等。

(二)因肺阴不足,故要益肺阴

可用沙参、麦冬、百合、玉竹、西洋参、阿胶、鳖甲、生地。目前饮食文化趋于"精致化",小孩日常多偏爱高脂肪、高胆固醇的速食品,食物中许多精制物质(如维生素、矿物质)流失,虽然吃的"量"不少,但"质"却很差,造成相对的营养不均衡,导致许多"过胖儿"或抵抗力差的小孩出现,如果父母放任小朋友吃其爱吃的汉堡、炸鸡、烘品、烤品等速食食品,小心小孩可能出现胃部胀痛、不易消化、食欲降低等毛病,若长此以往,易造成儿童营养失调、偏食及营养不均衡,并危及儿童健康。

二、均衡饮食

(一)不偏食

食物烹调多变化,以避免儿童偏食,营养必须要均衡。油炸、烘、烤食物较

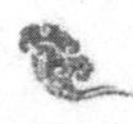

不易消化，且许多材料易受高温分解，不宜多吃。

（二）多吃天然食物

天然食物可以避免添加物之虞，过度加工的食物常失掉很多营养。

（三）维护肠道干净

要补充适当的食物纤维，虽然纤维素无法供给人体任何营养，但它却能使肠子蠕动正常，并有助于降低胆固醇含量及稳定血糖，改善便秘，预防痔疮、肥胖、结肠癌及许多其他疾病，可以维护肠道干净，确保人体健康。

（四）禁食的食物

刺激性饮料如浓茶、酒等；高油脂、过甜、过酸的食品尽量减少或避免食用；避免吃坚果类等不易消化的食品，如粒状花生、核桃、杏仁等；禁止喝发泡类饮料，如沙士、可乐等强酸性饮料（酸碱值 2.2）。

（五）要吃早餐

据统计，如今约两成 12 岁以下的孩子不吃早餐，即使吃早餐的孩子，也是自行进食，自己买早餐吃，这是不可取的，易造成营养不良、偏食，久之则体质和抵抗力下降。

三、预防方法

由于天气多变化，而城市空气污染又严重，再加上人口稠密，感冒流行时往往传播迅速，但因为小宝宝自己不会出门，如果会被传染感冒，可以说是父母的责任。

做父母的从外面回家后，要用肥皂把手洗干净，才能抱小孩，而且尽量不要把小宝宝带到人多的地方。

在团体当中，特别容易传染病毒，因此幼儿园（或托儿所）中要是有人感冒，全班同学大都无法幸免。而家中若有小朋友罹患感冒，不要勉强送去幼儿园（或托儿所），以免传染其他同学。

家里有人得了感冒，也要尽量远离婴幼儿。

因为感冒病毒是通过口鼻黏膜感染的，所以尽量不要让孩子吸手指头及挖鼻孔。另外，外出归来及进餐前也要养成洗手的习惯。喘咳很厉害或平素易感冒肺气虚的小朋友，颈部大椎附近的穴道（大椎、定喘、喘息），手摸会有湿润的感觉，因此平日有鼻过敏、气喘及动不动就感冒的小朋友，除了睡觉时肚脐周围应保暖（可包肚兜）外，避免颈椎部汗流浃背（宜时常保持干爽，流汗应擦干，避免空调及电风扇直吹向此处）。寒流来时，不只应戴上口罩，穿上高领的毛衣也是很重要的，洗澡时莲蓬头在颈大椎用热水局部冲，有类似温泉的效果，对感冒、气喘的预防是有帮助的。

四、肠胃虚弱小儿感冒的治疗原则

小儿脾脏功能不足（消化机能尚未健全），感冒后常会影响运化（消化、吸收、排泄）的功能，而虚弱小儿往往在服用抗生素或感冒药等化学药品后，耗损体内的正气（抵抗力），祛邪却未能扶正（疾病消失了，但病儿体力活力却变差了），因此常有肠胃道（腹痛、腹胀、消化不良、食欲缺乏）、多汗、疲倦乏力的症状。中医认为"脾为后天气血生化之源"，由于气无形，血有形，有形的血也要依附无形的气才能存在，因此补血药常与补气药同时配合使用，以调养身体正气。

（一）补脾气（促进吸收功能）

可用人参、党参、黄芪、白术、怀山药、黄精、扁豆、大枣、甘草、太子参、紫河车。

（二）补脾血（增加总血量，促进红细胞、血小板的生成）

可用当归、熟地、枸杞、何首乌、桑葚、大枣、白芍、紫河车。

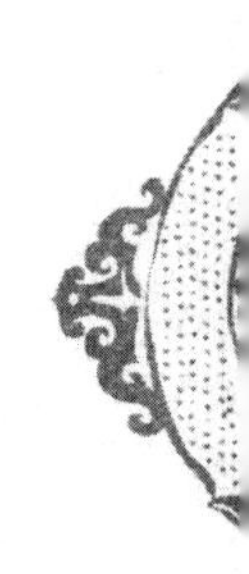

（三）补脾阳（兴奋肠道机能）

可用干姜、菟丝子、益智仁、白术、炙甘草。

（四）补胃阴（增加消化液分泌，增进消化吸收功能）

可用天冬、麦冬、石斛、玉竹、怀山药、沙参。

五、健脾胃助消化的山楂黄煮粥

虚弱小儿吃消炎解热药物后可能出现胃部胀痛、不易消化、食欲降低、体虚多汗等毛病，可用药膳调理：山楂（胃酸多者忌食，但改在饭后或加入冰糖、红枣、甘草后食用，或将山楂微炒就不刺激肠胃了）20克，加黄芪50克，6杯水熬汤，滤除渣末，汤汁用来煮粥，再加入适当冰糖（或红糖）。黄芪味甘，固本敛汗，在免疫药理学研究上，黄芪可强化体内吞噬细胞的功能，增强人体的免疫力，服用黄芪更有敛汗之效；而山楂味酸，有消食化积、祛瘀行滞之效，对于因吃下脂肪过多的肉类食品所导致的消化不良及胃酸欠缺症、食欲缺乏，是最佳膳食。简易中药方剂处方如小健中汤、七味白术汤、小柴胡汤、芍药甘草汤、肥儿丸、保和丸、养胃增液汤、补中益气汤、归芪建中汤、麦冬汤、苓桂术甘汤、麦苓白术散、柴胡桂枝汤、四（六）君子汤、香砂六君子汤、五味异功散、养食丸、阿魏丸等，其中小儿腹痛的常用方剂如芍药甘草汤、香砂六君子汤、七味白术汤、小柴胡汤、归芪建中汤等。

除了上述虚弱小儿免疫力提升的中医药调理原则及日常生活保健方法

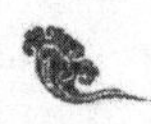

外，父母应协助小儿摄取均衡的营养，从事适度的运动，尽量制造锻炼身体的机会，如游泳、慢跑等，以增强体质。避免受凉，当然并不是要一觉得气温变冷，就让孩子穿得很多，包得像肉粽一样，为了锻炼孩子的自律神经，平时不必穿太厚，一旦遇到天气冷暖稍有变化，才有适应的能力。

第四节 痛 经

一、概述

女性终其一生，有月经的时间平均达40年，而月经来潮时下腹疼痛可算是妇女最常见的症状。痛经是指妇女在行经期间或经期前后，发生下腹痛或痛引骶骨，痛经发生时除了子宫痉挛痛外，常可伴随有面色苍白、四肢厥冷、倦怠、头晕、恶心、呕吐、腹泻、头痛、腰酸等，严重时甚至对生活及工作造成影响。

二、原因

痛经是一种临床症状，而不是独立的疾病，在医学上可分为原发性痛经和继发性痛经两类。所谓原发性是指患者骨盆腔内生殖系统没有明显病变，多因精神紧张、压力、疲劳过度或是病人痛阈值较低以及一些心理因素所引起，大都发生在未婚女性，尤以少女为多见；而继发性痛经则是指骨盆腔内生殖系统有可见的病变，例如子宫内膜异位、子宫腺肌症、盆腔炎、子宫炎、卵巢炎等，所引发的异常疼痛现象，大都发生在已经生产过的妇女，或是高龄单身女性身上。

三、中医调理

痛经最早出现在汉朝医书《金匮要略方论·妇人杂病脉证并治》："带下，经水不利，少腹满痛……"到了明朝，医书《景岳全书·妇人规》更指出："经行腹痛，证有虚实……实者多痛于未行之前，经通而痛自减；虚者多痛于既行之后，血去而痛未止，或血去而痛益甚，大都可揉可按为虚，拒揉拒按为实。"《宋氏女科秘书·经后不调门》说："经水将来作痛者，血淤气滞也，腹中阵阵作痛，乍作乍止，气血俱虚，治当以行经顺气。"《傅青主女科·调经》则认为痛经有肝郁、寒湿、肾虚等不同证型。以上说明，痛经发病有虚有实，虚者多责之肝肾之虚，实者多责之寒、热、湿之侵。古人的这些论点以及治疗原则，流传至今仍然为临床中医所运用。当代中医痛经的治疗原则，主要以调理气血为原则，或行气、化瘀，或活血、散寒，或清热，根据个别寒热虚实体质的不同予以温凉补通的不同中药。经期是以调血止痛治标为主，平时则根据个别情况，调理体质，求因治本。

四、药茶

药茶名:艾糖方。

组成:艾叶 10 克,生姜 3 片,红糖酌量。

煎法:以上两味药,以三碗水,煎成一碗半。

服法:月经前 3~5 天开始服用,经期继续服用 1~2 天为宜,温服。

使用:艾糖方能暖子宫,是治疗寒症引起的痛经良方。

五、研究

(一)《本草纲目》

1.艾叶(菊科):止腹痛、腹胀满、温中逐冷除湿。

2.生姜(姜科):治腹痛、血闭、破血调中、去冷气。

(二)《本草备要》

1.艾叶:苦、辛。治吐衄崩带、腹痛冷痢、霍乱转筋、杀蛇治癣。以之灸火,能透诸经而治百病。

2.生姜:辛、微温。治伤寒头痛、伤风鼻塞、颏逆呕哕、胸壅痰膈、寒痛湿泻、消水气、行血痹、通神明、去秽恶、救暴卒、疗狐臭、搽冻耳、杀半夏、南星、菌蕈、野禽毒、辟雾露山岚瘴气。捣汁和黄明胶熬,贴风湿痹痛。

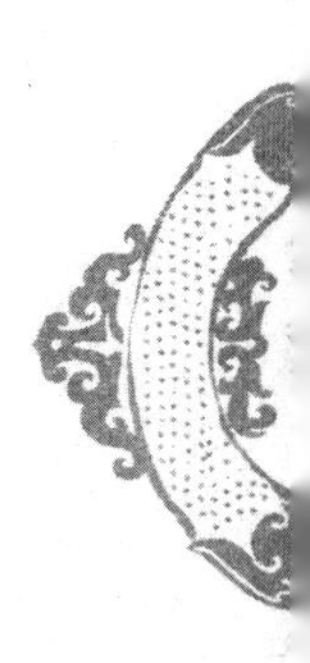

(三)现代药理

1.艾叶:止血作用、兴奋子宫作用、镇静作用、抑菌作用。

2.生姜:促进血液循环作用,镇痛、消炎、消肿作用,抑菌作用。

六、预防

经期不适,除以中药调理外尚可辅助其他治疗,如下所述:

以艾条温灸关元、子宫、曲骨等穴道,以暖子宫,改善胞宫内血液循环;

亦可针刺合谷、关元、三阴交等穴,再配合电针 15 或 20 分钟;

经期痛甚可热敷或照红外线局部缓解疼痛;

月经过后宜多吃补血食物,如苹果、葡萄、樱桃、肉类、菠菜等;

平时避免食用寒凉类食物,如冷饮、绿豆、西瓜、冬瓜等及刺激性饮食;

应注意腹部的保暖;

经期忌游泳、涉水,勿吹风,洗头后应将头发烘干;

适度的运动可以促进血液循环,精神的放松也有助于气的流畅;

调经止痛应于月经前 3~5 天开始服用上方,经期继续服用 1~2 天为宜,也可服用生姜红糖汤调理。材料:生姜 5 克,红糖 5 克;做法:生姜红糖用 5

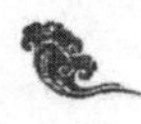

碗水煎成2碗,经期频频服用,适合虚寒体质的妇女,若为燥热体质则不宜。

七、临床常用方法

方药:温经汤、桃红四物汤、桂枝茯苓丸、芎归胶艾汤、当归芍药散;

处穴:三阴交、太冲、关元、子宫。

第五节 月经不调

一、概述

一般女性的生理周期大约是28天1次。一般正常的妇女,月经前后差距7天之内在医学上仍然属于正常范围,不必刻意担心。如果月经前后不定,相差在8~9天以上者,就称"月经不规则"或"经乱"。其发病的原因包括脑下垂体荷尔蒙的分泌不正常、卵巢机体障碍、子宫发育不全或是情绪不稳定、心理因素等。现代女性由于生活压力大、精神紧张加上饮食摄取不当,导致内分泌失调的状况日益严重,轻则产生面疱、黑斑,重则罹患妇科病,如子宫内膜异位症、子宫肌瘤等,严重影响生活品质。如何避免妇科病的产生,使身体状况恢复良好,让皮肤、面色自然产生光彩,这对女性的一生来说都是应该注意调养的。

二、中医观点

月经不规则在中医学文献上称为"经行或前或后"、"经水先后无定期"以及"经行先后无定期",在临床上依照病因病机体质分类,将本病分为三大类型。

(一)肾气亏虚证型

容易出现精神不振,头晕耳鸣,腰酸软,小便频数清长,或尿后余沥不尽,或夜尿频多,舌淡苔白,脉细弱。

(二)肝气失调证型

精神郁闷,或心烦易怒,或胸闷不舒,两胁胀痛,舌质正常或红,苔薄白或薄黄,脉弦或弦数。

(三)脾气虚弱证型

脾气虚弱,时或生化不足,血海不充,时或统摄无权,血海不固,故面色萎黄,少气懒言,四肢倦怠,消瘦,食少纳呆,脘腹胀满,大便溏薄,舌淡苔白,脉缓弱。

其实一般妇女自我保健,也可以稍微根据不同的时期,注意饮食的摄取,并以药膳调理,这样可以避免妇科病的产生,另一方面也可以使月经顺畅,避免痛经的产生。当然身体状况良好,便有好气色,而不需要购买大量的保养品，徒花冤枉钱，而自然达到养颜的功效。

三、药茶

药茶名：益母草茶。

组成：益母草 5 克，红糖适量。

煎法：益母草加适量水（淹过药草即可），煮成药茶，最后加点红糖调味。

服法：不拘时，代茶饮。

使用：益母草茶有调经活血的作用，适合于妇女或少女患有此症者。

四、研究

（一）《本草纲目》

益母草（唇形科）：调经、活血、破血、治血痛、崩中漏下。

（二）《本草备要》

益母草：苦辛、微寒。治血风血运、血痛血淋、胎痛产难、崩中带下，为经产良药。消疔肿乳痈、通大小便。

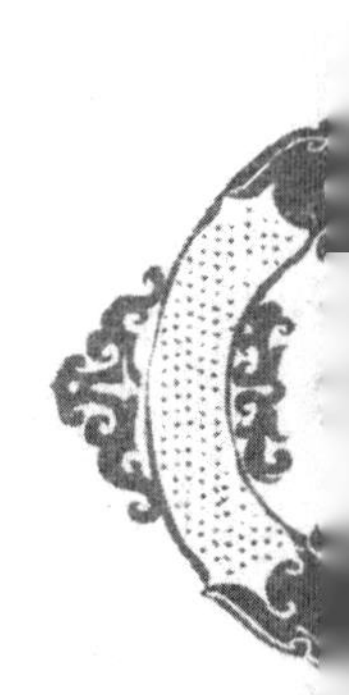

（三）现代药理

兴奋子宫作用、保护心脏的作用、改善微循环、利尿作用。

五、护理与保健

（一）注意饮食

中医对妇科的保健与治疗，是受到公认并历时已久的，民间一般喜欢在经期后炖点四物药膳作为保养，这样的方式不无小补，但最理想的方式应该是根据月经周期的不同时期，选择不同的饮食与药膳。

（二）忌食生冷

行经前与经期当中应该避免摄取生冷食品，如冷饮、凉性的蔬果（如梨、香蕉、番茄等），应多吃暖性食物，选用疏肝理气活血调经的药物，如玫瑰花加四物汤做成的茶饮，方便冲泡，且口感温润易入喉，其具有疏理肝气、养血调经的功能，经期时如再加上红糖调服，可使子宫内膜脱落干净，除旧布新，则自然不易产生妇科病。

（三）经后进补

月经干净后，也就是所谓的经后期，则是进补的好时期，需要补阴养血，可选用养阴血的药膳来进行调理，如以六味地黄汤加味来炖煮肉类，如贫血气血虚弱者，可与八珍汤合用，也可单独食用。

（四）排卵温补

排卵期宜服用温补肾阳的药膳，当然是不宜服用凉性食物的，可用右归丸加减来炖煮药膳，其有补肾升阳之功效，对促进排卵有一定的作用。当然在服用食疗的同时如能注意一些调适，则有促进作用，如经期应注意保暖，多休息，保持心情舒畅，可多摄取红苋菜、胡萝卜、菠菜、龙眼肉、猪肝等养血的食物，不可食用生冷食物。

（五）药补食疗

1.玫瑰四物汤：组成有玫瑰花、当归、白芍、川芎、熟地，泡茶饮。玫瑰花具有疏肝解郁、活血调经之功效，适合现代人生活压力大、精神抑郁者，而四物汤具有活血养血调经的功效，自古以来就是养血的第一方，数药合用，具有疏肝理气、养血调经的功效。

2.六味地黄汤加味：组成有熟地、山萸肉、山药、茯苓、泽泻、牡丹皮、当归、白芍、枸杞各5克，甘草3克，红枣、黑枣各3颗，用猪肉或老母鸡炖煮，具有补肝肾、养阴血的效能。

3.八珍汤加味：组成有熟地、当归、白芍、黄芪、党参、茯苓、白术各5克，甘草3克，红枣、黑枣各3颗，用鸡肉炖煮，能补益气血，特别适合血虚者服用。

4.首乌帝王鸡：组成有何首乌、当归、熟地、枸杞、杜仲、人参、白术、茯苓、山药各5克，炖鸡或腰子，补益肝肾，益气养血，强壮筋骨，适合常感腰酸者食用。

5.右归丸加味：组成有熟地、山萸肉、山药、杜仲、枸杞、鹿角胶、当归、仙灵脾各5克、菟丝子10克，肉桂、附子各5克，炖煮公鸡，具有补肾壮阳之功效。

六、临床常用方法

处方：加味四物汤、加味逍遥散、温经汤、当归芍药散。

穴道：三阴交、太冲、关元、子宫。

第六节　习惯性流产

一、概述

妊娠于28周内终止，胎儿体重少于1000克，称之为流产。一般怀孕中，有15%～20%的妇女会流产，其中在妊娠12周内发生者称之为早期流产，发生在12～28周之间者称为晚期流产。早期流产的主要原因是受精卵或胚胎发育异常，其他还包括有母体方面和免疫方面的因素。流产时一般的现象是出血、腰痛、下腹疼痛等，但由于症状不同，西医将它分成下列数种：

（一）切迫流产

症状是偶尔有下腹发胀、疼痛或出血症状，此时因为子宫口尚未开得很大，只要接受医师的诊疗，保持精神的安稳平静即可防止。

(二)进行性流产

比切迫流产更进一步的情形，症状是下腹严重疼痛、出血量多，此时因为子宫口已开大，要防止流产已是很困难的了。

(三)全流产

是指子宫内的胎儿以及附属物完全流出体外的情形，症状是在大量地出血及下腹痛后，会有肉块状的东西流出来。

(四)不完全流产

是指在流产后仍有东西留在子宫内，继续出血及下腹疼痛的情形。

(五)稽留流产

这种流产是胎儿已死在腹内，但仍留在子宫内长达数周，若怀孕的月数渐多，肚子却不见突出，也没有胎动的情形，就可能是稽留流产，此时要动手术将子宫内的死胎取出，否则将会伤及母体。

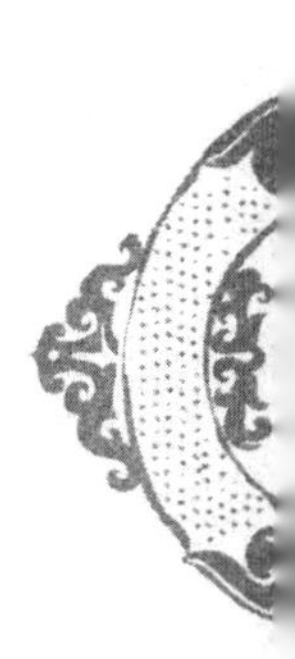

(六)习惯性流产

有些人虽有1～2次的流产，但以后仍能很顺利地生产，但有些人连续3次以上流产，便成为习惯性流产。造成习惯性流产的原因相当多，较常见的是荷尔蒙问题、子宫方面的疾病、母体的免疫系统产生抗体造成流产等。习惯性流产常发生在怀孕前3个月，这是因为此时受精卵在子宫内着床还不稳定的缘故。

二、中医观点

妊娠期间，发生与妊娠有关的疾病，称之为妊娠病，例如胎漏、胎动不安、妊娠腹痛、妊娠恶阻、小产、堕胎等皆属之。清朝所颁定的医书《医宗金鉴·妇科心法要诀》有谓："五、七月已成形象者，名为小产，三月未成形象者，谓之堕胎。"可见中医典籍上所谓的小产与堕胎之说相当于现代医学中的流产。

(一)殒胎淤阻型

全身症候为神疲气短，面色苍白，头晕目眩，心悸，烦闷恶心或腰膝酸软，脉滑或涩或细数。治疗采用去胎逐瘀，养血止血。

(二)血虚气脱型

全身症候为面色苍白，神志模糊，呼吸短促，目合口开，手撒肢厥，大汗淋漓，唇舌淡白，脉微欲绝或浮大而虚。治疗采用益气固脱。

三、方剂

处方名：保胎方。

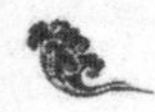

组成:黄芪30克,生甘草6克,厚朴10克,枳壳10克,羌活10克,荆芥穗10克,当归10克,川芎5克,白芍10克,艾叶10克,菟丝子10克,川贝10克。

煎法:加老姜3片,清水3碗,煎至8分。

服法:空腹,温服。

使用:适用于习惯性流产、妊娠期腰腹痛、妊娠呕吐、胎动不安等症状,也可用于预防难产。

四、研究

(一)《本草纲目》

1.黄芪(豆科):治胎动不安,产前后一切病,妇人子脏风邪气,助气,壮筋骨,长肉,补血。

2.甘草(豆科):治一切虚损,益精,养气,壮筋骨,养阴血,妇人血沥腰痛。

3.厚朴(木兰科):治妇人产前、产后腹脏不安。

4.枳壳(芸香科):调五脏。

5.羌活(伞形科):治妊娠水肿。

6.荆芥穗(唇形科):治妇人血风及疥疮、产后中风身强直、下血、崩中。

7.当归(伞形科):治妇人漏下绝子、女人沥血腰痛、崩中、和血、补血。

8.川芎(伞形科):治妇人血闭无子、调众脉、消淤血、养新血。

9.白芍(毛茛科):治女人一切病、胎前、产后诸疾、肝血不足、和血脉。

10.艾叶(菊科):治妇人漏血、安胎、使人有子、止腹痛。

11.菟丝子(菟丝子科):治男女虚冷、添精益髓、腰疼膝冷。

12.川贝(百合科):治产难及胞衣不出、乳难。

13.姜(姜科):治腹痛、冷痢、血闭、止呕吐。

(二)《本草备要》

1.黄芪:甘、温。补中、益元气、温三焦、壮脾胃。生血生肌、排脓内托、疮痈圣药、痘证不起、阳虚无热者宜之。

2.生甘草:甘、温。补三焦元气,而散表寒。入和剂则补剂、入汗剂则解肌、入凉剂则泻邪热、入峻剂则缓正气、入润剂则养阴血。生肌止痛、通行十二经、解百药毒。

3.厚朴:苦、辛、温。治反胃呕逆、喘咳泻痢、冷痛霍乱。

4.枳壳:苦、辛、微寒。治胸痹结胸、食积五膈、痰癖症结、呕逆咳嗽、水肿胁胀、泻痢淋闭、痔肿肠风、除风去痹、开胃健脾。

5.羌活:辛、苦、温。治风湿相搏、本经头痛。督脉为病、脊强而厥、刚痉柔痉、中风不语、头旋目赤，散肌表八风之邪，利周身百节之痛，为拨乱反正之主药。

6.荆芥穗：辛、微温。治伤寒头痛、中风口噤、身强项直、口面歪斜、目中黑花、吐衄肠风、崩中血痢、产风血运、瘰疬疮肿，清热散瘀，破结解毒，为风病、血病、疮痂圣药。

7.当归：甘、辛、苦、温。治虚劳寒热、颏逆上气、温疟澼痢、头痛腰痛、心腹诸疾、风痉无汗、痿痹癥瘕、痈疽疮伤、冲脉气病、气逆里急、带脉为病、腹痛腰溶溶如坐水中及妇人诸不足、一切血症、阴虚而阳无所附者。

8.川芎：辛、温。治风湿在头、血虚头痛、腹痛胁痛、气郁血郁、湿泻血痢、寒痹痉挛、目泪多涕、风木为病及痈疽疮伤、男女一切血症。

9.白芍：苦、酸、微寒。治泻痢后重、脾虚腹痛、心痞胁痛、肺胀喘噫、痈肿疝瘕、鼻衄目涩、肝血不足、妇人胎产及一切血病。

10.艾叶：苦、辛。治吐衄崩带、腹痛冷痢、霍乱转筋、杀蛇治癣。以之灸火，能透诸经而治百病。

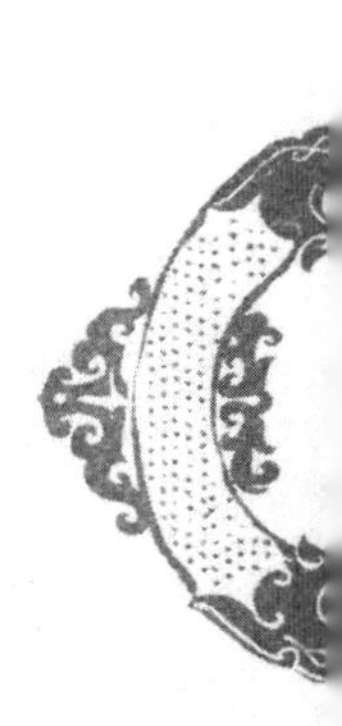

11.菟丝子：甘、辛、平。治五劳七伤、精寒淋漓、口苦燥渴。

12.川贝：苦、甘、微寒。治虚劳烦热、咳嗽上气、吐血咯血、肺痿肺痈、喉痹、目眩、淋漓、瘿瘤、乳闭、产难。功专散结除热、敷恶疮、敛疮口。

13.姜：辛、辣、大热。除胃冷而守中、温经止血、定呕消痰、去脏腑沉寒痼冷。能去恶生新，使阳生阴长，故吐衄下血、有阴无阳者宜之。能引血药入气分而生血，故血虚发热、产后大热者宜之。燥脾湿而补脾，通心助阳，而补心气。开五脏六腑，通四肢关节，宣诸络经。治冷痹寒痞、反胃下利。

（三）原方释义

本方用于安胎、催生及胎动不安，及现代医学所指先兆性流产、出血或治疗小产，即流产。应用于临床上，对习惯性流产、预防流产、难产有疗效。

（四）现代药理

1.黄芪：增强免疫功能，促进机体代谢，强化心脏收缩。

2.生甘草：解痉作用、镇痛作用。

3.厚朴：抗菌作用，对肠道有双向刺激作用。

4.枳壳：兴奋子宫作用、兴奋肠管作用。

5.羌活：镇痛作用、抗炎作用，镇静、催眠作用。

6.荆芥穗：解热作用、止血作用、抗菌作用。

7.当归：对子宫有双向调节作用，抗菌作用，镇静、镇痛作用。

8.川芎：对子宫有双向调节作用、解痉作用。

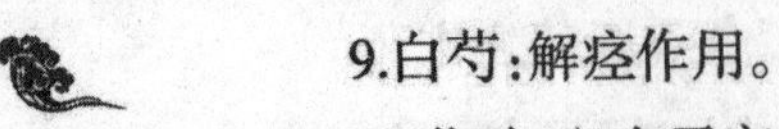

9.白芍:解痉作用。

10.艾叶:兴奋子宫作用。

11.菟丝子:增强免疫作用、增加心肌营养血流量。

12.川贝:解痉作用。

13.姜:兴奋心脏、呼吸中枢及运动中枢的作用。

五、预防与护理

怀孕前3个月的孕妇应特别注意,尽量卧床休息,动作要缓慢,摄取均衡的营养;

万一发生阴道出血,腰腹痛坠务必尽早就医,以免流产;

休息要比平时充分;

不要长时间坐在摇荡不定的交通工具上;

不要做会使腹部紧张或受压迫的姿势与动作,例如弯腰、搬运重物、伸手到高处、频繁上下楼、踩缝纫机、激烈地运动等;

不要使腹部受凉,不要吃冰冷的食物,尽量穿能保暖的服装;

性生活时应避免勉强的姿势;

避免情绪紧张、兴奋,尽量保持精神状况的平稳。

六、临床常用方法

处方:泰山磐石散、十全大补汤、当归芍药散。

第七节 产后调理

一、产后调理应适度修正

不论传统与现代,医疗行为一直包括预防与治疗两类。有关治疗方面,对于坐月子中的产妇,除了针对在产褥期间发生的各种疾病,强调务必要积极治疗,不可延误病情之外,更强调对于体能衰弱的产妇,通过饮食、药物的帮助来提高抵抗力和阻断病邪的入侵,以避免其体质不良而日后引发病痛。这种医疗行为所根据的,便是传统医学里的“阴阳寒热虚实致中和理论”。至于有关预防医学方面,除了上述种种进补强身的方法之外,还包括各类生活禁忌与行为规范,例如,不应进食生冷瓜果、不能洗头洗澡、不能碰冷水、不能出门、不能哭泣、不能有性行为以及不能劳动等多项行为约束。无论依据是来自生活经验、社会文化背景或是传统中医学理论,现今当如何去认知并提出合理的修正之道,是值得现代人探讨的。从另一个角度来看,传统农业社会时坐月子所流传下来的各项规范或调补方法，在以前的社会经济及医学条件下，绝大多数都有其需要、务实的一面，不应单纯地以迷信或落伍的角度来看待。只是以现代社会目前的居家物质环境与饮食营养条件来说，现代版的“坐月子”应随着社会结构与经济条件的改变，配合现代产科医疗科技以及对孕产期生理变化、营养学的了解，而做适度的修正。

（一）月内房的修正

顾名思义，月内房就是产妇坐月子的卧房。传统月内房几近完全隔离的方式，除能避免产妇与婴儿的感染，更提供一个不受干扰，完全卧床静养，有利于产妇体能恢复与伤口愈合的空间。但是传统对于月内房的布置是窗户紧闭，不用说不是套房，没有空调，连电风扇也没有，如果遇上夏季大热天，月内房始终飘浮着一股特殊的“月内味”，是一股由体味、汗臭味、乳汁味、恶露中的血腥味、补品的中药味（甚至于有些人家会有排泄物的异味）共同组合而成的闷闷热热的气味，从现代卫生的观点来看实在有必要改善，以达到保护产妇及婴儿的目的。传统月内房几近于完全隔离的状态，再加上对产妇又限制“月内人不能去别人家”、“月内人不能外出、入庙、参与祭祀”，因此能有效避免产妇与婴儿被感染。

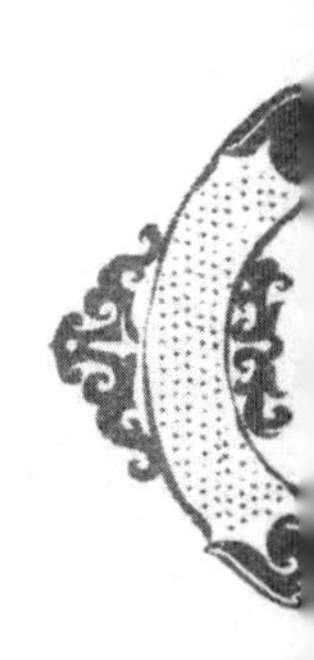

（二）月内风的修正

月内风并非单指产后的头痛、腰痛或筋骨关节酸痛变形，而是泛指产妇在坐月子期间因未遵守行为规范或禁忌所产生的各种病痛。仔细探讨不难发现，其实这个说法来自传统中医的致病理论“风为百病之首”。六淫（包括风、寒、暑、湿、燥、火）代表六种外来的邪气，一旦入侵人体，若再加上人体正气不足（抵抗病邪的能力不足），就会导致疾病，甚至迁延多日影响日后健康。六淫之中又以风邪最易伤人，换句话说，月内风之说，是为了具体阐明产后正气虚弱要严防邪气特别是风邪的侵袭，以免日后各种病痛发生，其实是蕴涵产后保健以及预防医学的意义。一些国内民俗研究学者以及护理专家的访查结论指出，“避免罹患月内风”是很多妇人愿意遵循传统坐月子规范的主要原因之一，可见一般大众非常重视预防医学，生怕将来疾病发生。可惜的是，一般人只是狭隘地将月内风认为是某些特定病痛或疾病，而非全面预防的观念。其实在中医的临床意义上，月内风并不专指产后发生的头痛、腰痛或筋骨关节酸痛变形，也不局限于单指某一症状或疾病，而是泛指产妇在坐月子期间因不遵守行为规范或禁忌所产生的各种病痛、疾病，甚至于产后因修指甲、趾甲并发感染的“剪刀风”，这些亦都属于“月内风”的范畴。应将“月内”与“风”拆

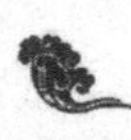

开来看，“月内”反映的是产妇虚弱的体质，而“风”则代表了会侵袭人体导致疾病的邪气。前者是指产妇从分娩至满月为期30天的产褥期，因地域风俗不同，亦有40天、2个月或100天者（现代产科生理学指出，产妇大约需要6~8周才能恢复到怀孕前的生理状况），因其经过分娩的耗损以及哺乳的辛劳，体质基本上是处于“血不足、气亦虚”的状态，也就是中医学上所谓的气血两虚的状态。

（三）结论

中医将引起疾病的原因分为外感（外因）与内伤（内因）两类，统称为病邪。“风”虽然仅是属于外因病邪的一种，但因容易引发病痛、引起的病症也较多见，因此又被称之为“百病之长”，更被扩大应用为坐月子期间所有病邪的总称。病邪虽是致病因素，但人体受邪之后是否发生疾病，另外一个重要决定因素则是人体本身抵抗力的强弱，亦即《黄帝内经》所谓的“邪之所凑，其气必虚”、“正气存内，邪不可干”。所以坐月子文化就是依此观念，提醒产妇要有预防保健的观念，若未能遵循“坐月子”的照护行为及各项规范，则其“月内”原本虚弱的体质状态，自然就容易成为“风”邪侵犯的目标。

二、调理项目

产妇由于分娩时耗血伤气，故在产褥期中气血容易虚弱，身体也较平常疲乏，加上现代妇女大都身兼数职，平时难得休息，因此产后调养护理愈加显得重要。

（一）谨避风寒

生产之后，易见褥汗，稍受风寒即易感冒，故居室宜避风寒，并注意空气流通。

（二）饮食护理

产后体力未复，脾运不健，饮食宜为清淡而富含营养易消化之品，不宜吃寒凉、生冷或过于辛辣、肥腻之品。

（三）产后锻炼

产后2~3天就可以起床适当活动，勿过早从事重体力劳动，约15天后可逐渐开始产后保健运动，以增强体质和恢复体型，但不宜过早下蹲或下腹用力，以防子宫脱垂。

（四）卫生保健

产褥期应保持皮肤及外阴清洁，月内应避免行房，维持乳房清洁，防止乳头破裂和乳腺发炎。

（五）心情调适

产后保持心情舒畅、安和，睡眠宜充足，最忌大喜大怒以防扰动气血而致恶露不断、产后血晕等症状。

（六）产后食补

一般健康产妇经过调护当能渐复，而人参、鹿茸等峻补之品，必虚弱者方可用之，随意滥投，反生后患。唯生化汤可以祛瘀生新，增强抵抗力，产后原则上服5～7剂有益于产妇恢复，或是请医师依个人状况、体质，开立处方调养。

三、坐月子常识

（一）为何要坐月子

中医认为产妇由于分娩时的出血，产时用力、出汗而造成阴血亏虚、元气耗损、百脉空虚等现象。此时身体正处于最虚弱的状态，易受外邪侵入，因此于产后常可见有产后贫血、产后身痛、产后腹痛、产后便秘及产后缺乳等症状。所以坐月子就是要预防或消除以上的种种不适，以奠定日后健康的基础。

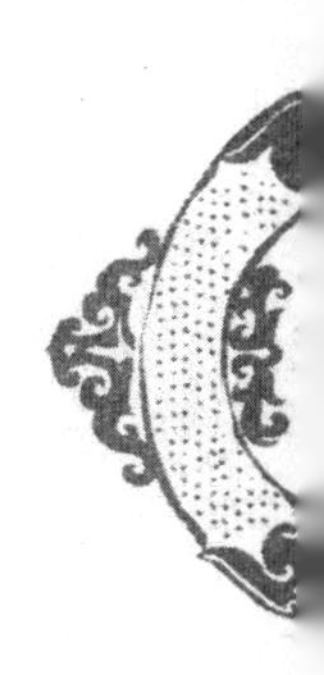

（二）如何坐月子，坐月子要多久

一般说来，产后的体质大都属于气、血、津液不足，易感受外邪而造成寒凝血瘀，即所谓的虚寒瘀症。因此坐月子时须注意以下四点：

1.慎寒温。产后身体较虚，易感外邪，首先要注重保暖，避免着凉，但亦不宜过于温暖，易造成出汗过多。更不宜用冷水淋浴，以免出现关节酸痛的症状。

2.适劳逸。产后宜多休息及有充分的睡眠，不宜过早或过度操劳，以免引起恶露期延长或引起子宫下垂、阴道下脱。但亦须适当活动，使气血通畅，以促进身体的复原。在产后8周内宜禁房事，以利子宫的恢复及避免邪毒的入侵。

3.勤清洁。产褥期因有恶露排出，易受感染，故产后尤须注意外阴的清洁。

4.调饮食。产后由于身体受到一定的损耗，加上需要乳汁补养婴儿，故应增加营养，以多食蛋白质丰富且易消化的食物为宜。不宜过于肥腻之物，以免影响肠胃，过寒或过热的食物，均非所宜。至于坐月子到底要坐多久，严格来说坐月子至少需6周的时间。

（三）坐月子常用的药方与食补

生化汤与麻油鸡酒均为民间坐月子常用的药方与食补，生化汤有补血活血、散寒祛瘀等作用，对产后虚寒体质的改善与增强子宫收缩能力有一定的帮助。一般生化汤于产后第一天开始服用，连服7天即可。生化汤的运用除了要对证外，也要注意随证加减，如恶露已净去桃仁、恶露稀少加蒲黄和五灵脂、恶露有血块多加肉桂、子宫收缩差加益母草等。若属于发热瘀症或虚火旺盛者不宜

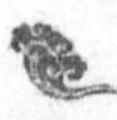

使用。不可深信"产后宜温"之说，夏天尤须注意。麻油鸡酒有散寒祛瘀、下胞衣、利大肠等作用。其中麻油性为寒，但经炒热及加入老姜和米酒后，反而有温热散寒的作用，对产妇体力的补充很有帮助。食用时若觉得太油腻，可于汤凉时将浮油捞起。麻油鸡酒在整个产褥期均可食用，禁忌同生化汤。

（四）坐月子中有哪些禁忌之物

1.产后禁人参，一周内禁酒，麻油要慎用（伤口若红肿疼痛时，酒、麻油会加重疼痛）。

2.以少食多餐方式进食。

3.哺乳者禁食麦芽（因为麦芽有回乳作用）。

4.少食油腻食物，以免引起消化不良。

5.少食辛辣燥热之物，如辣椒、咖喱、芥末，以及在火中烤炙、煎炸之食物，因为这类食物会加重口干、便秘、痔疮等症状（燥热之品会耗伤津液）。

6.少食生冷之物。中医历来有"产前宜清，产后宜温"之说以及"胎前多实，产后多虚"之训，故产后在药物及食物方面可偏于温润，故寒凉之品宜少食，如水梨、西瓜、苦瓜、白萝卜、芹菜以及各种冰凉饮料、凉拌生菜等等。宜多食菠菜、红菜、番薯叶等蔬菜及木瓜、苹果、水蜜桃、荔枝等水果。

7.适当控制食盐，食物以清淡为主。

8.食物一定要煮熟，且温热为宜。

9.少食坚硬粗糙及酸性食物（产后身体各部位需要一段时间恢复，在此时期身体极易受到损伤，坚硬粗糙及酸性食物容易损伤牙齿，使产妇日后留下牙齿易于酸痛松脱的后遗症）。

（五）坐月子中生活起居注意事项

1.少碰冷水，禁吹冷风。

2.吃好，睡好，适当走动，禁爬楼梯、弯腰、蹲、屈膝、盘坐。

3.定时排便。

4.注意阴部、肛门清洁。

5.洗澡洗头时慎防外感。

（六）压腹

压腹是一种民间习俗，产妇被推出产房，就先给她吃个茶籽油（苦茶油）煎的蛋。

（七）坐月子食疗

由于产后身体虚弱，各方面功能处于逐渐恢复期，故产后的饮食以营养丰富、易于消化为原则，且保持大小便畅通，食疗参考如下：

1.产后第1周：饮食以清淡易消化为主。

2.产后第2周：

(1)花生蹄髂汤：本方有滋补产妇、通乳、促进乳汁分泌的功能。

(2)鲫鱼汤：清炖或加黄豆芽同煮，鲫鱼有补虚、利尿、通乳作用，对于产后身体虚弱、乳汁较少的产妇极为适宜。

(3)红糖姜汤：红糖、姜数片同煮热服，红糖有健脾补血、祛寒化瘀之作用，姜能温中散寒开胃。

3.产后第3周以后：

(1)当归生姜羊肉汤：羊肉（去脂肪）、生姜、当归，炖熟后食羊肉及汤。羊肉能温补气血、开胃健脾、通乳治带，对产后身体虚弱、形寒畏冷、腹中冷痛等均有较好的作用；生姜祛寒健胃；当归活血补血，对产后恶露不净、产后腹痛、产后贫血等均有效。

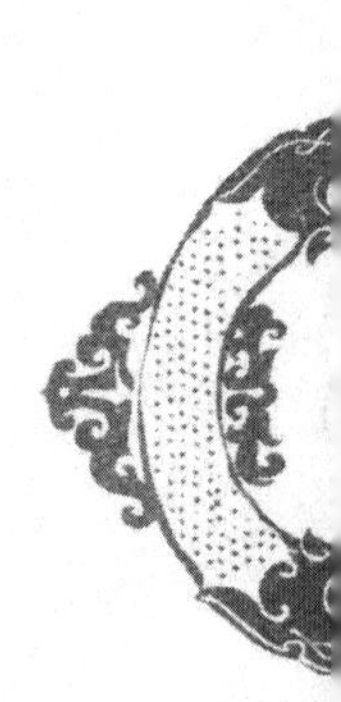

(2)当归补血汤加味：当归、黄芪、枸杞、杜仲、黑枣、酒、水，本食疗以补气生血为主。

(3)四物炖河鳗：当归、熟地、白芍、川芎，酒半瓶。加水，药材以布包置于炖锅中，加酒，以文火煮约1小时。

（八）常见产后病症食疗治疗

常见产后病，如产后贫血、产后身痛、产后缺乳。

1.产后贫血：

(1)食补：

瘦猪肉150克，阿胶3克。先将瘦肉放锅中加水适量，用文火炖熟后放入阿胶溶化，调味饮汤食肉。隔天1次，可连服30天。

花生仁100克，鸡蛋2个，枸杞3克，红糖75克，大枣10枚。先将花生仁、枸杞煮熟，然后放入红糖、大枣、鸡蛋，再煮片刻服食。每天1次，连服10天。

(2)药补：

当归补血汤：黄芪50克，当归20克，加瘦猪肉炖服。

八珍汤或十全大补汤，加瘦肉炖服。

2.产后身痛：

(1)外感风寒型：葱白3根，苏叶4克，用滚开水冲入杯中，如同泡茶，可冲数次，连续饮用。

(2)血虚型：当归3克，生姜3克，羊肉1000克，加水适量煮熟，喝汤吃

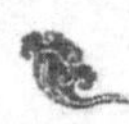

肉。薏米 8 克,红糖 3 克,莲藕 1 枝,煮粥食用。

3.产后缺奶:

海带豆浆佛手汤:豆浆 500 毫升,海带 150 克,佛手 10 克,共煮汤,不加盐,每日 1 次,连服数天。

猪蹄 2 只,洗净,通草 3 克,加水适量,入沙锅加葱姜少许,文火清炖至烂,可加少许食盐调味,食肉喝汤,可连吃数日。

总之,产后药补与食补仍应辨证论治,切勿拘泥于“产后宜温”,应当遵守“虚者补之、实者攻之、寒者温之、热者清之”的治疗原则。

第八节　更年期综合征

一、概述

妇女在绝经前后,由于卵巢功能衰退,内分泌产生变化,造成自主神经失调再加上心理因素,于是出现了一连串症状,如烘热面赤、精神倦怠、烦躁易怒、头晕目眩、耳鸣心悸、失眠健忘、腰酸背痛、手足心热,或伴有月经紊乱等与绝经有关的症状,称“经断前后诸症”,又称“更年期综合征”、“绝经期综合征”。1994 年世界卫生组织(WHO)建议将更年期改为绝经期,但因为大家觉得更年期这个名称用得很习惯,而且简单、易懂,所以后来世界卫生组织委员建议同时保留更年期这个名称。更年期包括停经前期、停经、停经后期。女性生育期约 25 ~ 45 岁,更年期约 46 ~ 55 岁,56 岁以后为老年期。目前国际上已公认的更年期是从 41 岁开始至 60 岁,平均年龄是 49 岁前后,因为妇女在 40 岁左右,卵巢的内分泌逐渐衰退,排卵的次数逐渐减少,提示更年期的开始,所以妇女的更年期可长达 20 年左右。

二、中医观点

更年期综合征为妇科常见病,中医典籍指出这是因为肾气衰减,天癸衰竭所产生的一系列生理及病理变化,其表现有轻有重,大部分妇女更年期明显症状,无须治疗;少数妇女症状明显,甚至严重影响工作,需要积极治疗。西医一般多采用激素替代疗法,但长期服用易导致子宫癌、乳腺癌的发生。本病在古代医籍无单独记载,但其症状常散在“年老血崩”、“年老经断复来”、“脏躁”、“百合病”、“心悸”、“眩晕”等病症中。

三、方剂

处方名:加味逍遥散。

组成:柴胡 30 克,当归 30 克,白芍 30 克,白术 30 克,茯苓 30 克,炙甘草 15 克,牡丹皮 30 克,栀子 30 克。

煎法:以上 8 味药,磨成粗末,每日 3 克,水 2 碗,加生姜 1 片,薄荷少许,一同煎至 7 分。

服法:不拘时,稍热服,日服 2 次。

使用:加味逍遥散对神经质、情绪焦躁的更年期妇女颇有疗效。

四、研究

(一)《本草纲目》

1.柴胡(伞形科):治心下痞、胸胁胀闷、心下烦热、早晨潮热、除烦。

2.当归(伞形科):破恶血、养新血、和血、补血、止呕逆、治头痛。

3.白芍(毛莨科):治女人一切病、脏腑壅气、心下痞、肝血不足、和血脉、止痛、退热除烦、泻肝、安脾肺。

4.白术(菊科):理中益脾、心下急满、止汗除热。

5.茯苓(多孔菌科):治胸胁逆气、寒热烦满、益脾胃、止呕逆、安心神。

6.炙甘草(豆科):温中下气、治烦满短气、一切虚损、安魂定魄。

7.牡丹皮(毛莨科):治血中伏火、除烦热、无汗之骨蒸、神志不足。

8.栀子(茜草科):治心烦懊、不得眠、解热郁、行结气、泻三焦火。

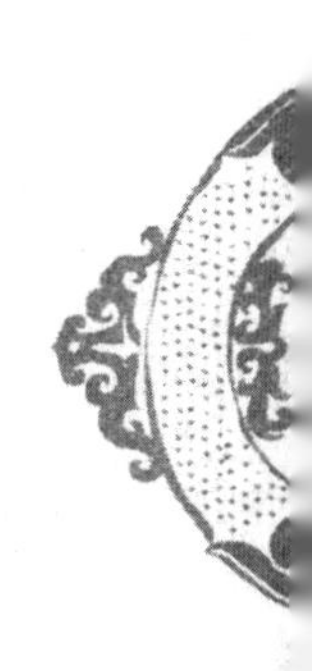

(二)《本草备要》

1.柴胡:苦、平、微寒。治伤寒邪热、痰热结实、虚劳肌热。呕吐心烦、诸疟寒热、头眩目赤、胸痞胁痛、口苦耳聋、妇人热人血室、胎前产后诸热、小儿痘证、五疸、羸热。散十二经疮疽、血凝气聚、功用连翘。

2.当归:甘、辛、苦、温。治虚劳寒热、频逆上气、温疟澼痢、头痛腰痛、心腹诸疾、风痉无汗、痿痹症瘕、痈疽疮伤。冲脉气病、气逆里急;带脉为病、腹痛腰溶如坐水中,及妇人诸不足、一切血症、阴虚而阳无所附者。

3.白芍:苦、酸、微寒。治泻痢后重、脾虚腹痛、心痞胁痛、肺胀喘噫、痈肿疝瘕、鼻衄目涩、肝血不足、妇人胎产及一切血病。

4.白术:苦、甘、温。在血补血、在气补气、无汗能发、有汗能止。燥湿则能:利小便、生津液、止泄泻、消痰水肿满、黄疸湿痹。补脾则能:进饮食、祛劳倦、止肌热、化症癖。和中则能:治呕吐、定痛、安胎。

5.茯苓:甘、温。治忧恚惊悸、心下结痛、寒热烦满、口焦舌干、频逆、呕哕、膈中痰水、水肿、淋漓、泄泻、遗精,小便结者能通、多者能止。生津止渴、退热安胎。

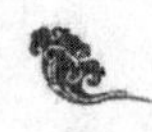

6.炙甘草:甘、温。补三焦元气而散表寒。入和剂则补益、入汗剂则解肌、入凉剂则泻邪热、入峻剂则缓正气、入润剂则养阴血。生肌止痛、通行十二经、解百药毒。

7.牡丹皮:辛、甘、微寒。治中风五劳、惊痫、除烦热、疗痈疮、下胞胎、退无汗之骨蒸。

8.栀子:苦、寒。泻心肺之邪热,使之屈曲下行,从小便出,而三焦之郁火以解。热厥、心痛以平,吐衄、血淋、血痢之病以息。

(三)原典释义

加味逍遥散有解热、抗炎、抗菌、促进子宫代谢作用。临床上,对于情绪焦躁、有热症的更年期障碍及经前症候群有一定疗效。

(四)现代药理

1.柴胡:解热作用、抗炎作用、镇静及镇痛作用。

2.当归:对子宫有双向调节性。

3.白芍:解痉作用、肌肉松弛作用、解热作用。

4.白术:强壮作用、扩张血管作用、增强免疫力、镇静作用、缓和胃肠蠕动。

5.茯苓:镇静作用、强心作用、利尿作用。

6.炙甘草:解毒作用、抗炎及抗变态反应的作用、解痉作用、镇痛作用。

7.牡丹皮:镇静催眠作用、镇痛作用、降压作用。

8.栀子:解热作用、镇静作用。

五、护理与预防

更年期综合征患者临床上或多或少会出现不同程度的心理障碍,心理支持治疗是有效的和必要的;

凡是有子宫肌瘤、癌症病史或家族中有癌症史、胰腺炎、肝炎、血栓症、高脂血症等无法用雌激素治疗的妇女,可选用植物性荷尔蒙替代治疗;

妇女必须知晓,停经之后心脏血管系统、骨骼系统等开始步入退化的阶段,及早调理及防范是保健预防疾病的最佳方法。

六、临床常用方法

处方:酸枣仁汤、甘麦大枣汤、抑肝散、柴胡加龙骨牡蛎汤。

穴道:三阴交、太冲、关元、子宫、神门。

第五章　中医男性科病证及疗法

第一节　早　泄

一、概述

早泄是指射精发生在阴茎进入阴道之前，或进入阴道中时间较短，在女性尚未达到性高潮，提早射精而出现的性交不和谐障碍。早泄的诊断标准在于女方是否满足。类型分为器质性和非器质性。导致早泄的原因主要可以分为心理和生理两大部分，从治疗角度来说，只有从心理和生理两方面同时来治疗早泄，才能实现。

二、中医病因病机

（一）命门火衰

多因房劳过度，或少年频犯手淫，或过早婚育，以致精气虚损、命门火衰，引起阳事不举。

（二）气血两虚

思虑忧郁，损伤心脾，则病及阳明冲脉，而胃为水谷气血之海，以致气血两虚，而成早泄。

（三）肾虚

恐惧伤肾，恐则伤肾，恐则气下，渐至早泄不振，举而不刚，而导致早泄。《景岳全书·阳痿》说："忽有惊恐，则阳道立痿，亦甚验也。"

（四）肝郁

肝主筋，阳器为宗筋之汇，若情志不遂，忧思郁怒，肝失疏泄条达，则宗筋所聚无能，如《杂病源流犀烛·前阳后阴源流》说："又有失志之人，抑郁伤肝，肝木不能疏达，亦致阳痿不起。"

（五）湿热下注

湿热下注，宗筋弛纵，可导致早泄，经所谓壮火食气是也。

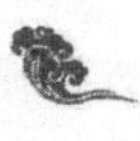

就临床所见，以命门火衰较为多见，而湿热下注较为少见，所以《景岳全书·阳痿》说："火衰者十居七八，火盛者，仅有之耳。"

三、中医治疗

祖国医学认为，本病以肝经湿热、阴虚阳亢、肾气不固、心脾虚损为多见，临床常用的较为有效的偏方、验方主要如下：

方一：龙胆草 15 克，黄芩 10 克，栀子 9 克，泽泻 12 克，木通 10 克，车前子 9 克，当归 10 克，生地 9 克，甘草 9 克。水煎服，日 1 剂，分 2 次服。本方清泻肝经湿热，适用于肝经湿热所致的早泄。

方二：生地黄 10 克，山萸肉、山药、知母、黄柏、泽泻、丹皮、金樱、沙苑蒺藜各 10 克，龙骨、牡蛎各 30 克。水煎服，日 1 剂，分 2 次服。本方滋阴潜阳，适用于阴虚阳亢所致的早泄。

方三：附子、肉桂各 6 克，熟地、山萸肉各 9 克，茯苓 10 克，泽泻、山药各 12 克，丹皮 10 克。水煎服，日 1 剂，分 2 次服。本方益肾固精，适用于肾气不因所致的早泄。

方四：人参、白术各 9 克，黄芪 12 克，当归 10 克，茯神 9 克，远志、枣仁各 6 克，龙眼肉 12 克，木香、甘草各 6 克。水煎服，日 1 剂，分 2 次服。本方补益心脾，适用于心脾虚损所致的早泄。

方五：人参 15 克，茶叶 5 克。水煎服，日服 1 剂，分 2 次服。本方补气助阳，适用于因肾阳不足所致的早泄。

方六：狗肉 500 克。八角、小茴香、桂皮、生姜、大蒜、胡椒面、精盐各适量。将狗肉入清水中净洗几遍，切小块，用开水烫过，入热油锅中炸至金黄捞出。另取砂锅 1 只，倒入狗肉及八角、茴香、桂皮、大蒜、生姜。加水浸没，旺火烧沸，转小火烧 2 小时，调入精盐、胡椒面，稍焖即成。

方七：麦冬 15 克，生地黄 20 克，鲜藕节 150 克，芡实 12 克，金樱儿 15 克，山萸肉 20 克。藕节捣烂取汁，与各料同水煎，取汁。每天 2 剂。滋阴降火、安神固精，对早泄、梦遗、耳鸣、心悸、乏力、腰痛有疗效。

方八：芡实 15 克，茯苓 10 克，大米适量。将芡实、茯苓捣碎，加水适量，煎至软烂时再加入淘净的大米、继续煮烂成粥。1 日分顿食用，连吃数日。补脾益气。适用于小便不利、尿液混浊、阳痿、早泄。

四、中医熏蒸保健

中医熏蒸属中药外治疗法的分支。中药熏蒸疗法又称为中药蒸煮疗法、中药汽浴疗、药透疗法、热雾疗法等。在一些少数民族地区，被称为"烘雅"。

中药熏蒸是以热药蒸汽为治疗因子的化学、物理综合疗法。这种方法最早用于临床的自先秦就有记载,后世不乏其术。到清代,中药熏蒸趋于成熟。随着科学技术的日新月异,中药熏蒸无论是理论还是实践均亦有相应发展,逐渐广泛用于休闲保健、康复疗养和临床治疗疾病的诸多方面。

经常熏蒸可以通经活络,活血化瘀。进行臀部熏蒸,可以刺激会阴穴,提高性功能,增强性生活质量。

五、中医外治疗法

(一)中医认为,早泄之病因,不外乎阴阳失调

本症有虚实之异:实证多为相火炽盛所致;虚证缘于阴虚阳亢或肾虚不固。治疗当以调整阴阳为主。丹溪云:主闭藏者肾也,司疏泄者肝也,二脏皆有相火,而其系上属于心。而精之关虽在肾,其制则在心,心火一动,相火随之,则早泄作矣。

(二)海螵蛸

海螵蛸有效达到补肾固精,主治肾虚阳痿、梦遗滑精等。解决长时间性爱的疲劳感,滋补肾脏精气的不断充盈。

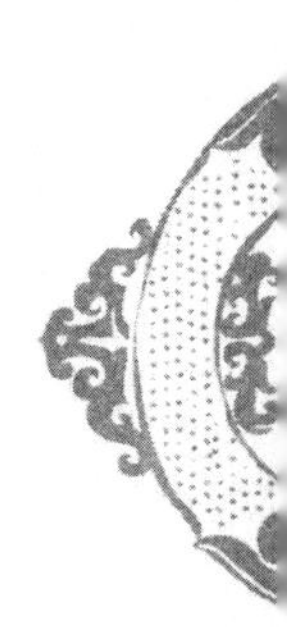

(三)五味子

五味子含有丰富的有机酸、维生素、类黄酮、植物固醇及有强效复原作用的木酚素,它是兼具精、气、神三大补益的少数药材之一,能益气强肝、增进细胞排除废物的效率、供应更多氧气、营造和运用能量。恢复因长时间劳累而耗损的精力,增强男性的体力和性事持久力。

六、中医针灸疗法

(一)命门火衰

恣情纵欲,或少年误犯手淫,损伤肾气,命门火衰,宗筋失养;或惊恐,伤肾,思虑太过,相火妄动,耗损肾精,宗筋失养而成阳痿。即《类证治裁》所说:伤于内则不起,故阳之痿,多由色欲泻精,斫丧太过,或思虑伤神,或恐惧伤肾,从而导致阳痿。

辨证治疗

主证:阳事不举,或举而不坚,面色苍白,形寒肢冷,头晕目眩,精神不振,腰腿酸软,舌淡苔白,脉沉细,若兼心脾损伤者,则有心悸胆怯、失眠等证。

治法:取任脉、足少阴经穴为主。针用补法,并用灸法,以补肾壮阳。

处方:命门、关元、肾俞、太溪。

随证配穴:心脾亏损加心俞、神门、三阴交。

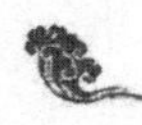

方义:命门火衰,肾阳不足之阳痿,取命门、肾俞、太溪补肾壮阳;关元为足三阴与任脉之会穴,补之能壮人身之元气,培元固本壮阳;心俞、神门、三阴交补益心脾。

(二)湿热下注

饮酒厚味,脾胃受伤,运化失常,湿浊内生,郁而化热,湿浊下注,宗筋弛纵而发阳痿,如张景岳曾说:火衰者十居七八,火盛者只有之耳。

辨证治疗:

主证:阴茎萎弱不能勃起,兼见口苦或渴,小便热赤,下肢酸困,苔黄腻,脉濡数。

治法:取任脉、足太阴经穴为主。针用泻法,以清利湿热。

处方:中极、三阴交、阴陵泉、足三里。

方义:湿热下注所致阳痿,病由脾被湿困,郁久化热,故取三阴交、阴陵泉,健脾利湿;中极清下焦之湿热;足三里以助脾利湿。

(三)其他疗法

1.耳针:

取穴:外生殖器、睾丸、内分泌 。

方法:中等刺激,每 10 分钟捻转一次,留针 30 分钟。

2.传统调治房术:古代房中家为了达到房术养生乃至延龄益寿之目的,在惜“精”思想的指导下,创立了多种“还精补脑”、“采阴补阳”以及气功导引的“功”、“操”和应急措施。古代房中家创立的意念转移、抑阳提气、运气动阳等法,运用于临床调治早泄,可取得疗效,使射精和性高潮的控制能力得到锻炼。

七、日常护理

(一)平时多运动锻炼

强健的身体才是预防阳痿的生理基础,多做有氧运动,如慢跑、游泳、仰卧起座、俯卧撑及力量锻炼。

(二)注重饮食调理

要控制体重,少烟酒,拒绝汉堡,多吃黑色食物、蜂蜜、海藻、松果体素、麦芽油、果仁和种子,一天一根香蕉。

(三)戒除手淫

手淫本身没有对与错,这就看频率了,太频繁就会坏处多多,影响你的性生活。

（四）保持心境舒畅

如果性生活产生问题，不要接着一直尝试，要休养几天等心情舒畅后再试。

第二节　遗　精

一、概述

遗精，一种生理现象，是指不因性交而精液自行泄出，有生理性与病理性的不同。中医将精液自遗现象称遗精或失精。有梦而遗者名为“梦遗”，无梦而遗，甚至清醒时精液自行滑出者为“滑精”。多由肾虚精关不固，或心肾不交，或湿热下注所致。西医可见于包茎、包皮过长、尿道炎、前列腺疾患等。有梦而遗往往是清醒滑精的初起阶段，梦遗、滑精是遗精轻重不同的两种证候。需要指出的是，遗精不是月经，所以没有规律可言的。以前有遗精，现在消失了，也是很正常的事情。尤其是男性进入中年，几乎就不再发生了。

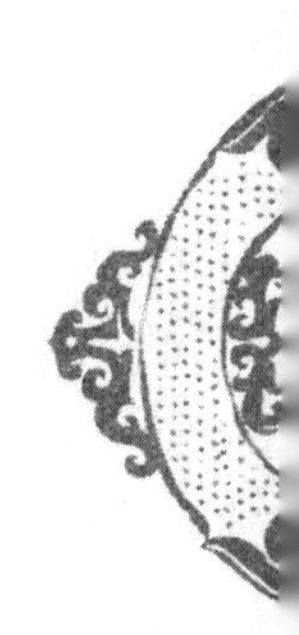

古人认为：“遗精不离肾病，但亦当则之于心君。”明代医家戴元礼在《证治备要·遗精篇》中说：“有用心过度，心不摄肾，以致失精者；有因思色欲不遂，精色失位，精液而出者……”时至清代，对遗精指出有梦为心病，无梦为肾病。“梦之遗者，谓之梦遗；不梦而遗者，谓之滑精”。又将遗精分为梦遗和滑精，后世医家多沿用至今。临证辨治中很难截然分开，故统称之为遗精。

二、遗精因素

（一）心理因素

由于对性知识的缺乏，对性问题思想过度集中，对性刺激易于接受，使大脑皮层持续存在性兴奋，从而诱发遗精。

（二）性刺激环境影响

黄色书刊或电影等中的性刺激镜头刺激大脑，诱发遗精。

（三）过度疲劳

过度体力或脑力劳动，使身体疲惫，睡眠深沉，大脑皮质下中枢活动加强而致遗精。

（四）炎症刺激

外生殖器及附属性腺炎症，如包皮龟头炎、前列腺炎、精囊炎、附睾炎等的刺激而发生遗精。

（五）物理因素

仰卧入睡，被褥温暖沉重，刺激、压迫外生殖器，或穿紧身衣裤，束缚挤压

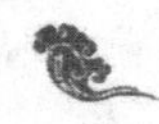

勃起的阴茎从而发生遗精。

(六)传统观念影响

由于受传统观念影响,不少人认为遗精会失去身体的精华,伤了“元气”。有的青年几乎每天都在想遗精的问题,认为遗精是大伤元气,“一滴精十滴血”等。实际上这是社会上流传的一种缺乏科学根据的错误观念。医学家对精液做过大量的化验分析,精液的主要成分是水,仅有少量的蛋白质、糖和无机盐,每次排出量2~3毫升,相当于每天营养量的几百分之一甚至几千分之一。因此,西医认为遗精对身体健康无害。但中医不这么认为,常常遗精是精关不固的表现,肾阴虚或肾阳虚均可导致此现象。肾储精,藏于髓,常常遗精的人多伴有失眠、多梦、面色暗淡、易疲劳等症状。

(七)精满则溢

男子睾丸不断产生精子,精囊腺和前列腺也不断地产生分泌物,体内贮存到一定量时,精液自动地从尿道排出来。

非性交时发生精液外泄,一夜2~3次或每周2次以上,或在清醒时精自滑出,伴精神萎靡、头晕耳鸣、失眠多梦、神疲乏力、腰膝酸软、记忆力减退等。

三、中药治疗

对于遗精严重、身体虚弱的患者,首先要用当归四逆汤进行通经活血,服用一段时间之后可以改服四逆汤。药方:附子30克、炙甘草20克、干姜15克,寒邪去尽,遗精自然而止,此后可以进行食疗,慢慢将身体恢复起来。对于轻度患者,只需服用大剂四逆汤便能很快治愈。

(一)中药处方一

辨证:心脾气虚。

治法:益气养心,健脾固涩。

方名:断遗汤。

组成:人参30克,山药15克,芡实15克,麦冬15克,五味子3克。

用法:水煎服,每日1剂,日服2次。

(二)中药处方二

辨证:脾肾两虚,阴分不足。

治法:益肾健脾。

方名:培土养阴汤。

组成:制首乌9克,丹参3克,白扁豆3克,谷芽3克,当归3克,白芍2.4克,车前子2.4克,莲子肉4.5克,猪腰1具,芡实3克,莲须3克。

用法:水煎服,每日1剂,日服2次。

(三)中药处方三

辨证:心火上炎,心包火动。

治法:益气养阴,清心止遗。

方名:消炎汤。

组成:山药30克,芡实30克,麦冬30克,玄参15克,生地15克,丹参9克,莲心6克,天冬3克,五味子1.5克。

用法:水煎服,每日1剂,日服2次。

(四)中药处方四

辨证:心肾不交,心阴不足,虚火上炎。

治法:养阴泻火,交通心肾。

方名:心肾两交汤。

组成:熟地30克,麦冬30克,山药15克,芡实15克,黄连1.5克,肉桂0.9克。

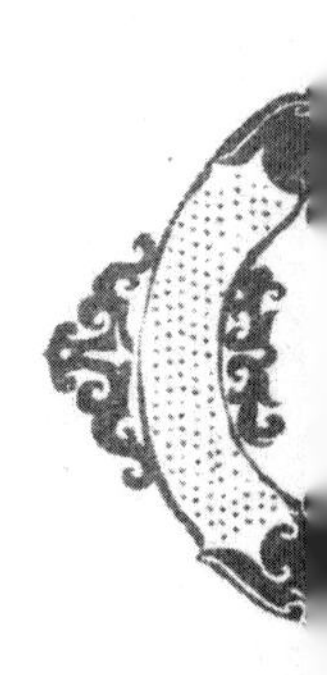

用法:水煎服,每日1剂,日服2次。

(五)中药处方五

辨证:肝气郁结。

治法:疏肝润木,清热止遗。

方名:润木汤。

组成:当归30克,白芍30克,焦白术30克,茯苓15克,金樱子15克,菊花9克,炒栀子6克,五味子3克,甘草1.5克。

用法:水煎服,每日1剂,日服2次。

第三节 性欲低下

一、概述

性欲低下指持续地或反复地对性生活的欲望不足或完全缺乏。可分为完全性性欲低下和境遇性性欲下。大多数完全性性欲低下者每月仅性生活一次或不足1次,但在配偶要求性生活时可被动服从;境遇性性欲低下只是在某一特定环境或某一特定性伴侣的情况下发生。性欲低下并不排除女性在被动接受性生活时达到性唤起和获得性快感的可能性。

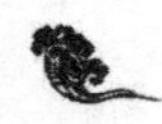

二、中医病因病机

中医认为本病主要为七情所伤，与精神因素有关。此外，亦与素体虚弱或因患他疾而导致脏腑、经络功能失常有关。

（一）肾阳虚损

肾藏精，为先天之本，化生天癸，主生殖。化生充盛则生殖功能旺盛。若禀赋不足或不节房事，房劳多产，久病伤肾，损伤阳气，使阳气虚损，温煦失常，命门火衰而不能振奋所致性欲冷淡。

（二）肾精不足

先天不足，天癸匮乏；房劳过度，早婚多育，久病伤阴，致肾阴亏损，冲任不盛则房事不振。

（三）肝郁气滞

肝藏血，主疏泄，性喜条达，而恶抑郁。七情内伤，素体抑郁或愤怒过度，致肝气郁滞，气机失调；或男女交合，女子五欲未至，男精已泄，久之气机不畅而恶交合。

（四）心脾两虚

心主血，脾统血，脾为气血生化之源。由于思虑过度，暗耗心血，且影响脾的运化功能，脾气受损以致心脾两虚，气血不足，心神失养而发生房事不振。

（五）痰湿下注

素体肥胖，痰湿内盛，或劳逸过度，饮食不节，损伤脾气，脾失健运，痰湿内生，经气不通，脉络受阻而致性欲低下。

三、西医病因病理

西医学认为引起性欲低下的原因较为复杂，多分为以下几方面：

（一）精神心理因素

对性生理学或解剖学没有足够的了解；对性生活没有正确的认识，认为性生活是肮脏、不道德的行为；缺乏自信心，对自己的外貌或体形不满意，从而感到自卑、内疚或者羞愧；曾有过被性骚扰、强奸等创伤性经历；害怕性病和意外妊娠；对卫生感到忧虑；对配偶感情冷淡，夫妻性生活不协调等。这些因素干扰了性生活的意境，对性生活的自主性起到危害作用。

（二）功能性因素

1.大脑皮层抑制或兴奋作用增强。女性大脑皮层抑制作用增强者比较普遍，可造成女性性欲低下或性高潮缺失。

2.功能性月经周期紊乱，可造成性生活障碍。例如功能性子宫出血可妨碍性生活的进行，造成性激素水平紊乱，由于缺少一定量的性激素的支持，致使性欲减退，造成一系列身体状况的紊乱，如情绪不稳定、易怒、抑郁，甚或造成下腹部疼痛（如痛经）。以上情况都可以影响性功能。

（三）器质性因素

1.生殖器官局部的器质性病变。先天畸形，如先天性阴道狭窄、阴道横隔或纵隔等；外阴、阴道及子宫颈的各种急慢性损伤，造成严重的性交疼痛；阴蒂疾患造成阴蒂敏感性异常；子宫脱垂、妇科肿瘤、直肠阴道瘘等疾病均可造成严重的性交疼痛；手术创伤，某些妇科疾病如外阴癌、阴道癌手术、阴道壁修补术及因某些原因切除子宫等手术，术后阴道的缩短，瘢痕的刺激均可使性生活受到不同程度的影响。

2.内分泌系统疾病。内分泌系统疾病对女性性功能影响较大的主要是性腺（卵巢）、甲状腺、肾上腺、胰腺的器质性病变。 雌激素低，荷尔蒙低，没有性交的欲望。

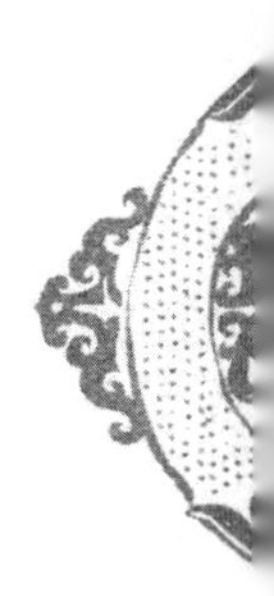

3.神经系统疾病。脑损伤、中风、瘫痪等神经系统病变，均可造成女性性功能障碍，主要是性高潮缺失及性欲低下甚至害怕性生活。

4.其他器质性病变。如心血管系统、呼吸系统、消化系统、运动系统的各种器质性病变，对性功能产生不同影响。

（四）药物因素

口服某种药物可降低性欲，如 α－甲基多巴、抗组织胺药、可乐定、苯妥英钠、大麻、乙醇单氧化酶抑制剂、吩噻嗪、利舍平、螺内酯及抗雄激素药类等。

四、疾病诊断

（一）诊断要点

对性欲低下的患者，在治疗前了解病史，详细地询问患者和其配偶的性生活情况，结合夫妻双方病史中所出现的矛盾情况加以分析，在取得完整病史资料后，再进行查体和做必要的理化检验，然后再做出明确的诊断。

（二）症状与体征

性欲抑制在临床上常见，表现为从一开始就对性行为不感兴趣或对性生活接受能力降低。根据其程度把它分为 4 级。

Ⅰ级：性欲较正常情况减退，但可接受配偶性要求。

Ⅱ级：性欲原本正常，但在某一阶段或特定环境下才出现减退。

Ⅲ级：性欲一贯低下，每月性生活不足 2 次，或虽然超过这一标准，但系在配偶压力之下被动服从的。

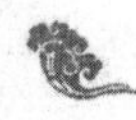

Ⅳ级：性欲一贯低下，中断性活动达6个月之久。

(三)妇科检查

精神性性感不足，生殖器官无器质性病变；器质性性感不足，妇科检查可见先天性性器官畸形或后天性器官损伤等。

1.检查雌激素6项。

2.全身检查：特别要注意检查身体发育情况及第二性征发育情况。

3.实验室检查：包括血糖、尿、性激素。

4.其他检查：由器质性疾病引起者，有选择性地进行其他相关检查。如肝硬化须做B超检查、肺结核须拍胸片、做痰培养等。

五、原因与食疗

(一)原因

原因大致可以分成3类：生物因素、心理因素和文化因素。尤以心理因素更加重要，女性的性问题比男性要复杂得多。妊娠、分娩、授乳、避孕以及绝经是妇女一生中的重要生理事件，处于这段时期妇女的性功能会发生很大的变化，出现性功能障碍问题。而雌激素及雄烯二酮和睾酮水平较低而降低授乳妇女的性欲。各种避孕措施如IUD、长效或短效避孕药/针、皮下埋植等均存在一定的避孕失败率和或多或少的不良反应如疼痛、经期延长及阴道点滴出血等，都可能影响女性性欲及性兴奋。

(二)食疗

性欲低下的治疗主要是解除对性生活的紧张和厌恶情绪，需要夫妇双方配合密切，互相体谅，并在有经验医生的指导下，以心理治疗和性生活的引导为主，适当配以饮食疗法，是可以治愈的。

1.虾15克，豆腐3块，加葱、姜、盐炖熟食用；或虾肉50克，用水泡软，锅中加油加热后，与切好的韭菜250克同炒熟，加盐调味食用。

2.狗肉250克，黑豆50克，调以盐、姜、五香粉及少量糖煮熟食用；或狗肉，加适量八角、小茴香、桂皮、陈皮、草果、生姜和盐等调料同煮熟食用。

3.选肉苁蓉嫩者，刮去鳞，用酒洗，去墨汁，切薄片，同山芋、羊肉作羹食用；或肉苁蓉(煮熟后切片)加大米、羊肉煮粥，调味食用。

4.冬虫夏草4~5枚，鸡500克左右共炖，待烂熟后食用；或用冬虫夏草10~15克，鲜胎盘1个，隔水炖熟吃。

5.枸杞子30克，鸽子1只，去毛及内脏后放炖盅内加适量水，炖熟，吃肉饮汤。

6.植物雌激素百爱大豆异黄酮可以有效治疗女性性冷淡。

六、治疗男性性欲低下遵循的原则

凡由器质性疾病所导致的男性性欲低下，应针对其病症采取相应治疗，消除影响因素，可以改善性欲低下状况。

对于绝大多数的男性性欲低下者，因其属功能性的，应采用性咨询和指导为主的精神心理疗法。

(一)调动患者的主观能动性

男性性欲低下患者必须有治疗的愿望，这是关键，因而应从语言上、态度上关心和同情他们，使其建立信心，明确接受治疗的必要，从而很好配合。

(二)改善夫妻关系协调性生活

治疗的重点是改善夫妻性生活关系及协调性生活，而不是指出某一方"有病"、"无病"，以保障精神心理治疗有可靠的感情基础，因而治疗中，尽可能克服偏见或不正确看法，消除思想紧张和顾虑，在医生指导下，夫妇间注意交流技巧。

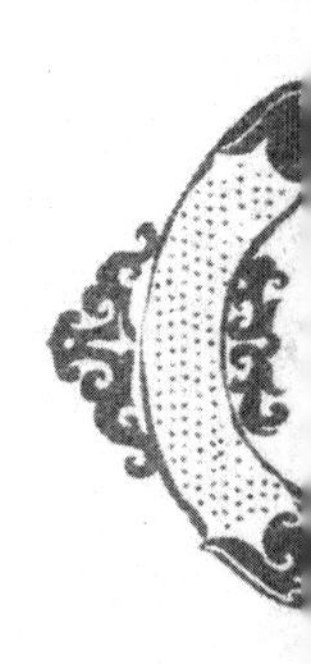

(三)注意排除影响性欲的环境因素

要消除环境中影响夫妻性生活的因素，有利于改善性欲低下的状态。

(四)制定心理治疗方案

应根据夫妇的具体情况，制定精神心理治疗方案，并掌握循序渐进的原则。

(五)应注意疏导不利于夫妻性生活的认知障碍

有性欲低下者，误认为对性生活缺乏兴趣，就不能参加性活动，混淆了性接受与性唤起状态的关系。临床实践证明：对性活动缺乏兴趣者，通过正常性生活体验，可使性欲发生积极的变化。

(六)合理应用药物进行系统治疗

在医生指导下，服用甲基睾丸、丙酸睾酮等雄激素类药物，有一定的疗效。

第四节　阳　痿

一、概述

阳痿又称勃起功能障碍(国际上简称ED)，是指在有性欲要求时，阴茎不能勃起或勃起不坚，或者虽然有勃起且有一定程度的硬度，但不能保持性交的足够时间，因而妨碍性交或不能完成性交。阳痿分先天性和病理性两种，前者不多见，不易治愈；后者多见，而且治愈率高。美国曾在普通人群中调查，其发病率在成年男性中占8%；我国曾估计约占10%。阳痿患者应该找到自身病因积极治疗。

二、临床表现

阳痿表现为男性在有性欲情况下，阴茎不能勃起或能勃起但不坚硬，不能进行性交活动而发生性交困难。阴茎完全不能勃起者称为完全性阳痿，阴茎虽能勃起但不具有性交需要的足够硬度者称为不完全性阳痿。正常人表现：性欲要求正常，勃起反应迅速，勃起持续时间可至射精或中断性交后消失，勃起硬度可自由置入阴道，性快感良好，性交频度没有明显改变，手淫勃起反应正常。阳痿主要症状有：

阴茎不能完全勃起或勃起不坚，以至于不能圆满进行正常的性生活；

年轻人由于与性伙伴情感交流不充分或性行为习惯不统一，而出现焦虑和急躁并伴有阳痿；

偶有发生阳痿，在下一次性生活时完全正常，可能是一时紧张或劳累所致，不属于病态；

阳痿虽然频繁发生，但于清晨或自慰时阴茎可以勃起并可维持一段时间，多是由心理因素引起；

阳痿持续存在并不断进展，多为器质性病变所引起。

三、中医分析

中医认为，阳痿是指青壮年男子，由于虚损、惊恐或湿热等原因，致使宗筋弛纵，引起阴茎萎软不举，或临房举而不坚的病证。中医学认为男子性功能障碍和某些慢性疾病表现以阳痿为主。临床证明，中医调理的效果比较好，阳痿多为积累成疾，切不可以错治错，急于求成，图一时之快而滥用服用激素类药或者大补之药，而应慢慢调理。病因与早泄病机略同。

四、治疗

（一）肝胆湿热下注

治法：清利肝胆湿热。

方名：龙胆泻肝汤。

组成：龙胆草(酒炒)4.5 克，炒黄芩 8 克，栀子(酒炒)9 克，当归(酒洗)9 克、生地黄(酒洗)9 克，泽泻 6 克，木通 6 克，车前子 6 克，柴胡 3 克，生甘草 3 克。

用法：研为粗末，水煎空腹服。

（二）阴阳两虚，心气不足

治法：养心安肾，起阴壮阳。

方名：起阴汤。

组成:人参 15 克,白术 30 克,巴戟天 30 克,黄芪 15 克,北五味子 3 克,熟地 30 克,肉桂 3 克,远志 3 克,柏子仁 3 克,山萸肉 9 克。

用法:水煎服,每日 1 剂,日服 2 次。

(三)肝气郁结

治法:解郁通阳。

方名:宣志汤。

组成:茯苓 15 克,菖蒲 3 克,甘草 3 克,白术 9 克,生枣 15 克,远志 3 克,柴胡 3 克,当归 9 克,人参 3 克,山药 15 克,巴戟天 9 克。

用法:水煎服,每日 1 剂,日服 2 次。

(四)肾虚惊怯,心包虚寒,阳事不举

治法:温心包,举阳痿。

方名:救相汤。

组成:人参 30 克,巴戟天 30 克,肉桂 9 克,炒枣仁 15 克,远志 6 克,茯神 3 克,高良姜 3 克,附子 3 克,柏子仁 6 克,黄芪 15 克,当归 9 克,菟丝子 6 克。

用法:水煎服,每日 1 剂,日服 2 次。

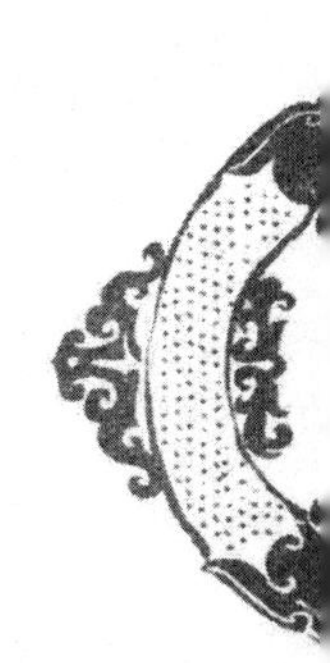

五、预防

在预防方面,因起病与恣情纵欲有关,故应清心寡欲,戒除手淫;如与全身衰弱、营养不良或身心过劳有关,应适当增加营养或注意劳逸结合,节制性欲。在调摄方面,要树立战胜疾病的信心,适当进行体育锻炼,夫妻暂时分床和相互关怀体贴,这些都有辅助治疗的作用。

第五节 前列腺炎

一、概述

前列腺炎是指前列腺特异性和非特异感染所致的急慢性炎症,从而引起的全身或局部症状。

急性前列腺炎可有恶寒、发热、乏力等全身症状;局部症状是会阴或耻骨上区域有重压感,久坐或排便时加重,且向腰部、下腹、背部及大腿等处放射,若有小脓肿形成,疼痛加剧而不能排便;尿道症状为排尿时有烧灼感、尿急、尿频,可伴有排尿终末血尿或尿道脓性分泌物;直肠症状为直肠胀满、便急和排便感,大便时尿道口可流出白色分泌物。

慢性前列腺炎分为细菌性前列腺炎和前列腺病。慢性细菌性前列腺炎常

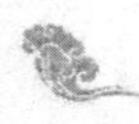

由急性前列腺炎转变而来；前列腺病常由病毒感染、泌尿系结石、前列腺慢性充血等引起。性交中断、性生活频繁、慢性便秘均是前列腺充血的原因。

二、中医病因病机

前列腺炎尤其是慢性前列腺炎，由于是一种慢性病症，使得祖国传统的中医药在其治疗中发挥了非常大的作用。简单说来，就是体内有寒积、热积、气积、血瘀等毒素在，这些毒素长期在体内蕴结，生理功能就不会正常。所以治疗本病关键在于排毒，排除体内寒积、气积、热积、血瘀等毒素，毒素排尽再辨体辨证用纯中药治疗。中医辨证论治在慢性前列腺炎治疗中起着重要作用。慢性前列腺炎基本上可纳入祖国医学的"精浊"、"劳淋"、"白淫"的范畴，如清代何梦瑶《医碥·赤白浊》篇中有"窍端时常牵丝带腻、如脓如眵"的记载，就很像本病之尿末流白。

其主要病因如下：

外感毒热之邪，留恋不去，或性事不洁，湿热留于精室，精浊混淆，精离其位；

相火旺盛因所愿不遂或忍精不泄，肾火郁而不散，离位之精化为白浊；

房室过度，以竭其精，精室空虚，湿热乘机袭入精室，精被所逼，不能静藏。

三、治疗

具有调补下焦的常用中药有：母壳、车前子、扁蓄等。

中医代表方剂有：肾腺散、九府通瘀汤、下焦珊瑚丸等。

四、自我保健

（一）保持清洁

多穿通风透气散热好内裤。男性的阴囊伸缩性大，分泌汗液较多，加之阴部通风差，容易藏污纳垢，局部细菌常会乘虚而入。

（二）防止受寒

春冬季节天气寒冷，因此应该注意防寒保暖。预防感冒和上呼吸道感染的发生；不要久坐在凉石头上，因为寒冷可以使交感神经兴奋增强，导致尿道内压增加而引起逆流。

（三）按摩保健

可以在临睡以前做自我按摩，以达到保健的目的。

操作如下：取仰卧位，左脚伸直，左手放在神阙穴（肚脐）上，用中指、食指、无名指三指旋转，同时再用右手三指放在会阴穴部旋转按摩，一共100次。完毕换手做同样动作。肚脐的周围有气海、关元、中极各穴，中医认为是丹田之所，这种按摩有利于膀胱恢复。

第六节　前列腺增生

一、临床表现

前列腺增生的症状可以分为两类，一类是因增生前列腺阻塞尿路产生的梗阻性症状；另一类是因尿路梗阻引起的并发症。

（一）梗阻症状

主要是由于前列腺增生阻塞尿路、压迫膀胱颈所引起，同时也包括了膀胱本身为克服梗阻产生的反应。

1.尿频是前列腺增生的早期信号，尤其夜尿次数增多更有临床意义。一般来说，夜尿次数的多少往往与前列腺增生的程度平行。原来不起夜的老人出现夜间 1～2 次的排尿，常常反映早期梗阻的来临，而从每夜 2 次发展至每夜 4~5 次甚至更多，说明了病变的发展和加重。

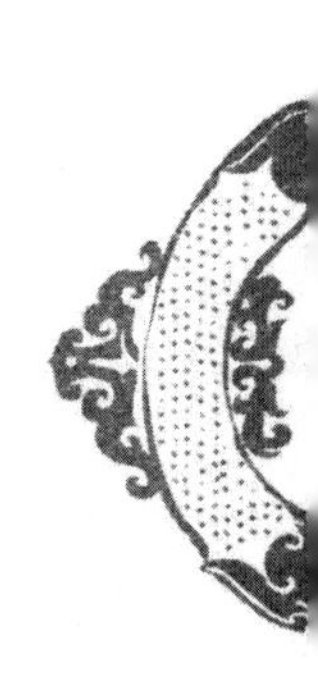

2.排尿无力、尿线变细和尿滴沥。由于增生前列腺的阻塞，患者排尿要使用更大的力量克服阻力，以至排尿费力；增生前列腺将尿道压瘪致尿线变细；随着病情的发展，还可能出现排尿中断，排尿后滴沥不尽等症状。

3.血尿。

4.尿潴留。前列腺增生较重的晚期患者，梗阻严重时可因受凉、饮酒、憋尿时间过长或感染等原因导致尿液无法排出而发生急性尿潴留。

（二）梗阻的并发症

主要有感染、肾盂积水、尿毒症等。

1.感染：正如不通畅的河流容易污染，膀胱颈部受阻的尿路非常容易合并发生急性尿路感染，表现出夜尿次数骤增，尿急、尿痛、血尿以及发热等。

2.肾盂积水：前列腺增生较重、时间较长后，由于膀胱和上尿路代偿功能不全、可导致输尿管和肾盂积水，积水严重时可以在腹部摸到“肿块”——胀大的肾脏；膀胱充盈时也可在下腹部摸到“肿块”——胀大的膀胱。

3.尿毒症：发展致肾盂积水的前列腺增生患者，由于肾脏实质受压，可引起肾功能不全——尿毒症。表现出食欲减退、恶心、呕吐、贫血等。由于此类症状起初相对隐蔽，缺乏特异性，容易被忽视或误诊为消化道疾病而延搁，甚至直到出现头痛、迟钝、嗜睡、甚至昏迷才被发现，值得警惕。

4.其他：一些前列腺增生患者可出现性欲变化，有的性欲亢进，有的性欲

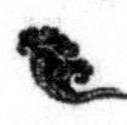

低下,少数患者可有血精。另外,由于前列腺增生致患者排尿困难,腹压增高,也可引起或加重痔疮、疝气等疾病。

二、中医治疗

前列腺增生属于中医“癃闭”、“淋症”等范畴,临床分为肾气不足、气滞血瘀、热毒郁结三个证型,中医外治疗法对其有很好的疗效。

(一)肾气不足型

其证为:夜尿增多,小便短少而清,频次增多,或小便不畅,便后仍感膀胱紧迫,舌质淡红,苔薄白,脉沉缓。治宜温补肾气。

方名:热艾石散。

组成:艾叶 60 克,石菖蒲 30 克。

用法:上药置锅中炒热,温度达 60℃ ~ 70℃,用布包起,敷于脐部,时间以自己能忍受为度,然后取下停 2 ~ 3 分钟,再次敷上,直至药物冷却。每天 1 次,10 天为 1 疗程。

(二)气滞血瘀型

其证为:小便不畅,伴有刺痛,偶见会阴及小腹有坠胀感,舌质淡红有紫气,可见淤点,苔薄白,脉细涩。治宜理气化瘀。

1.甘冰散:

组成:生甘遂 9 克,冰片 6 克。

用法:上药共研成粉末,加面粉适量,用开水调成糊状,每次取 5 克,外敷于脐下 4 寸中极穴上,直径 4~5 厘米,外盖纱布,并于其上加热敷。1 天 1 换,15 天为 1 疗程。

2.独盐方:

组成:食盐 250 克。

用法:食盐 250 克置锅中炒热至 60℃ ~ 70℃,用布包裹,熨敷于小腹部,直至食盐冷却为止。

3.硝母天花煎:

组成:芒硝、益母草、天花粉、生葱各 30 克,艾叶、车前草各 10 克。

用法:上药煎煮 30 ~ 40 分钟,煎取药液约 2000 毫升,倒于盆内,坐盆上先熏蒸,水温稍降后以毛巾浸药液熨洗会阴部,水温再降后坐盆内,直至水冷为止。每日 2 ~ 3 次,连续使用 15 天左右。

(三)热毒郁结型

其证为:小便淋漓不尽,尿色黄赤,尿后尿道口灼热,口干多饮,舌质红,苔黄,脉数。治宜清热解毒。

1.蒜栀方:

组成:独大蒜1个,栀子3枚,盐少许。

用法:上药放在一起捣烂,摊在纸上,贴脐部。每天1次,10天为1疗程。

2.皂药粉:

组成:皂矾10克,黄药子10克。

用法:上药研成极细粉末,调匀,每次取混合粉约2克置于脐眼中,上覆毛巾。然后取温水逐步从毛巾上缓缓向脐中滴入,使皂矾、黄药子徐徐从脐部融化吸收。

3.大黄清热汤:

组成:大黄、毛冬青、银花藤各30克,川红花12克,吴茱萸、泽兰各15克。

用法:上药煎煮30~40分钟后,取汁1500毫升左右,坐浴其上,15~20分钟。每日1剂药,早、晚坐浴各1次,15天为1疗程。

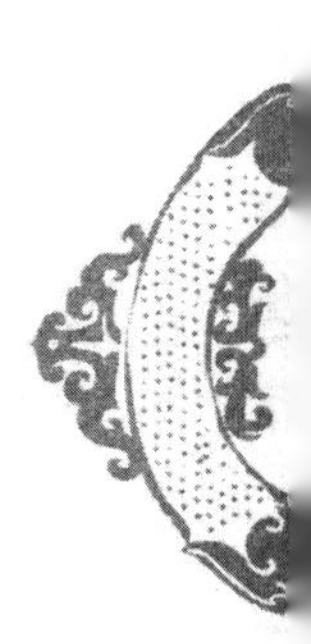

三、针灸治疗

(一)取穴:关元、合谷、三阴交

方法:小便不通急刺上述三穴,强泻法。留针20分钟,每日1次,10次为1疗程。

适应证:用于湿热型前列腺增生。

(二)取穴:三阴交、中极、阴陵泉

方法:泻法。留针30分钟,每日1次,10次为1疗程。

适应证:用于肝气郁滞型前列腺增生。

(三)取穴:足三里、三阴交、关元、照海

方法:平补平泻法。留针30分钟,每日1次,10次为1疗程。

适应证:用于下焦淤阻型前列腺增生。

(四)取穴:中极、阴陵泉、照海

方法:平补平泻法。留针30分钟,每日1次,10次为1疗程。

适应证:用于肾阴亏损型前列腺增生。

(五)取穴:中极、气海、照海

方法:施补法。留针30分钟,每日1次,10次为1疗程。

适应证:用于肾阳不足型前列腺增生。

(六)取穴:关元、阴陵泉、太溪、足三里

方法:施补法。留针30分钟,每日1次,10次为1疗程。灸法可用艾灸上

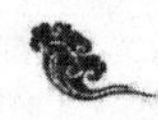

述穴位,每穴灸3~4分钟。每日或隔日1次,可与针法交替应用。

适应证:用于脾肾阳虚型前列腺增生。

(七)取穴:足三里、隐白、三阴交、气海

方法:施补法。留针30分钟,每日1次,10次为1疗程。灸法可用艾灸上述穴位,每穴灸3~4分钟,可与针法交替应用。

适应证:用于脾气下陷型前列腺增生。

(八)取穴:足三里、中极、三阴交、阴陵泉、膀胱俞

方法:反复捻转提插,强刺激。体虚者可灸关元、气海,并可采用少腹膀胱区按摩,隔日1次,10次为1疗程。

适应证:用于前列腺增生。

(九)取穴:关元、气海、中极、归来、三阴交、膀胱俞、水道

方法:施泻法,气海穴灸法。每日或隔日1次,10次为1疗程。

适应证:用于前列腺增生所致的急性尿潴留(实证)。

(十)取穴:三阴交、中极、阴陵泉、关元;配穴:水道、膀胱俞、三焦俞、小肠俞

方法:泻法。留针20~30分钟,每日2次,10次为1疗程。

适应证:用于前列腺增生所致的急性尿潴留(实证)。

(十一)取穴:命门、肾俞、中髎、三阴交、气海、复溜、关元、阴谷、委中、中极。

方法:平补平泻法。每次选用2~3穴,交替使用,并用艾条灸之。每日1次,10次为1疗程。

适应证:用于前列腺增生所致的急性尿潴留(虚证)。

(十二)取穴:三焦俞、小肠俞、中极、中封、太冲

方法:艾条灸10~30分钟,每日1次,10次为1疗程。

适应症:用于前列腺增生所致的急性尿潴留(虚证)。

四、护理与预防

前列腺肥大的人除了药物治疗之外,也可以摄食含锌量较多的食物,如牡蛎、南瓜子、杏仁、核桃、腰果、向日葵、小麦胚芽、胡萝卜、菠菜、洋菇等来预防前列腺肥大,忌食虾、蟹和壮阳食物,忌抽烟饮酒,且避免前列腺充血过久而导致小便尿不出来。

平时多喝水,不憋尿,避免受寒、着凉、久坐、久站、劳累,可经常温水坐浴以促进前列腺血液循环,预防前列腺肥大,50岁以上的男性最好能每年定期肛诊以提早发现本病。

第六章　中医皮肤科病症及疗法

第一节　荨麻疹

一、概述

荨麻疹又名风疹块，是一种很痒的皮肤病，可使皮肤出现短暂性的水肿。本病发病迅速，治愈后不留疤痕，有剧烈瘙痒及烧灼感。病人的皮肤会出现像蚊子叮一样，一块一块的皮肤水肿。这种类似蚊子叮的、形态不一的疹子，皮肤科特称为膨疹。膨疹可以突然出现，几分钟或几个小时后就自己消退，消退后不留任何痕迹。膨疹是因为皮肤内的血管扩张且通透性增加所造成的，如荨麻疹较厉害，水肿位于皮肤的深处时，则可见皮肤肿胀变厚，此时又称为“血管神经性水肿”，容易见于嘴唇、眼皮、手掌、脚掌。如荨麻疹发生于喉咙，可引起喉头水肿及呼吸困难，严重时还有生命的危险。如荨麻疹发生于消化道黏膜，则病人可出现恶心、呕吐、腹痛、腹泻的现象。有的人皮肤被搔抓或划过的地方会浮起来产生膨疹现象，这种症状就被称为“皮肤划纹症”。

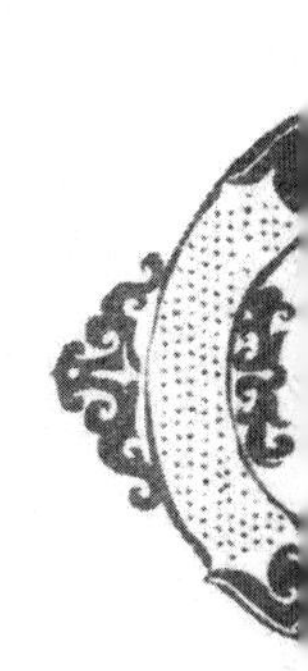

二、病因与治疗

以西医的观点来说，引起荨麻疹的原因很多，最常见的原因为过敏反应，即某些人的体质特殊，体内的免疫系统对外界的某种特定物质有过敏反应。当这些人吃到、吸进或接触到这种特定物质时，皮肤就会因过敏反应使血管扩张、通透性增加而发生荨麻疹，这种特定物质就被称为“过敏原”。可引起荨麻疹的过敏原很多，最常见的为对食物与药物过敏，另外虫咬，接触花粉、灰尘、真菌、动物的毛发及皮屑等，都可以使过敏的人产生荨麻疹。

（一）病因

1.冷、热、阳光、水也可使某些特异体质的人产生荨麻疹，有的人则在皮肤被压到的地方发生荨麻疹。

2.寄生虫、细菌及滤过性病毒感染也可使人发生荨麻疹。

3.内在疾病如红斑狼疮、恶性肿瘤也可引起荨麻疹。

4.流汗、情绪紧张、高温的环境、洗热水澡时也可出现荨麻疹，这种荨麻疹

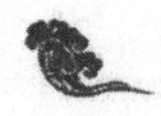

特称为“胆素型荨麻疹”。

5.某些遗传疾病也可使罹病者出现荨麻疹。

6.压力及情绪紧张都可使所有的荨麻疹恶化,特别是胆素型荨麻疹。

7.酒精也能使某些特异体质的人产生荨麻疹,但酒常常是使已有的荨麻疹恶化的因素,而不是引起荨麻疹的原因。

(二)治疗

通常第一次接触这些过敏原时并不会引起过敏反应,但是体内的免疫系统会认识它。所谓“一回生,二回熟”,当下一次再遇到同样成分的过敏原,且免疫系统“看它不顺眼”时,就可以召集十万大军围剿过敏原。当这个免疫系统反应在进行时,表现在外的,就是所看到的皮肤过敏。

治疗急性荨麻疹,首要之务,当然是找出过敏原,进一步避开过敏原,正所谓解铃还须系铃人,急性荨麻疹来得快去得也快,通常只要不再遇到过敏原,多半会在一周内痊愈。治疗方面除了避开过敏原,口服抗组织胺是最重要的治疗,有时候过敏反应太强,很可能无法完全被抗组织胺控制,这时候可以考虑搭配短时间的口服类固醇。

三、中医观点

一般急性荨麻疹多属实症,治以祛风、清热、散寒、凉血、解毒或以清肠胃湿热积滞为主;慢性荨麻疹多属虚症、瘀症,治以益气固表、养血祛风、或以活血通络,健脾和胃,调摄冲任为主。临床上可分为六种证型。

(一)风热相搏型

症见风团成红色,相互融合成片,状如地图,触之有灼热感,自觉瘙痒难忍,遇热则剧,伴有微热恶风,心烦口渴,咽喉充血,舌质红,苔薄黄或少苔,脉浮数。

(二)风寒外束型

症见风团色泽淡红,风吹或接触冷水后,风团和痒感加重,得暖则减,伴有恶风畏寒,口不渴,舌质淡红,苔薄白,脉浮紧。

(三)肠胃湿热型

症见风团色泽鲜红,风团出现与饮食不节有关,多伴有腹痛腹泻或呕吐胸闷,大便溏薄,舌红苔黄腻,脉数或濡数。

(四)气血亏虚型

症见风团色泽淡红,或者与肤色相同,反复发作,迁延数月乃至数年未愈,或劳累加重,伴有倦怠、头晕、面色苍白、体倦无力、失眠,舌质淡红,苔薄白或少苔,脉细缓。

(五)阴虚血热型

症见皮疹色暗不鲜,反复发作,迁延日久不愈,且多于午后或夜间发作,伴有心烦、心悸、盗汗、易怒、口干,舌红少苔或舌质淡,脉沉细。

(六)血淤阻络型

症见风团色泽暗红或呈紫色,病变多数在腰围和表带压迫等部位,伴有面色晦暗,或口唇青紫,口干不欲饮;舌质紫暗,或夹有淤点、瘀斑,苔少,脉细涩。

四、药茶

方名:冬瓜皮菊花茶。

组成:冬瓜皮 20 克,菊花 15 克,赤芍 12 克,蜂蜜少量。

煎法:以上 3 味药,加水适量,煮成药茶,加蜂蜜调味。

使用:冬瓜皮菊花茶适用于荨麻疹、痒疹。

五、研究

(一)《本草纲目》

1.冬瓜皮(葫芦科):消热毒痈肿、解毒、令人悦泽白皙、利小便。

2.菊花(菊科):治皮肤死肌、利血脉。

3.赤芍(毛茛科):治发背疥疮、能蚀脓、消痈肿、固腠理、和血脉、散恶血。

4.蜂蜜(蜜蜂科):治隐疹瘙痒、大疯癞毒疮、补中益气、解除众病、和百药。

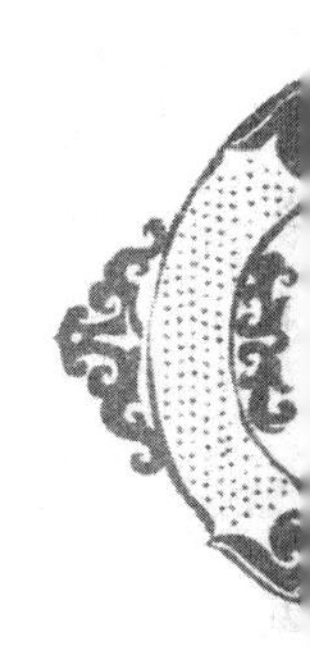

(二)《本草备要》

1.冬瓜皮:甘、寒。寒泻热、甘益脾、利二便、消水肿、止消渴、散热毒痈肿。

2.菊花:甘、苦、平。治头目眩晕、散湿痹游风。

3.赤芍:泻肝火、散恶血。治腹痛坚积、血痹疝瘕、经闭肠风、痈肿目赤。

4.蜂蜜:甘、温。能清热,能补中、解毒、润燥。止心腹肌肉疮疡诸痛。能调营卫、通三焦,除众病,和百药,而与甘草同功。止嗽治痢、明目悦颜。同薤白捣,涂汤火伤。煎炼成胶,通大便。

(三)现代药理

1.冬瓜皮:利水作用,消肿作用,排脓作用。

2.菊花:抑制皮肤真菌作用,抑制毛细血管通透性,解热作用。

3.赤芍:抗炎、抗溃疡作用,抗菌、解热作用,镇痛作用。

4.蜂蜜:对创面有收敛、营养和促进愈合的作用,抑菌作用。

六、预防

引发荨麻疹的原因很多,必须先找出过敏原,且尽量避免接触过敏源。以

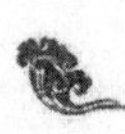

下一些食物与药物必须小心使用，以免引发皮肤过敏反应。

海产类、芋头、芒果、冰、桂圆、荔枝、蛋、牛奶、核桃、巧克力、菇、笋、食品添加剂（包括色素及防腐剂）；

抗生素（盘尼西林）、非类固醇类的镇痛解热剂、阿司匹林、镇静剂、利尿剂、一些非处方药（感冒成药、制酸剂、维生素、泻药、眼药水、耳药水）；

荨麻疹急性期发作，可涂抹碱性物质，如氧化镁乳液，或是冷敷、冰敷，可有些许效果。

七、临床常用方法

处方：消风散、十味败毒散、清上防风汤、黄连上清丸、连翘败毒散。

第二节 湿 疹

一、概述

湿疹又称为皮肤炎，是最常见的过敏性、炎症性皮肤病，不具传染性，只是皮肤的一种反应，本病属于慢性皮肤病之一，会持续一段很长的时间并且会复发，有些人会慢慢好转甚至不再复发，但有些人会不断复发，成人及小孩都会患湿疹，但小孩的情况会较严重。湿疹一般会出现在头、脸及颈部，有时更会在手臂内弯处、手腕和膝盖部位出现。湿疹的特征是，初起时局部会出现红斑、水肿，自觉灼热瘙痒，继而在红斑上出现散开或密集的小水泡，常对称分布且反复发作。

主要症状为皮肤干燥、红肿，有水泡，水泡破裂，皮肤渗出液体，结痂，脱屑，皮肤瘙痒，若长期不愈，会使皮肤变厚、干燥及布满鳞片，皮肤本来的线纹会因此而更加明显，皮肤变得粗厚，患处皮肤甚至可能破裂流血。如果湿疹生于手掌和足底，可能会形成状似小西米的掌跖汗泡，若搔抓患处，会弄伤皮肤，引起感染和疼痛。临床上也可以根据其发作之阶段而分为急性、亚急性和慢性三期。急性湿疹的皮损为多形性，自觉灼热和瘙痒。日久失治，皮损干燥，结痂或鳞屑，此为进入亚急性期。湿疹反复发作或经久不愈，继而可以演变成慢性湿疹。

湿疹的发病原因很复杂，常因内在因素和外在因素相互作用而发病，其中内在因素如饮食不当、精神委靡、失眠、过度劳累、情绪化、感染及内分泌失调等，均可加重湿疹病情。至于外在因素则有气候改变、日光、温度、湿度、动物皮毛、植物、化学物品、不当的皮肤化妆品，以及日常生活中所使用的器具及衣服等刺激，均可诱发湿疹。归纳常见的引起过敏的五大要素包括：职业用具，如工业染料、清洁剂等化学物质；日常用品；药物；气候转变；花草树木等。以上五大要素都必须注意加以防范。切记如果湿疹流脓，触及时感痛楚，或生疖疮，应立刻去看医生。有需要的话，医生会让患者服用类固醇和抗生素。

二、中医观点

根据临床的表现，本病相当于中医学古代典籍中“粟疮”的含义，急性湿疹则相当于“风湿疡”的范围，慢性湿疹则类似于“顽湿疡”。中医学认为，湿疹乃因先天禀赋不足，风湿热客于肌肤而成；或因脾失健运或因营血不足，湿热凝聚，以致血虚风燥，风燥湿热郁结，肌肤失养所致。根据病程进展不同阶段，病机亦有改变。疾病初起多为风湿热邪客于肌肤；病情进展，湿热郁积于内，熏蒸于外，或血热外蒸于肌肤；病情迁延，湿热留恋，湿阻成瘀，或血热团结成瘀，致风湿热瘀并重之势；本病后期，风热伤阴化燥，淤阻经络，血不营肤或气阴两虚或血虚风燥。治疗则根据疾病初起、病情进展、病情迁延以及后期等诸多病因之不同，采取辨证论治，同时不同个体因体质上之不同所用之治疗方法也有所不同，也就是依照“个体化治疗”的原则进行中医论治。

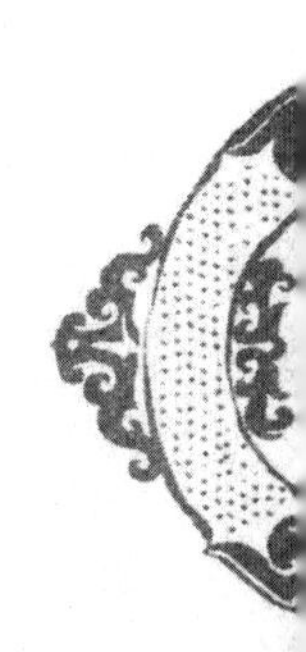

三、药茶

方名：冬瓜皮薏米茶。

组成：冬瓜皮 10 克，薏米 10 克，车前草 5 克。

煎法：以上 3 味药，加适量水，煮成药茶。

服法：当茶喝。

使用：冬瓜皮薏米茶适用于湿疹。

四、研究

（一）《本草纲目》

1.冬瓜皮（葫芦科）：消热毒痈肿，解毒，利小便，令人悦泽白皙。

2.薏米（禾本科）：破毒肿，祛风胜湿，利肠胃，消水肿。

（二）《本草备要》

1.冬瓜皮：甘、寒。寒泻热，甘益脾，利二便，消水肿，止消渴，散热毒、痈肿。

2.薏米：甘、淡、微寒。健脾，治水肿湿痹、脚气疝气、泻痢热淋、补肺清热、肺痿肺痈、咳吐脓血。

（三）现代药理

1.冬瓜皮：利水作用，消肿作用，排脓作用。

2.薏米：利水渗湿作用。

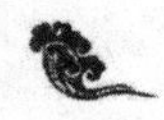

五、日常护理

罹患湿疹时,减少酒精、香料、巧克力、海产、竹笋及茄子等的摄取,保持排泄正常,避免使用肥皂洗澡;

洗澡不要过久,水温要适中,淋浴后涂不油腻的润滑剂(选没有香味成分的),平时应用医生指示的代替用品或润肤剂,保持皮肤滋润;

纯棉衣服最宜穿;

保持家居清洁,避免铺地毯、饲养宠物、种植含花粉植物及不要选购有毛的玩具;

过度紧张皆不宜,身心舒畅最恰当;

必须保持手指甲清洁及经常修剪,切勿经常擦抓皮肤,如有需要,应按医生指示使用止痒药物;

安全及适当使用药物,定期回诊;

勿穿太多或太厚的衣物,以减少出汗机会;

做家务时戴塑胶手套(有棉里的);

避免接触会令你湿疹严重化的事物,如食品、化学品(如化妆品)及其他敏感原。

六、临床常用方法

处方:消风散、防风汤、防风通圣散、荆芥连翘汤、普济消毒饮。

穴道:曲池、合谷、丰隆。

第三节　皮肤瘙痒症

一、概述

冬季瘙痒症又名“缺脂性湿疹”,是一种秋冬季节常见的皮肤病,主要是皮肤出现干燥脱屑,并伴随瘙痒的症状,所以还会有一些搔抓的痕迹,厉害的时候皮肤可能会皲裂,而且天气转变的时候,症状会加剧。常见于中老年人,在干性肤质或干性皮肤疾患者身上也会出现,好发于暴露在外的头面部、前胸、手臂外侧及小腿、脚踝等血液循环不良之处。冬季气候严寒,使得皮肤表面的微血管收缩,局部血液循环降低,进而使防止水分蒸散的皮脂分泌减少,加上皮脂腺及汗腺活性会随着年龄增长而减退,皮肤就容易出现干燥、发痒等情形。初期瘙痒部位并无原发性皮肤损害,如果处理不当或搔抓过度,很容易发生湿疹样病变,即在搔抓部位出现类似蛇皮状的皲裂纹路,一抓搔便脱屑。

很多人犯了常见的错误，以为皮肤痒又脱屑是因个人卫生没做好，于是澡就洗得更勤、更彻底，殊不知皮肤最外层之角质层，会因洗刷身体过度而受伤害，失去保护皮肤的作用，皮肤细胞内的水分更易蒸发掉，皮肤便更加干燥。此外冬天泡热水浴，虽可促进全身血液循环，使通体舒畅，皮肤暂时不痒，但热水会把皮肤表面的水脂膜洗掉，皮肤保湿度因而降低，一遇到干冷的空气后水分散失，角质层又变成粗硬的状态，反而使瘙痒感更加剧烈，对肌肤无异于雪上加霜。

二、中医观点

此病相当于中医所谓的“风瘙痒”、“血风疮”、“痒风”。“风”在这里指的是病因，其特性为游走不定，从而导致皮肤瘙痒。中医认为造成此病的内在因素多责于气血虚弱、卫外不固或血热内蕴、化热动风；外在因素有触冒风冷寒邪郁于肌表，或食入辛辣烤炸、腥膻动风之物，加上外力的摩擦、压力，使肌腠抗病力降低，以致血脉阻滞，肌肤失于濡养，皮肤渐枯槁而皲裂。

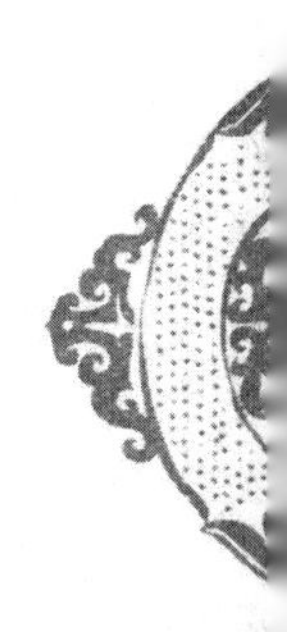

中医临床辨证可分为血虚生风证及血热风热证，血虚生风证多见于老年及体虚之人，临床上常见此证型，方用“八珍汤”或“十全大补汤”加减补益气血，若脾肾阳虚则方用“附子理中汤”或“真武汤”加减温补阳气，再加上“当归四逆汤”加减调和营卫、温通血脉。血热风热证则多见于青壮年，药用“消风散”加减以疏风清热、凉血止痒。

三、外治法与针灸

除了内服中药外，还可自制“润肌膏”外搽。此方出于《外科正宗》，材料有：当归 15 克，紫草 3 克，麻油 120 克，黄蜡 15 克。做法：前 2 味药与麻油同煎至药枯（即当归炸成金黄色，紫草变硬）；后熄火，去药渣滤清，将油再熬，入黄蜡搅拌使溶尽，倾入容器内，静置使凝固即成。功用为滋润皮肤，凉血止痒，可涂抹于皮肤干燥皲裂之处。若施以针刺治疗，更能加强疗效，选择血海、三阴交能养血行血，更取足少阴经原穴太溪能滋阴润燥，诸穴配合共奏养血润燥之功。

综合以上得知，配合中医内外治法，外搽玉红膏或润肌膏，内服地黄饮子酌加防风、苦参、夜交藤、白蒺藜等（本方适用于阴虚血燥证：皮肤干燥，瘙痒脱屑，抓破血痕累累，舌红苔剥或舌淡苔净，脉细。以血虚为主者，治宜养血润燥），此外养血润燥药如当归、生地黄、赤白芍、首乌藤、丹参、天门冬、麦冬、玉竹等，也可多加选用。

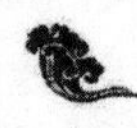

四、护理与预防

(一)防止皮肤水分散失

日常生活应注意防止皮肤角质层的水分及皮脂散失,避免泡澡,应改成淋浴;减少洗澡次数,尤其是冬天不必天天洗;洗澡时水温不宜过高,时间也不宜过久;尽量避免使用肥皂或消毒水等较刺激之品,可选择中性沐浴乳或温和乳霜香皂。

(二)保持皮肤滋润

趁着沐浴后肌肤含水量最充足时,涂抹保湿成分的乳液后再搽凡士林,使皮肤表面覆盖一层薄薄的油脂,可锁住皮肤表面水分,并在搽上乳液后立即穿上衣物保暖;多喝水也可补充体内水分,但切忌喝冰冷饮品。贴身衣服经常接触摩擦皮肤,应选择宽松柔软透气吸汗的棉织品,避免将毛料衣物及毛毯直接盖在身上。

(三)避免抓挠

皮肤瘙痒之处避免抓挠,可用手轻拍代替抓挠,也可用浸了凉水的毛巾冷敷来化解痒感。饮食上忌辛辣上火、腥膻发物,可多食乳类、蛋类及含胶质、黏液质之食物,如猪脚、海参、木耳、银耳、百合、山药等,有助于润燥生津。

(四)注意调适寒温

出门最好戴上口罩、手套、围巾保暖,以免冷风吹袭。此外保持精神愉快,适当运动,更是中医养生不二法门,配合中药内服、外搽加上穴位针刺加强疗效,相信你可以过个不痒的冬天。

(五)配合使用保湿用品

常见的保湿用品中,其组成成分主要有两类。一种是阻断剂,如凡士林、绵羊脂,可以阻止水分蒸发;另一种是吸湿剂,例如甘油、尿素、果酸、丙二醇等可以吸附水分,如使其有较好的作用必须两者配合使用。

(六)不可单纯使用吸湿剂

如果只单纯使用吸湿剂的话,在天气干燥的季节,会把皮肤中的水分吸出,反而加速皮肤的干燥。甘油是一种常用的保湿剂,但由于只有吸湿的作用,效果就比较差。另外,也有人认为婴儿油比较温和不伤皮肤,不过婴儿油多由质纯的矿物油加少许香料制成,而矿物油阻止水分蒸发的能力约只有凡士林的20%,所以对干燥的皮肤而言是不够的。

(八)矿物制剂效果好

除此之外,含有矿泉水的制剂,因内含丰富的矿物质、微量元素与天然保湿剂等成分，可以消肿、止痒、抗发炎，帮助伤口愈合，舒缓、镇静皮肤种种不适症状，同时也能有效对抗自由基，可以在清洁脸部以后使用。

第四节　青春痘

一、概述

青春痘俗称痤疮，因体内性激素的改变或胃肠功能紊乱，刺激皮脂腺分泌过多而阻塞，再通过细菌感染所导致的慢性化脓性毛囊炎。此症好发于青春期，因青少年在发育期间，荷尔蒙分泌旺盛，故易长青春痘。发生之部位以脸部最为多见。此外，可见于胸背上部及肩胛部，由于挤之会有白色糊状物质，故又名粉刺。引起青春痘的原因有很多，例如饮食过于油腻、便秘、熬夜、内分泌障碍、化妆品使用不当或因工作压力太大，亦会导致青春痘的产生，其治疗过程一般需 6~8 周，若配合针灸治疗则可缩短疗程，这是因为针灸具有消炎及调节内分泌的作用，因此可助缩短疗程。当然一般仍以服中药内服药为主要治疗方法。

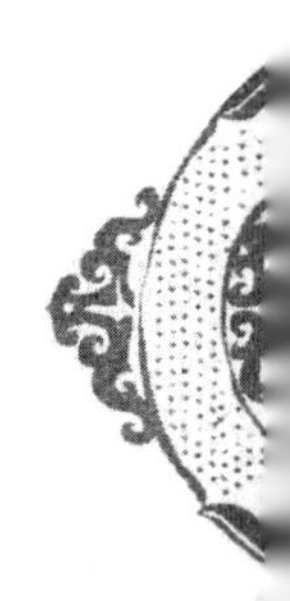

二、护理与治疗

如果长了青春痘不要太悲观，更不要用手去触摸或是挤压它，否则吃再好的药，也会减低效果。应该保持一颗平常心，并且避免给自己太多压力，但也不可以放置不理，这些痕迹一旦形成凹陷或色素沉淀，将会很难消失，若能及早治疗处理，或许还能减少痕迹的形成。

(一)一般护理

若能确实执行一般护理，对于轻微的青春痘即具有良好的消除作用，即使是正常人的皮肤，若能确实执行一般护理，相信必能使皮肤更加美白细腻。

1.经常用清水或无香料、无色素的肥皂洗脸，保持脸部的清洁，青春痘治疗期间暂时不要搽含酒精成分之化妆品、护肤品，因为含有酒精的化妆品、护肤品，本身也会引发青春痘。

2.洗完脸后应搽适当的乳液，以避免皮肤过度干燥。

3.青春痘的药膏是局部使用的，勿整个脸部搽，而且应该在有青春痘的地方，早晚局部搽抹即可。

4.女性病人平日若有化妆的习惯，每日请务必仔细卸妆，不妨第一次先使用卸妆用品，可用纸巾擦拭后再用洗面乳冲洗干净，最好不要只用卸妆乳，以

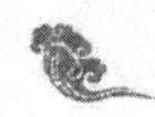

免化妆品残留在脸上。

5.禁止用手去压或触摸青春痘,以避免细菌感染,使其恶化,甚至化脓。

6.平时少吃刺激性的食物。

7.平时可多吃一些碱性食物,因为碱性食物可使皮肤不容易过敏,是保养肌肤的好方法。

8.平时多吃新鲜水果、蔬菜以防止便秘,若便秘太严重的话,可配合吐纳法(所谓吐纳法即双脚分开与肩同宽,再将双手放于腹上,利用腹部进行吸气、吐气,亦可用双手轻揉腹部,增加肠胃蠕动的能力)。

9.水分的补充不可少,早晨空腹不妨先饮500毫升白开水,有助于排泄,并防止便秘。

10.最好少晒太阳,以免色素沉淀。

11.炒菜、煮饭时最好能远离厨房的抽油烟机,同时不要太靠近锅边,以免油烟油脂阻塞毛细孔,同时煮完饭后,更要彻底地将脸清洗干净。

12.过规律正常的生活,尽量不要熬夜。晚上10点至次日早上6点,这段时间最好能睡觉,让皮肤得到充分休息。

13.保持心情愉快,治疗青春痘最重要的是耐心,不要因为看了几次医师仍然不好,就显得心浮气躁,而是应该保持平常心,并且与医师密切配合。

(二)中药治疗

依据中医辨证论治,青春痘主要分为三种不同类型,即三焦风热型、肠胃湿热型及肝郁脾虚型,须分别使用不同的药物、方剂进行治疗及调理。

1.三焦风热型:痘疹色红圆大,甚至化脓或痒或痛、密密丛生、红肿相兼,可长在脸部或身上任何部位,宜用祛风凉血清热解毒之药为主。

2.肠胃湿热型:青春痘好发于脸部颏下部位,患者大都过食辛辣、油腻之品,生湿生热,聚结肠内不能下达,反而上逆,或兼具便秘已久,以致肠内异常毒素容易再吸收而干扰自身代谢,治则宜用清热化湿整肠通腑之药来调理。

3.肝郁脾虚型:情志不畅或脾虚运化不调,女性多兼有月经不调或内分泌障碍,青春痘好发于两颊部,治则以疏肝解郁、理气健脾之药为主。此外,在临床上也会经常使用防风通圣散和荆防败毒散的加减方来疏风清热、发表解理、消肿化脓,如果女性朋友因生理不顺、气血循环淤阻不畅,也可使用桂枝茯苓丸和当归芍药散来加减变化,改善面疱或粉刺,若兼有火气大,甚至便秘倾向者,可用清上防风汤和核桃承气汤加减变化来治疗。另外,对于化脓性青春痘也可用麻杏薏甘汤的加减来治疗,亦有不错的疗效。

另外,也可将青春痘分为两大类型:含苞怒放型:本型可用仙方活命饮+生石膏+清热解毒中药;含苞不放型:本型可用小建中汤+当归+黄芪+紫河车粉+活血化瘀中药。

(三)针灸治疗

针灸美容是医学上(针灸)的一项突破,它最突出的地方是在消除脸部皱纹,并且改善脸部颜色(脸色)。针灸美容医学是从整体观念出发,人体机能在针灸激发下得到调节,不只外面肌表得到润泽,四肢百骸也从而得益,在保健抗衰老方面起着积极的作用。针灸美容取穴是近取穴位(包括颜面、头、颈部)并辅以远处取穴,尤其是在改善皱纹及改善脸色上,通常能发挥其特殊效果。至于治疗青春痘方面,针灸取穴主要以远处取穴为主,常用之穴有三阴交、合谷、曲池、耳神门等,其他的耳穴尚有内分泌、肺点等效果皆不错。

1.三阴交。位于内踝上3寸处,胫骨后缘陷中,具有调整内分泌的功效。

2.合谷。在食指与拇指歧骨间的凹陷处,或是俗称虎口处。中医学上记载"面口合谷收",凡发生在脸上的疾患,均可用合谷穴来治疗。

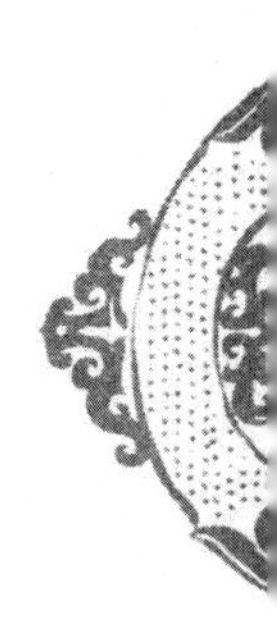

3.曲池。为皮肤科之主穴,在肘关节骨边,屈肘横纹之外头陷凹中,可治疗青春痘、过敏性疾病等。

4.耳神门。位于耳三角窝,对耳轮上、下脚分叉处,偏对耳轮上脚之下1/3。此穴顾名思义,可稳定情绪,缓解不安、紧张以及改善睡眠。对于现代人忙碌紧张的生活,更具有重要的意义。

第五节 雀　斑

一、概述

雀斑(Freckles)是指发于颜面等处并散布在脸上的黑褐色的斑点,俗称雀子斑。其病因多因火郁孙络血分或肺经风热所致。

很多人知道雀斑,但不知道为什么叫雀斑,是不是跟麻雀有关系。是的,名字的确是跟麻雀有关系,准确地说是跟麻雀的卵有关系,见过麻雀蛋的人就应该知道为什么脸上的斑叫雀斑了。雀斑俗称"雀子",其由来"面部状若芝麻散在,如雀卵之色",故称为雀斑。

二、中医认识

雀斑,中医又称为雀儿斑、雀子等。主要表现为面部皮肤浅褐色或暗褐色斑点,帽针头大小,多发性,对称分布,夏日晒后显著,冬季避晒减轻。好发在

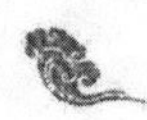

鼻梁部及眶下，但颈部、手臂、手背、小腿亦可发生，无任何自觉症状。

中医认为本病主要是先天肾水不足，不能荣华于上，阴虚火邪上炎，蕴蒸肌肤而致。现代医学认为本质为常染色体显性遗传。

三、内治法

(一)补益肝肾、滋阴降火为主

可试用生地15克、玄参15克、枸杞子10克、芦根15克、黄柏15克、知母15克、生甘草5克，泡茶喝。

(二)成药验方

服六味地黄丸或知柏八味丸，每日2次，每次4~6克。

四、外治法

(一)桃花消斑方

桃花、冬瓜仁各等份，研成细末或调成糊状备用，每日外涂敷脸部雀斑处。

(二)五妙水仙膏治疗法

先用75%酒精消毒皮肤及除去局部皮脂后，用消毒牙签将五妙水仙膏点在皮疹上，下后再点，上药4~6次至皮疹周围皮肤出现潮红，然后用蘸生理盐水的棉签抹去药物，再用砂石针轻轻地把雀斑皮疹剔除，最后扑以珍珠层粉于伤口上。一般经4~7日后痂皮自行脱落而愈。

五、涂抹法

早晚洁面后，每天取适量CE本草雪肌素涂抹于面部，按摩至吸收，坚持使用效果明显。CE本草雪肌素在使用中通常不像高科技护肤品那样立刻显现效果，不过坚持一段时间，就会看到改变。而且因为材料源于草本植物，本身有清新的色彩与草药的馨香，会在使用过程中带来别样的享受，使用手感细腻，坚持使用可以改善暗沉肤色。

六、注意事项

(一)防晒

日光的暴晒或X线、紫外线的照射过多皆可促发色斑，并使其加剧。甚至室内照明用的荧光灯也因激发紫外线而加重色斑，可以认为色斑是一种物理性损伤性皮肤病。日晒可使黑色素活性增加致使表皮基底层黑素含量增多，色斑形成。夏季日晒充足，色斑活动频繁，斑点数目增多，色加深，损害变大；冬季日晒较少，斑点数目减少，色变淡，损害缩小。

(二)防止各种电离辐射

包括各种玻壳显示屏、各种荧光灯、X光机、紫外线照射仪等等。这些不良刺激均可产生类似强日光照射的后果，甚至比日光照射的损伤还要大，其结果是导致色斑加重。

（三）慎用各种有创伤性的治疗

包括冷冻、激光、电离子、强酸强碱等腐蚀性物质，否则容易造成毁容。

（四）忌用速效祛斑霜

禁忌使用含有激素、铅、汞等有害物质的“速效祛斑霜”，因为副作用太多。

（五）戒除不良习惯

戒掉不良习惯，如抽烟、喝酒、熬夜等。

（六）多食水果

多喝水、多吃蔬菜和水果，如西红柿、黄瓜、柠檬、猕猴桃等。

（七）注意休息和保证充足的睡眠

睡眠不足易致黑眼圈，皮肤变灰黑。

（八）保持良好的情绪

精神焕发则皮肤好，情绪不好则会有相反的作用。

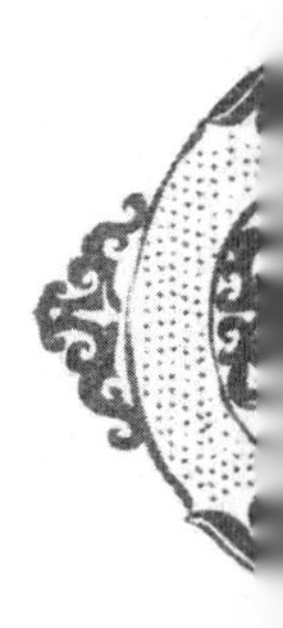

（九）避免刺激性的食物

刺激性食物易使皮肤老化，尤其咖啡、可乐、浓茶等。吃得越多，老化会越快，引致黑色素分子浮在皮肤表面，使黑斑扩大及变黑。

第六节　酒糟鼻

一、概述

酒糟鼻又名玫瑰痤疮，中医别名赤鼻、酒齇鼻，俗称红鼻子或红鼻头，是一种发生于面部中央的慢性皮肤炎症。早期表现为在颜面中部发生弥漫性暗红色斑片，伴发丘疹、脓疱和毛细血管扩张，晚期出现鼻赘。本病常并发脂溢性皮炎。目前大多数学者认为毛囊虫感染是发病的重要因素，但不是唯一的因素。嗜酒、辛辣食物、高温及寒冷刺激、消化、内分泌障碍等也可促发本病。

二、中医认识

中医认为酒渣疹色发紫发红，发生于鼻部或鼻部沟侧，是肺、胃部位，多由肺热受风或气血热盛生风所致，久之皮损呈紫红色，且有肝气抑郁之症，乃是肝郁气滞、经络受淤血阻滞所致。脓疱、丘疹、结节之皮损则是由于毒邪作祟引起。鼻赘期乃是气血凝滞、毒邪内蕴造成。总之，酒渣鼻与热、瘀、毒邪有关，脏腑多与肺、胃、肝、肾有关。

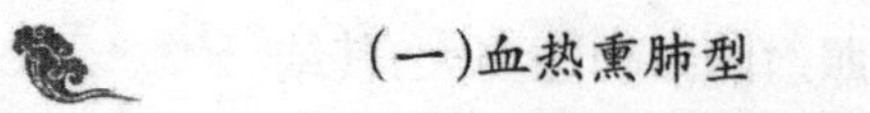

(一)血热熏肺型

辨证:鼻部、双颊、前额广泛红斑,或在红斑的基础上起丘疹、脓疱,舌质红,苔黄腻,脉弦数或滑数。

治法:凉血清热。

方药:凉血四物汤加减。生地、白茅根各30克,当归、川芎、陈皮、黄芩、桃仁、栀子各10克,红花、甘草各6克。水煎服,日服2次,每日1剂。

(二)肺胃热盛型

辨证:鼻部发红,进辛辣刺激性饮食或精神兴奋时加剧,可见口鼻周围皮肤起轻度红斑且有淡红色丘疹或伴有少数脓疱,自觉瘙痒,伴烦热口渴、咽干、纳呆、便秘等,舌质红,苔薄黄,脉浮数或滑数。

治法:清肺胃热,佐以凉血活血。

枇杷清肺饮加减处方:枇杷叶、黄连各9克,桑白皮、黄柏、牡丹皮、栀子各12克,赤芍15克,白花蛇舌草、生地黄各30克,生甘草6克。水煎服,每日1剂。胃热较盛者,加生石膏30克(先煎)、知母12克。大便秘结者,加大黄12~15克(后下)、枳实12克。有脓疱者,加金银花、连翘各15克,穿山甲12克。

凉血清肺饮:生地30克,丹皮9克,赤芍9克,黄芩9克,知母9克,生石膏30克,桑白皮9克,枇杷叶9克,生甘草6克。加减:大便秘结,加大黄、大青叶。

(三)气血瘀滞

辨证:鼻尖部结缔组织和皮脂腺增殖,毛囊口扩大或见囊肿、丘疹、脓疱,鼻部皮损处颜色呈黯红、紫褐,皮肤肥厚,结节状隆起,表面凹凸不平。舌质黯红或舌尖边有淤点、瘀斑,脉弦涩。

治法:活血通窍,行瘀通经。

凉血四物汤加减处方:当归、川芎、红花、五灵脂、凌霄花各9克,赤芍、丹参各15克,黄芩、牡丹皮各12克,生地黄、土茯苓各30克。水煎服,每日1剂。

通窍活血汤加减。红花、赤芍、川芎、桃仁、白芷各10克,生姜5片,老葱3根,大枣7枚。水煎服,每日2次,日服1剂。

三、预防及护理

注意避免冷、热刺激,避免情绪激动、精神紧张;

保持大便通畅。肺与大肠相为表里,大便不通,肺火更旺;

不宜在夏季、高温、湿热的环境中长期生活或工作;

保持皮肤的清洁卫生,对油性皮肤要经常用肥皂和温水清洗;对干性皮肤则应少用肥皂。同时不要用碱性肥皂洗涮；

禁止在鼻子病变区抓、搔、剥及、挤压，以防感染；

禁用有刺激性的化妆品；

每次敷药前，先用温水洗脸，洗后用干毛巾吸干水迹；

保持皮肤弹性，在寒冷季节，要经常用润肤剂涂抹皮肤，保持皮肤的弹性和柔软，减少皮肤裂；

清洁指甲，指甲要经常修剪，并清除指甲前端下的污物；

保护皮肤，即使是皮肤有细小的破损，也要及时处理；对已有感染的皮肤要在注意清洁的基础上注意保护，适当进行隔离，防止接触感染；对瘙痒性皮肤在积极治疗的基础上要防止因抓挠引起继发感染；暑天，痱子是皮肤感染的预兆，因此，防痱、治痱至关重要；

增强体质，保持精神愉快，注意锻炼，合理营养，提高肌体免疫力，改善健康状况等也是非常重要的。

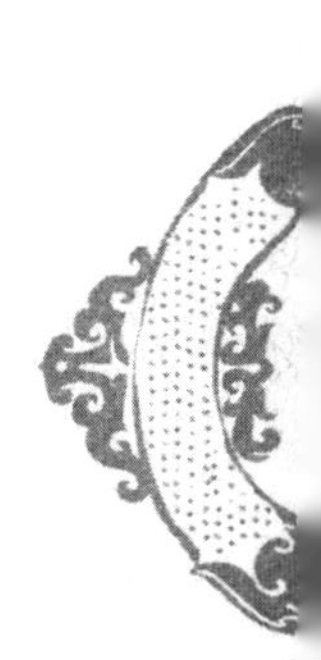

第七节　寻常疣

一、概述

寻常疣是瘊子的一种，寻常疣是由人类乳头瘤病毒感染所引起的一种皮肤良性肿瘤。祖国医学中称“疣目”、“千日疮”、“枯筋箭”，俗称“刺瘊”、“瘊子”等。好发于青少年，多见于手指手背、足缘等处。皮肤和黏膜的损伤是引起感染的主要原因。初期表现为硬固的小丘疹，呈灰黄或黄褐色等，表面粗糙角化。本病发展缓慢，可自然消退，亦可采用局部的药物治疗和手术治疗。

二、中医治疗

证见：血虚肝旺、气滞血瘀型。皮疹数量较多，较泛发，并可伴有口苦，咽干，烦躁易怒，头晕目眩。舌质黯红，或舌尖边有瘀斑，脉弦涩或弦数。

治法：养血平肝、活血通络。

方一：主方治疣方加减

处方：灵磁石、代赭石、生龙骨、生牡蛎各 30 克(先煎)，板蓝根、浙贝母、白芍、地骨皮各 15 克，黄柏 12 克，桃仁、红花各 9 克，山慈姑 6 克。水煎服，每日 1 剂。

方二：单方验方治瘊汤

处方：熟地黄 25 克，何首乌 15 克，白芍、赤芍、杜仲、牛膝、赤小豆各 12 克，桃

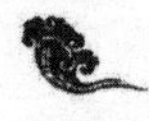

仁、川红花、牡丹皮、穿山甲、白术各9克。水煎服,可复渣再煎服。每日1剂。

三、外治法

(一)中药外用擦剂

寻常疣这个病发展缓慢,可采用局部的药物治疗,中药"清疣散"以清热利湿、扶正祛邪为治疗原则,通过对一系列具有清热、祛湿、止痒、解毒功效的中药材进行配伍使用,以外洗之法活血散瘀、软坚散结,可有效去除疣体,并通过调理正气,提高肌体免疫力来防止复发。

(二)中药浸泡

用鸦胆子捣烂如泥外敷疣体(外敷前最好先用热水浸泡患部,并用刀片刮去表面的角质层),用玻璃纸及胶布固定,3日换药1次。

用木贼、香附、板蓝根各30克,大青叶15克,煎水浸泡患部,每日2次,每次30分钟。

(三)艾灸

用艾柱着疣体上灸之,每日1次,至脱落为止。

(四)碘酒注射法

常规消毒患部后,取2%~3%碘酒0.2~1.0毫升,用皮试注射器注射在疣的根部,每次注射总量不宜超过1毫升。注射后约3~5日自行脱落,此法适用于数量不多的寻常疣。

(五)推疣法

适用于头大蒂较小并明显高出皮面的疣。在疣的根部用棉枝或刮匙(刮匙头部用棉花包裹),与皮肤成30度角度向前推之,用力不可过猛,即可将疣推除。推除后创面压迫止血,再掺上桃花散或生石灰少许,用纱布覆盖,胶布固定。

(六)点涂法

用五妙水仙膏点涂疣体,再用胶布封包。

第八节 头 癣

一、概述

头癣是头皮和头发的浅部真菌感染,根据病原菌和临床表现的不同可分为黄癣、白癣和黑点癣三种。主要通过被污染的理发工具传染,也可通过接触患癣的猫、狗等家畜而感染。头癣好发于儿童,传染性较强,易在托儿所、幼儿园、学校及家庭中互相传染。

二、分类

(一)黄癣

俗称“秃疮”或“瘌痢头”。

好发于儿童,成人也可感染。典型皮损为盘状黄豆大小的黄癣痂,中心有毛发贯穿,愈后形成萎缩性疤痕。病发参差不齐,干枯无光泽,永久性秃发。

(二)白癣

主要见于儿童。典型皮损为初发较大的鳞屑性母斑,周围继发较小的卫星状子斑,青春期后自愈,愈后不留疤痕。病发周边白套,且常距头皮2~3毫米处折断。

(三)黑点癣

好发于儿童,成人也可感染。典型皮损为多数散在鳞屑性小斑,愈合可有小片疤痕。病发刚出头皮即折断,残端呈黑点状。

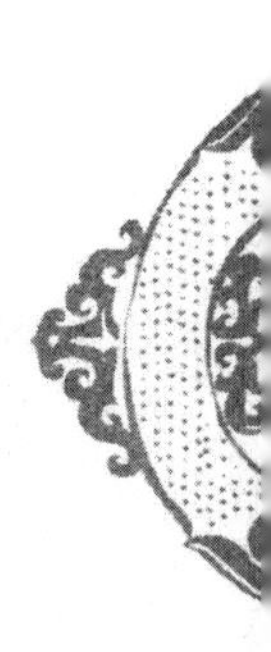

三、中药治疗配方

配方一:黄柏、黄精适量。

用法:将上药煎成汤液,用药汁擦洗头皮。每次15分钟,每日3次。

功效:主治白秃疮(头癣)炎症明显、分泌物多者。

配方二:博落回60克,明矾30克。

用法:上药水煎。先剃发,再以上药洗之。每日1次,共7天。

功效:治疗头黄癣(瘌痢)。

配方三:蛇床子60克。

用法:上药加水煎成汤液,待温度不热不凉时冲洗头部。每日1次。亦可于冲洗完毕后,再敷药膏。

功效:主治头癣(白秃疮)。

配方四:淘米水3大碗,川椒3克,白矾6克,麻柳叶1把。

用法:上药煎熬后熏洗头部。每日1~2次。

功效:杀虫止痒。适用于头癣。

四、治疗与预防

(一)脱发

每7~10日剪光头发1次,连续2个月。若病变面积小者,可用镊子将病发彻底拔净,并要求周围扩大至正常头发2~3厘米处,每7~10日拔1次,连续3~4次。

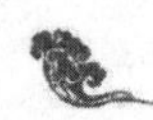

(二)洗头

用热水、肥皂,或 5%~10%明矾水,或用硫黄药皂,每日洗头 1 次,连续 1 个月。以后每周洗头 2 次。

(三)擦外用药

用雷托皮康,每天早晚擦药 2~3 次。擦药后最好用油纸盖上包扎,再戴上帽子固定。

(四)口服药物

宜用化湿清热杀虫,佐以祛风之药,如三神丸(陈梦雷等《医部全录》)。

第九节　足　癣

一、概述

足癣是指发生在趾掌面的真菌性皮肤病。发病原因是由于表皮鲜菌、毛癣菌或足趾毛癣菌侵犯趾。红色毛癣菌抵抗力强,不易控制,与卫气津液博结,聚而不散,导致皮肤干燥湿润所致。足癣是引角质层厚、皮脂缺乏、汗腺丰富、出汗较多、足部潮湿利于真菌生长繁殖而起,使用公共浴池、公用拖鞋、脚盆、毛巾时也易相互感染。

二、辨证论治

(一)症状

可见有水疱型或糜烂型足癣之皮疹表现。因患者搔抓、摩擦或自行用针挑水疱,或治疗不当,而见局部红肿,或有脓疱、糜烂、渗液,灼热疼痛感,同侧腹股沟淋巴结肿大触痛,伴有恶寒、发热,全身不适,倦怠乏力,口干口苦,小便黄赤,大便干结。舌质红,苔黄或黄腻,脉弦数或滑数(本证即水疱型或糜烂型足癣继发感染者)。

(二)治法

清热解毒利湿。

(三)方药

1.主方:龙胆泻肝汤、合萆薢渗湿汤加减。

2.处方:萆薢、泽泻各 15 克,龙胆草、车前子、黄柏各 12 克,栀子、木通各 9 克,金银花、生薏苡仁、鱼腥草各 30 克,生甘草 6 克。水煎服,每日 1 剂。

大便秘结者,加生大黄 12~15 克(后下);湿毒较重者加土茯苓 30 克。

3.方名:佛乐九制芙康软膏。

配方：藏红花20克，苦参200克，土槿皮120克，乌梢蛇150克，白鲜皮100克，毛诃子150克，余甘子120克，炉甘石120克，冰片10克。

炮制：将药材干燥、粉碎，45° 青稞酒炮制3个月可成。

用法：直接涂于皮肤不适处。每日2次，每次适量。

功效：主治手癣、足癣。

备注：外用，禁止内服，禁涂眼睛和口腔、鼻腔。

（四）中成药

1.龙胆泻肝丸，口服，每次6克，每日3次，温开水送服。

2.鱼腥草注射液，每次4毫升，肌肉注射，每日2次。

3.双黄连注射液，静脉滴注，每日1次。

三、自疗

将脚放在50℃～60℃的热水中多烫几次，每次15分钟，每日1～2次；

用重物将丝瓜络压平做成鞋垫，可除去脚汗引起的脚臭；

葛根15克研成细末，加白酒15克，再加适量水，煎后洗脚，每日1次，1周后，可除去脚汗引起的脚臭；

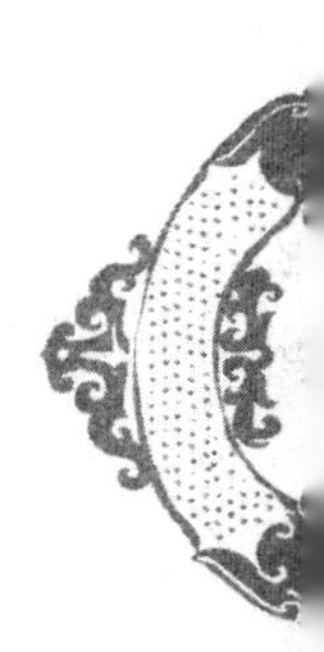

洗脚时，在水中加入米醋10～15毫升，匀后，将双脚浸泡15分钟左右，每日1次，连续3～5天，脚臭即可失；

洗脚时，在热水中加50克白矾，浸泡10分钟左右，可除脚臭；

睡前以酒精擦拭脚部，再撒些除臭粉，然后用塑胶袋套脚，以诱发流汗，次日清洗脚部，再予以擦干，连续如此1周，接着再每周1～2次；

经常泡脚；

以茶包煮水，再用脚浸入20～30分钟，擦干后撒爽身粉，可防止脚臭复发；

也可以粗盐溶于水泡脚。

四、外敷

脚上患有脚气、脚癣，连续用生大蒜擦磨，便可治愈；

用食醋将雪花膏调成糊状，涂于患处，随配随用，轻者1次，重者2～3次可愈；

用茄子根和盐煮的水洗脚，即可治好脚气病；

夏天脚癣犯了，可先将患脚洗净，揩干，再用风油精洽搽患处，每天1～2次，一般数次便可见效；

取得烟灰撒在脚趾湿痒处，可治脚趾间水泡瘙痒；

犯有多年的脚气，可用牙膏涂搽，效果十分灵验；

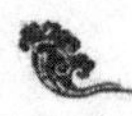

绿茶含有鞣酸，具有抑菌作用，尤其对治疗香港脚的丝状菌有特效；

取麦饭石1000克，加开水2000克浸泡，每天用此水擦洗脚气或痤疮、湿疹、痱子等疾患处，有显著疗效；

用冰硼散3支，六一散1包，拌匀，晚上将脚洗净擦干后，用药干搽患处，一般3周左右可见效。

五、药浴

药浴是中医内病外治方法之一，药浴疗法能将药物直接作用于皮肤、孔窍、俞穴等，能迅速直达病所，取得良好疗效，同时由于药浴疗法可以避免药物直接进入人体大循环，从而可以减少对肝脏、肾脏等器官的毒副作用。

药浴原理是借水的温度、水的机械刺激和药物的作用，对机体发挥治疗效能的。当利用热药液在皮肤或患处熏洗时，由于温热刺激，引起皮肤各处的血管扩张，能促进局部和周身的血液和淋巴循环，使新陈代谢旺盛，改善局部组织营养和全身机能，并能疏通经络，促进经络的调节活动功能。药液又能刺激皮肤的神经末梢感受器，通过神经系统，形成新的反射，从而破坏原有的病理反射联系，达到治愈疾病的目的。

第十节 黑斑

一、概述

黑斑是由于黑色素的增加，所引起皮肤颜色的变化。黑斑并非全部变黑，而是由浅咖啡色→褐色→黑褐色→暗褐色→黑色，依黑色素由少到多的顺序发生变化。若依皮肤颜色的变化可将其分为先天性及后天性。

（一）先天性

例如雀斑，常发生于皮肤白皙的女孩脸上，但偶尔也伴随着黑斑一起发生，因为雀斑的皮肤容易对阳光过敏所致。

年龄：幼年就有，一直持续至中年。

部位：两颊及鼻梁。

症状：针尖至米粒大的棕色斑点，散布于两颊及鼻梁，夏天明显，冬天变淡，此乃因日晒增减之缘故。雀斑与阳光照射有密切关系，如何使用防晒剂、保湿乳液很重要。

（二）后天性

如黑斑、女子颜面黑皮症及皮肤炎三种。

1.黑斑。颜色与动物肝脏煮熟后颜色类似,故又称肝斑,其发生原因繁多,并且与遗传及体质有关。

年龄:20～50岁。

部位:颜面、颈部。

症状:逐渐增加的棕色斑,大都呈现对称性,出现于两侧脸颊,有时看起来像一只展翅的蝴蝶,相当显眼。

(1)怀孕期的妊娠斑。有些女性于怀孕后期出现肝斑,故又称为"孕斑",怀孕时因卵巢功能改变,若分娩后调理得当,妊娠斑会日渐消失。若调理不当,可致黑色素增加,或使用避孕药使其恶化,便会形成肝斑。

(2)曝晒阳光。海水浴或户外工作者,因长时间曝晒在紫外线下,或皮肤对阳光敏感之人,很容易引起过敏性斑疹而并发肝斑。

(3)肝功能不佳或卵巢功能不好。发生于中年妇女,因这些人的皮肤容易对阳光过敏。

(4)精神情绪起伏。当压力增加、情绪不稳、心烦气躁、疲劳过度或睡眠不足时,也会发生。色素细胞属于神经系列细胞,因此,容易受情绪影响而产生。

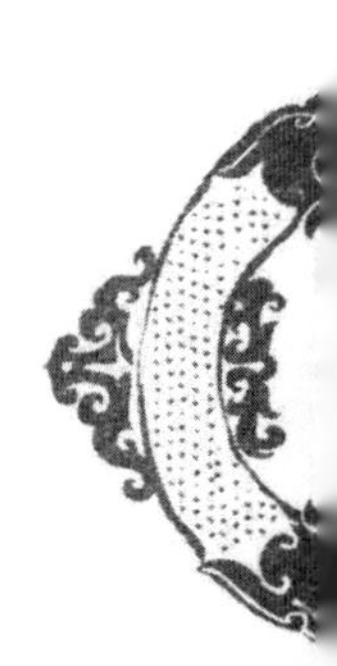

2.女子颜面黑皮症。刚开始只发生于脸部的一部分,由浅红色→大红→暗褐色,再渐渐蔓延至全脸部,这大都因使用劣质的化妆品或护肤品,促使色素沉淀而致。

3.皮肤炎。属于过敏性皮肤炎的一种,不当使用香水后,出现在皮肤的暗褐色沉淀。

二、一般护理

保持脸部清洁,治疗期间不要化妆,不使用任何有颜色的化妆品;

治疗黑斑、雀斑的药膏是局部使用的,勿整脸搽,应在有黑斑、雀斑的地方搽,且可在晚上或睡前搽;

女性卸妆务必仔细,第一次先使用冷霜或清洁霜,用面纸擦干净以后再用洗面皂冲洗干净,不能光用冷霜或洗面皂,次序颠倒都不好,以免化妆品残留在脸上;

禁止使用含有汞或漂白剂之药物,以免产生副作用;

少吃对光敏感之食物,如芹菜、香菜、薄荷、龙芽草、胡萝卜及无花果等;

多吃碱性食物,因为碱性食物可使皮肤不容易过敏,是保养肌肤的好方法;

多吃新鲜蔬菜及水果,早晚口服维生素C50毫克,对治疗黑斑、雀斑颇有助益;

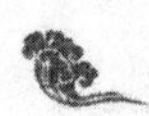

少晒太阳,少吹外面的风;

早上 11 点到下午 3 点之间尽量少外出,因为此时紫外线最强,平时出门一定要撑伞,即使是阴天也会有紫外线存在;

炒菜、煮饭时远离抽油烟机,亦不要太靠近锅边,煮好饭后应彻底将脸部清洗干净;

过规律正常的生活,不要熬夜,晚上 10 点到早上 6 点最好能睡觉,让皮肤得到充分的休息;

在治疗当中过早停止吃药或搽药,都会使皮肤黑色素马上恢复原来的样子,甚至有时会有反弹的情形产生,使得皮肤黑色素显得更严重,所以,治疗黑斑、雀斑时,须同时注意预后之保养,才不至于前功尽弃;

"热"本身也是促进黑色素生成的一个重要因素,所以尽量少接触烤箱,平日蒸脸也尽量控制好时间;

有许多药物有可能促进黑色素沉淀,所以,在服用药物时要咨询医师;

保持心情愉快,治疗黑斑、雀斑时要有耐心,最好能保持平常心,并与医师密切配合。

三、中药美容

中医对黑斑、雀斑的治疗,在中药上经常使用的是"柴胡汤",通常中医师在用药之前,先分析患者的体质和当时的身体状态,再选择配合其体质的中药来使用,依据体力强盛时的"实证",或体力非常虚弱时的"虚证",或居其中间的"虚实"状态,而予以不同的加减方,即使同一种疾病,也因类型不同而使用不同的药物。

(一)大柴胡汤加减

体力、体格健壮的人,早晨起床时嘴巴黏黏的、发苦,容易便秘,肩膀僵硬,适合使用本方。

(二)小柴胡汤加减

体力中等程度以上,症状与前者相似或较轻时使用。

(三)柴胡桂姜汤加减

体力中等程度以上,容易疲倦,早晨起床时口中干或苦,容易出汗,适用本方。

(四)当归芍药散加减

体力虚弱,女性有月经不顺、下腹疼痛、容易倦怠、腰酸、四肢冰冷者,适用本方。除了使用"柴胡汤"之外,也可再配合使用中药"淤血剂",效果更好,尤其是对于妇女月经不顺、旧血瘀滞者,常用之方剂如核桃承气汤加减、桂枝茯苓丸加减。一般而言,黑斑、雀斑难以根治,而且要有耐性,长期服用药物才行。根据临床经验观察,大约需要半年至1年,就可使斑色变淡,其中亦有完全消失的例子,此外,尚可使皮肤变白。

(五)皮肤美白

皮肤美白常用之中药包括:当归、怀山药、地黄、薏米、茯苓、白芍、山茱萸、黄芪、红枣、益母草。

药茶:茯苓薏米茶。

组成:茯苓4钱、薏米5钱、冰糖适量。

煎法:以上两味药,加适量水,煮成药茶,加冰糖调味。

服法:当茶喝。

功用:本方可加速黑色素的排出,对黑斑或雀斑的保健与预防,颇有帮助。

四、紫外线——皮肤杀手

许多原因不明的黑斑、雀斑,追究起来恐怕都与日光中的紫外线有关。尤其是夏天,紫外线变强,过度曝晒的结果很容易产生黑斑或使皮肤颜色变深。因此,出外时最好撑伞或戴上帽子,尽可能避免日光直晒,尤其30岁以上的妇女最容易生黑斑,更应多加注意。

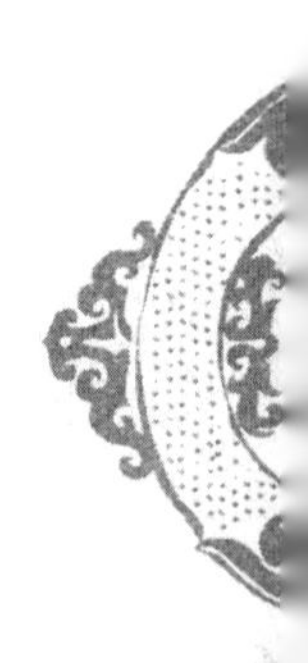

第十一节 腋 臭

一、概述

腋臭俗称狐臭,是分布在体表皮肤如腋下、会阴、背上部位的大汗腺分泌物中产生散发出的一种特殊难闻的气味。夏季更甚,多在青春期时发生,到老年时可减轻或消失。

二、中医解析

中医称狐臭又为“体气”、“狐燥”、“狐气”,认为狐臭多与先天禀赋有关,禀于先天,承袭父母腋下秽浊之气,熏蒸于外,从腋下而出;或因过食辛辣厚味之品,致使湿热内蕴;或由天热衣厚,久不洗浴,使津液不能畅达,以致湿热秽浊外堕,熏蒸于体肤之外而引起。

三、食疗方法

方一:生姜适量。捣烂取汁,频涂患处。

方二:独头蒜汁、生姜汁各适量。涂患处。

方三:茶叶适量。水煎涂洗局部并洗澡用。

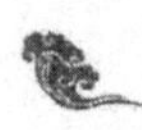

方四:大田螺一个,巴豆两粒,将巴豆放入大田螺内,用药棉蘸田螺渗出液搽腋下,每日3~4次,加麝香少许更好,治狐臭,用药期间可能有腥臭,无妨。

方五:滇香薷鲜品适量。捣烂敷于腋下,每日1次,连用1周。

方六:香樟根适量。研为细末,加入冷米饭混合成团,搓揉腋下。

四、夏季除臭

(一)外搽法

通过外搽具有止汗、抗菌作用的药物,如寒梅狐臭散,达到去除异味的作用。

优点:使用方便可自购。适合所有狐臭症状患者。

缺点:对严重患者的效果不是很好。治疗周期稍长。

适合人群:狐臭腋臭初期中期晚期,有恒心毅力者。

(二)香辟法

用带有香气的香水或香粉,或喷或撒于腋窝。

优点:简单易行。

缺点:只起暂时遮掩的作用,有可能混合了腋臭后的香味更难闻。

适合人群:图方便者,偶尔有腋臭者。

(三)打针法

以酒精、肉毒杆菌毒素或消痔灵注射腋下。让大汗腺萎缩,抑制汗腺的分泌。

优点:比手术方便,不留疤痕,一般术后即可正常工作和生活。

缺点:一般起码2针才起全效,严重者可能需要更多,效果维持1年左右。一般不主张此法。

适合人群:不愿手术却又想效果相对持久者。

(四)激光法

以激光束打在腋窝上,破坏毛囊和大汗腺,切断汗腺排泄途径,祛除腋下异味。

优点:可同时完成脱毛。

缺点:有可能因漏掉少数毛孔以及破坏深度不够,而需再次治疗,尤其是腋毛浓密臭味较重者。

适合人群:做过除腋臭手术但仍有气味但不算很严重的患者。

(五)冷冻法

局部冷冻,以低温液氮来冷冻腋下,使大汗腺遭到破坏。

优点:基本是以物理方法去除腋臭,相对安全,还可同时去一些小的血管瘤、疣、色素等。

缺点:对正常皮肤有一定的损害,且有可能会复发。

适合人群:怕手术、怕注射,对安全性要求高、效果持续时间要求不高者。

(六)微创手术法

采用特制的器械微米刀,仅在腋下褶皱处开一个 3～5 毫米的小切口,在可视的状态下,将产生臭味的大汗腺破坏并清除。

优点:创口微小,无痛苦,恢复时间短,愈后腋下无明显疤痕,双臂活动自由,无牵拉感。

缺点:该技术对手术环境和操作医生的技术要求较高,必须是无菌环境和专业的微创操作医生。

适合人群:腋臭较为严重或反复发作未治愈的患者,以及繁忙的上班族患者。

第十二节　毒虫蜇伤

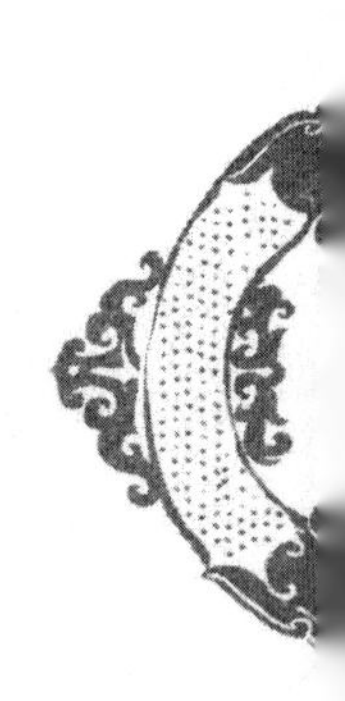

一、蜜蜂蜇伤

立即用肥皂水擦洗,局部用 3%氨水或 5%～10%的碳酸氢钠液(小苏打)湿敷伤口,若有蜂刺留在肉内,应及时消毒后用细针挑拨处理。若为黄蜂蜇伤则可用醋酸或食醋洗敷。

二、毒蜘蛛蜇伤

除局部剧痛外,伤处可看到有两个小红点,伤者可出现面色青紫、出大汗、呼吸困难、脉搏慢等症状,应及时处理。如伤口在肢端,立即用绷带结扎近心侧,每隔 20 秒放松 1 秒,局部用 1∶5000 高锰酸钾溶液洗净,伤口常规消毒后作十字形切口,用火罐抽吸毒液,再用苯酚烧灼才能放松结扎带。伤口周围敷以溶化的蛇药片,如蜇伤严重者要口服蛇药片。

三、蜈蚣咬伤

除局部剧痛外,咬伤处有一对小口,并有淤点,周围红肿。用 3%氨水或 5%碳酸氢钠液冷湿敷,伤口周围敷以融化的蛇药片。如咬伤严重也应口服蛇药片。

四、蛭类咬伤

发现蛭类附着皮肤上吸血时切忌用力牵拉蛭体,用高渗盐水或盐粒洒在蛭体上使其自行脱落。伤口处用 5%碳酸氢钠液加 0.02%呋喃西林液冲洗后包扎。如伤口流血不止,可在局部应用止血剂。

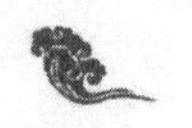

第十三节 冻疮

一、概述

冻疮是指人体受寒邪侵袭所引起的全身性或局部性损伤。冻疮是因天气寒冷所引起的,多发生在手脚的末端、鼻尖、面颊和耳部等处。患处皮肤苍白、发红、水肿、发痒热痛,有肿胀感。严重的可出现紫血疱引起患处坏死,溃烂流脓疼痛。局部性冻伤者病情较轻,以局部肿胀、麻木、痛痒、青紫,或起水疱,甚则破溃成疮为主症;全身性冻伤者病情较重,以体温下降,四肢僵硬,甚则阳气亡绝而死亡为主要特征。

二、辨证论治

(一)内治法

1.寒凝血瘀证。形寒肢冷,颜色苍白,继而红肿,有灼痛或瘙痒,麻木,或出现水疱、肿块,皮色紫暗,感觉迟钝或消失;舌淡苔白,脉弦细。

辨证分析:寒性收引,其入腠理则形寒肢冷,皮色苍白;寒性凝滞,气血瘀滞则继而出现皮色红肿紫暗;气血瘀滞,不能荣于肌肤则痛、痒、麻木相兼,甚则全无感觉;舌淡苔白、脉弦细为寒邪入侵之象。

治法:温阳散寒,调和营卫。

方药:当归四逆汤加味。

2.寒盛阳衰证。寒战,四肢厥冷,倦怠,嗜睡,呼吸微弱;舌淡苔白,脉沉细弱。

辨证分析:寒邪入侵,耗伤阳气,邪正交争则寒战;阳气衰微则倦怠嗜睡,呼吸微弱;阳气不能温养则四肢厥冷;舌淡苔白、脉沉细弱为寒盛阳衰之象。

治法:回阳救逆,温通血脉。

方药:四逆加人参汤。

3.瘀滞化热证。患处暗红肿胀,甚则灼茹腐溃,脓水淋漓;恶寒,发热,口干;舌红,苔黄,脉弦数。

辨证分析:寒邪入侵,气血瘀滞,日久化热,复感外邪,邪正相争则恶寒发热;热伤津液则口干;热胜肉腐则红肿腐溃,脓水淋漓;舌红苔黄、脉弦数为邪热内盛之象。

治法:清热解毒,理气活血。

方药:四妙勇安汤加黄芪、地丁、公英等。痛甚者,加延胡索、乳香、没药等。

（二）外治法

1. Ⅰ、Ⅱ度冻疮。用10%胡椒酒精溶液或冻伤膏涂敷患处，每天2次，外包敷料。或使用具有皮肤修复功能的冻消。

有较大水疱者宜抽出疱内液体后再涂上述药物。局部染毒糜烂或溃疡时，宜用红油膏或小檗碱软膏外涂，每天1次；另外可用桑枝90克，甘草30克，或用甘草、甘遂各30克，共煎，先熏后浸泡，每日2次。或红灵酒轻柔按摩冻疮未破溃的部位。

2. Ⅲ度冻疮。用75%酒精或苯扎氯铵消毒患处周围皮肤，抽吸疱内液体，再以红油膏纱布包扎保暖。溃烂时掺九一丹外敷，每日换药1次。如坏死组织溶解时，宜进行清创术。当腐肉脱尽时宜用红油膏掺生肌散外敷。

（三）其他

严重全身性冻伤患者，应采取急救措施，首先使病人迅速脱离寒冷环境，脱去冰冷潮湿的衣服鞋袜，给予热饮料、热茶、温酒等。根据病情可行人工呼吸、给氧和抗休克治疗。对冻僵患者要进行快速复温，宜将患者浸放在38℃～42℃温水中20分钟或更长时间，一直到指（趾）甲床出现潮红、神志清楚10分钟左右，移出擦干并继续保温。宜配合静脉给葡萄糖液等，所输液体温度以25℃～32℃为宜，以补充糖、电解质。严禁用雪搓、火烤及冷水浴。

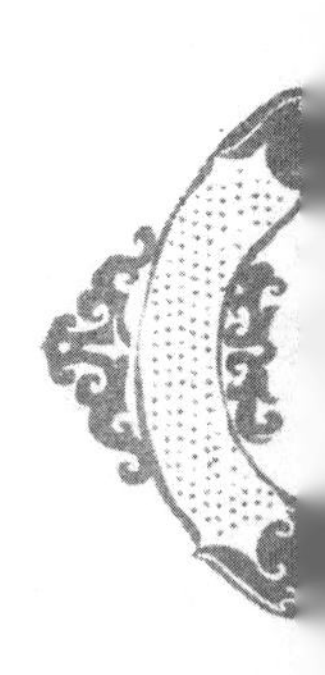

三、预防调护

在日常生活中进行耐寒锻炼，如冷水洗脸，冷水洗足，或冬泳；

在寒冷环境下工作时宜注意肢体保暖、干燥；

对手、足、耳、鼻等暴露部位应予保护，鞋袜不宜过紧；

在寒冷环境下工作时间不宜过长；

受冻后不宜立即着热或烘烤，以防溃烂成疮。